Lo sindical en su multiplicidad. Trabajo, profesiones y afectos en el hospital -
1ª ed. - Buenos Aires: Miño y Dávila editores, junio 2019.

270 p.; 22,5x15,5 cm.

ISBN 978-84-17133-16-0

IBIC KCF (Economía del Trabajo)
     KNXB2 (Sindicatos)

Este libro se publica con ayuda económica de la Facultad de Humanidades
y Ciencias de la Educación de la Universidad Nacional de La Plata, como fomento
a la divulgación de las tesis que han recibido la máxima calificación.

Edición: Primera. Junio de 2019

ISBN: 978-84-17133-16-0
IBIC: KCF (Economía del Trabajo)
KNXB2 (Sindicatos)

© 2019, Miño y Dávila srl / Miño y Dávila editores sl

Diseño: Gerardo Miño
Ilustración de tapa: Julieta Longo
Composición: Laura Bono

MIÑO y DÁVILA
◆ E D I T O R E S ◆

Página web: www.minoydavila.com

Mail producción: produccion@minoydavila.com
Mail administración: info@minoydavila.com

Dirección postal: Miño y Dávila s.r.l.
Tacuarí 540. Tel. (+54 11) 4331-1565
(C1071AAL), Buenos Aires.

Lo sindical en su multiplicidad

Trabajo, profesiones y afectos en el hospital

ANABEL ANGÉLICA BELIERA

Lo sindical en su multiplicidad

Trabajo, profesiones y afectos en el hospital

MIÑO y DÁVILA
◆ E D I T O R E S ◆

ÍNDICE

Agradecimientos

Este libro es producto de un proceso de investigación que fue posible gracias diversos apoyos institucionales, laborales y afectivos. Los resultados presentados forman parte de una investigación doctoral realizada en el marco del Doctorado en Ciencias Sociales de la Universidad Nacional de La Plata. Quiero agradecer especialmente a Mariana Busso y Virginia Manzano, en su carácter de directora y codirectora de la misma, por el acompañamiento en estos años. Ambas son grandes referentes para mí por su pasión por la investigación y por el compromiso que vuelcan en sus temas de estudio, equipos de trabajo y en la docencia en la Universidad Pública. Con ambas me une una profunda relación de afecto. German Soprano, Nicolás Diana Menendez y Osvaldo Battistini fueron jurados de la tesis e hicieron sugerencias y comentarios que ayudaron a mejorar el texto y conceptualizar parte de sus resultados. Las investigaciones realizadas por ellos han sido un horizonte para mí tanto por su rigurosidad metodológica y conceptual, como por sus apuestas a realizar teoría conceptualizado nuestra realidad social local. Les agradezco por su seriedad, generosidad y sensibilidad con esta producción.

Esta investigación contó con la financiación del CONICET, y estuvo radicada primero en el Centro de Estudios e Investigaciones Laborales (CEIL) y luego en el Laboratorio de Estudios en Sociología y Economía del Trabajo (LESET) dentro del Instituto de Investigaciones en Humanidades y Ciencias Sociales –UNLP/CONICET–. Quiero agradecer a mis compañeros Brenda Brown, Camila Deleo, Emiliano López, Facundo Barrera, Federico González, Julieta Longo, Lucía Reartes, Joaquín Lazarte, Mariana Fernández Massi, Marina Adamini, Sofía Mallevile y Pablo Pérez. Además de ayudar a conceptualizar los resultados presentados en este libro, ellos hicieron que la vida cotidiana en estos espacios estuviera cargada de afecto y amistad. También quiero agradecer a los miembros del Centro de Investigaciones Sociohistóricas –IdIHCS–, con quienes compartí buena parte de mis actividades cotidianas en la UNLP. Especialmente, quiero manifestar mi reconocimiento a Aníbal Viguera, que es sin duda una referencia política, intelectual y pedagógica para mí y muchos de los que nos formamos en la Facultad de Humanidades y Ciencias de la Educación (FaHCE).

Diversos amigos y colegas leyeron versiones preliminares de este texto: Belén Morris, Federico González, Germán Bernasconi, Julieta Longo, Nicolás Welschinger, Rafael Farace y Clara Chevalier. Todos ellos son colegas de los que he aprendido mucho a lo largo de estos años.

Para la publicación de este libro conté con la financiación de la UNLP, a partir del otorgamiento de un Subsidio para Jóvenes Investigadores, y de la Facultad de Humanidades y Ciencias de la Educación. Quiero agradecer a la Prosecretaría de Gestión Editorial y Difusión de la FaHCE por haber apoyado y financiado esta iniciativa, y especialmente a Guillermo Banzato por todas las gestiones realizadas.

Un párrafo especial merecen los trabajadores del Hospital Provincial Neuquén ya que sin su generosidad, esta investigación no hubiera sido posible. Agradezco a todos los miembros de la agrupación Verde Morada, Violeta Negra, de SiProSaPuNe y del SEN por haberme mostrado aspectos importantes de sus trabajos y participación política, que sin duda marcaron mi propia experiencia y manera de entender el mundo. Quiero agradecer a los miembros del Sector de Clínica Médica, por haberme permitido realizar una pasantía en el sector y compartir conmigo su vida cotidiana en el hospital. También diversos trabajadores del HPN leyeron partes de esta tesis y me hicieron valiosos comentarios: Alejandra Astete, Carlos Giménez, Darío Mas, Federico Falcón, Jorge Ninno, Marcela Lima, Miriam Rivas, Nicolás Gilleta, Roberto D'Angelo, Silvina Fernández y Walter Molini. Agradezco su apertura y sensibilidad a la hora de hacer comentarios sobre el texto. A Miriam Rivas le agradezco además por haberme abierto las puertas del hospital, haber acompañado de cerca mi trabajo y por estar siempre presente en mi vida. También quiero agradecer de manera especial a Roberto D'Angelo. Mi confianza respecto de su calidad como médico excede sin dudas los límites de esta investigación, y quiero manifestar mi reconocimiento hacia su trabajo y militancia.

Asimismo, quiero agradecer a Cristen Bjerg, Amanda Barranengoa, Lucía Ameri, Florencia Elissetche, Julia Burton, Martín Garriga, Suyai Virginillo, Manuela Saralegui, Soledad Balerdi, Gustavo Beliera,

Paola Genghini, Silvana Sánchez, Valentina Parra y Esther Andrade por el cariño brindado y por haberme acompañado de cerca en estos años.

Mi madre María Angélica Riquelme Mercado, mi padre Jorge Beliera y a mis hermanos Juan e Ivana Beliera que me brindaron constantemente su apoyo y contención. A los cuatro los admiro profundamente por su capacidad de amar, por su frescura y por ser trabajadores dedicados y apasionados por lo que hacen.

Fermín Martínez Ramírez fue un pilar fundamental durante todos estos años, a través de los cuales hemos crecido juntos. Me enamora su capacidad de re-inventarse, sus profundas reflexiones y la sencillez de su mirada. Al pequeño Oliverio, que invade la vida cotidiana de amor y ternura. Su sonrisa y pequeños gestos se han convertido en un refugio desde donde mirar el mundo con nuevos ojos.

Introducción

En los últimos años se ha vivido en Argentina una reactivación del conflicto social localizado en los espacios laborales con un renovado protagonismo de las organizaciones sindicales clásicas. Los trabajadores estatales, y específicamente de la salud pública, han participado de numerosos conflictos. En este libro nos proponemos analizar el entramado de experiencias sindicales que se conformó en el Hospital Provincial Neuquén Dr. Castro Rendón (HPN) entre los años 2005 y 2016, con el objetivo de realizar un aporte al estudio de la dinámica sindical a partir de la problematización de la mirada institucional de estas organizaciones. Se trata del hospital de mayor complejidad del sistema de salud pública de la provincia de Neuquén, que se volvió un centro articulador de las disputas sindicales y políticas. Desde una perspectiva etnográfica se analizarán cuatro organizaciones gremiales presentes en este hospital: dos listas que competían por la conducción de la Junta Interna (JI) de la Asociación de Trabajadores Estatales (ATE), un sindicato de profesionales y uno de enfermería. Estas organizaciones sintetizaban diversas maneras de construir *lo sindical* a partir de disímiles experiencias laborales y posiciones dentro del sistema de salud pública. Proponemos investigar la participación gremial de los trabajadores atendiendo a las redes políticas cotidianas de las personas y grupos.

El análisis de experiencias locales que no han sido estudiadas en profundidad por las ciencias sociales puede aportar una gran riqueza al debate académico. Si bien durante las décadas de 1990 y 2000 han proliferado las investigaciones orientadas a comprender la dinámica sindical argentina, la mayoría dirigió su mirada hacia la escala nacional o a la provincia de Buenos Aires (seguramente producto de la concentración de la población –y por tanto de investigadores–) y existe un relativo desconocimiento sobre el interior del país. Aunque en la provincia de Neuquén se desarrollaron experiencias que han tenido gran repercusión nacional –como veremos en el capítulo 1–, las investigaciones sobre este territorio se encuentran claramente sub-representadas en los estudios sociales. El análisis del conflicto gremial en esta provincia permite tener una comprensión más plural de las perspectivas de los actores inscriptos en la dinámica sindical en Argentina.

Si bien el hospital ha sido una institución privilegiada para el análisis de diferentes temas clásicos de la sociología, dentro de la sociología del trabajo argentina fueron escasos los estudios que se propusieron analizarlo en tanto espacio laboral. Con esta investigación buscamos aportar al estudio del hospital como espacio de relaciones laborales dentro del Estado. La presente investigación no analiza pues únicamente la dinámica sindical sino también temas clásicos de análisis sociológico vinculados a la vida hospitalaria: las particularidades de los trabajos de cuidado, los procesos de definición y disputa de las políticas de salud pública, la construcción de identidades de los grupos profesionales consagrados, los procesos de profesionalización de grupos subalternos.

El análisis empírico de estas experiencias no sirve sólo para informarnos sobre el funcionamiento de la dinámica gremial de los trabajadores de la salud pública neuquina sino que permite re-pensar algunos aspectos de las visiones canónicas de las organizaciones sindicales. Proponemos *desbordar* el análisis institucional como entrada exclusiva para el estudio de las organizaciones sindicales, para atender a la eficacia de las experiencias laborales, las relaciones interpersonales y las identidades profesionales en la participación sindical. A partir de este enfoque, se identifican dimensiones para re-pensar *lo sindical*, esperando que puedan ser retomadas para pensar otras organizaciones sindicales.

Para satisfacer este objetivo, se requería una perspectiva teórica y metodológica que me permitiera desnaturalizar la noción de *sindicato* y conocer los diversos sentidos que adquiría este significante para los propios actores. Además de atender a las preocupaciones analíticas previas, he procurado ser receptiva a las problemáticas emergentes del campo, analizando elementos que aparecían como significativos de la experiencia gremial para los propios trabajadores del HPN. Tal como han desarrollado las tradiciones fenomenológicas dentro de la sociología, no he buscado comprender los sentidos que las personas le asignaban a sus prácticas en términos individuales sino en la trama de relaciones en la que participaban, donde se construían y vinculaban múltiples grupos que mantenían relaciones de articulación y conflicto.

Por este camino, llegué a adoptar una perspectiva etnográfica. Tal como ha señalado Rosana Guber (2001), el concepto de *etnografía* tiene una triple acepción: como *enfoque*, como *método* y como *texto*. A continuación, presentaré algunos elementos importantes de la presente investigación a partir de esa conceptualización.

El enfoque

En tanto que *enfoque*, la etnografía es una concepción y práctica de conocimiento que busca comprender los fenómenos sociales desde la perspectiva y experiencia de sus miembros, en el contexto en el que son puestas en práctica (Guber, 2001). A través de la descripción, el investigador busca analizar la realidad social comprendiendo los términos en que la caracterizan sus protagonistas, por lo que los actores son informantes privilegiados en tanto sólo ellos pueden dar cuenta de lo que piensan, sienten, dicen y hacen con respecto a los eventos que los involucran. Se busca que la descripción se ajuste a la perspectiva nativa de los miembros de un grupo social, sin forzar las interpretaciones con puntos de vista, valores o razones del propio investigador.

En este sentido, la investigación implica poner en suspenso las certezas que el investigador tiene sobre lo social, para poder dialogar con el sentido de los propios actores que investiga. En el caso de la presente investigación, definir de antemano que lo sindical se restringía a *intereses, demandas y organizaciones* (tal como se suelen analizar estas instituciones) podía ser un punto de partida, pero debía ser revisado luego en diálogo con lo que los propios actores concebían como *sindical*. Por ende, en un estudio de este tipo es inevitable (y deseable) que a lo largo del proceso de investigación se produzcan movimientos o *descentramientos* en las nociones iniciales del propio investigador a la luz de los resultados obtenidos en el trabajo de campo.

A continuación, repondré dos descentramientos teórico-metodológicos que se produjeron en la presente investigación: en primer lugar, el desplazamiento del interés por analizar las huelgas del sector a la intención de reconstruir los *entramados* laborales y gremiales cotidianos de los trabajadores; en segundo lugar, el abandono de la intención de analizar los aspectos organizacionales de los sindicatos para priorizar en su lugar el análisis de las *experiencias* que allí tenían lugar. Luego, mostraré cómo se inserta esta investigación en los debates contemporáneos sobre conflictividad sindical en la post-convertibilidad en Argentina.

Primer descentramiento: de las huelgas a los entramados cotidianos

Será necesario comentar brevemente el recorrido de esta investigación para dar cuenta de este primer descentramiento. Cuando en el año 2010 comencé la investigación sobre la dinámica sindical del HPN, me dediqué a estudiar una gran huelga que habían protagonizado los trabajadores en el año 2005 y que aparecía constantemente en sus relatos como un punto de inflexión en sus experiencias gremiales.[1] Habían vivido esa huelga como una *"derrota"* ya que, luego de más de siete meses de conflicto, los trabajadores decidieron volver a sus puestos de trabajo sin haber podido negociar con el gobierno provincial –liderado por Jorge Omar Sobisch– ninguna de sus demandas. Según los trabajadores, los funcionarios no habían convocado a ninguna mesa de negociación con el objetivo de provocar el *"desgaste"* de la huelga, a lo que se sumó que se realizaron los descuentos salariales por los días de paro, provocando que una gran porción de trabajadores no cobrase su sueldo por más de tres meses. Estos elementos hicieron cada vez más difícil sostener el paro debido a la disminución progresiva del número de huelguistas y al surgimiento de disputas entre distintos grupos de trabajadores: entre *"profesionales"* y *"no profesionales"*, entre enfermeros y médicos, entre la lista Verde Morada que conducía la Junta Interna de ATE (en adelante JI) y un grupo de afiliados *"auto-convocados"*.

El análisis de la actividad huelguística había sido muy prolífero en la bibliografía sindical del periodo de la post-convertibilidad. Surgieron numerosos estudios cuantitativos gracias a la disposición de bases estadísticas de seguimiento de conflictos laborales a nivel nacional elaboradas por el Ministerio de Trabajo, Empleo y Seguridad Social de la Nación. Si bien en esta base de datos no sólo se buscó cuantificar huelgas, el relevamiento de otras acciones planteó problemas vinculados con la selección de las acciones a relevar, la variabilidad histórica y cultural de las mismas, y su identificación y medición a través de las fuentes disponibles (Palomino, 2007). Se buscó entonces preservar la noción de huelga a través del registro de *conflictos*

---

[1] Reconstruiré algunos elementos de esta huelga en el apartado "La huelga del año 2005. Segmentación entre 'trabajadores', 'funcionarios' y 'comunidad'" del capítulo 1.

con paro, debido a su riqueza descriptiva asociada con la posibilidad de contabilizar la cantidad de trabajadores involucrados así como la cantidad de jornadas individuales no trabajadas a causa de su ocurrencia (Palomino, 2007). Se desarrollaron diversas investigaciones sobre los conflictos laborales a partir del análisis de la cantidad de huelguistas involucrados, las jornadas laborales no trabajadas, el tipo de reclamo principal, la rama de actividad, el nivel de agregación y la localización geográfica. Fue usual que se analizara la estructura de oportunidades políticas, los recursos organizacionales y los procesos de enmarcado que habían favorecido el retorno del actor sindical a la escena política nacional y el aumento de la cantidad de huelgas. Se señaló que el mantenimiento de recursos institucionales durante los años noventa les permitió a los sindicatos sobrevivir al neoliberalismo y luego adaptarse exitosamente a una nueva coyuntura más propicia para re-instalarse como actores decisivos en la arena política, económica y social (Del Bono & Senén González, 2013; Etchemendy & Collier, 2008).

A partir de este bagaje bibliográfico sobre el análisis del conflicto laboral en la post-convertibilidad, en mi primer acercamiento a la investigación sobre la dinámica sindical del Hospital Provincial Neuquén me propuse estudiar el proceso de construcción de sus *acciones colectivas* en el año 2005 para oponerse al gobierno de Sobsich. Las llamadas teorías de la acción colectiva resultaron entonces de utilidad para articular el análisis de la estructura de oportunidades políticas con los procesos de enmarcado que generaban los propios trabajadores del hospital. El concepto de *estructura de oportunidades políticas* hace referencia a las "dimensiones consistentes del entorno político que proporcionan incentivos para la acción colectiva al influir sobre las expectativas de éxito o fracaso de la gente" (Tarrow, 2011, p. 49) y están marcadas no sólo por los componentes constantes del sistema sino también por otros menos estables que influyen en el grado de apertura o cierre de las estructuras formales. Estas teorías explican el surgimiento de la acción colectiva a partir del análisis de los *incentivos* que tienen las personas para implicarse en una acción de protesta, analizando la disponibilidad y la *utilización estratégica de recursos* para la lucha y/o de la posibilidad de explotar dichas oportunidades. La *enmarcación* de la acción colectiva es el proceso por el cual los sujetos construyen marcos culturales y otorgan sentidos a sus prácticas contextualizándolas en procesos socio-históricos más amplios. A partir de estas teorías, analicé el proceso por el cual los empleados del HPN se construían a sí mismos como un actor colectivo de "*trabajadores*" en oposición a los funcionarios de gobierno, y se articulaban con otros grupos del arco de militancia neuquino para oponerse a la implementación de políticas de ajuste en el sistema de salud pública neuquino.

Sin embargo, a medida que fui avanzando en el proceso de investigación, fue claro que para analizar "*la huelga del 2005*" no bastaba con centrarse en el análisis de esta acción de protesta. Si las teorías de la acción colectiva resultaban interesantes por mostrar los complejos procesos de construcción de los sujetos políticos y su intervención en el espacio público, el tipo de argumentación derivaba en señalar cómo los actores habían sido exitosos al utilizar ciertas categorías de auto-adscripción (y no otras) en el proceso de constitución de sí mismos como un *actor político*, en la presentación de sus demandas y en el establecimiento de vínculos con otras organizaciones. Es decir, señalaba el relativo éxito o fracaso de la presentación de sí mismos en el espacio público en determinado contexto histórico de acuerdo a los fines políticos que perseguían.

Esta conceptualización tenía dos consecuencias teórico-epistemológicas. Por un lado, suponía que las acciones colectivas tenían un fin previamente determinado y que los sujetos evaluaban cuáles eran los mejores medios para alcanzarlo. Hablar en términos de utilización estratégica de recursos para explotar al máximo la estructura de oportunidades políticas suponía pensar a las personas como si fueran actores con un fin al que orientaban sus acciones, mientras evaluaban cuáles eran los mejores medios para conseguirlo. La acción colectiva aparecía entonces como un medio, que las personas elegían racionalmente. Por otro lado, muchas veces los esfuerzos por explicar cómo se constituían los actores colectivos derivaban en una mirada relativamente homogeneizante sobre las personas y los grupos: dado que se trataba de explicar la construcción de sí mismos como un único actor, con una identidad definida y con demandas articuladas, se borraban las diversas trayectorias y disputas internas presentes en los procesos de participación política. Se presentaba a las personas como si compartieran una demanda que se canalizaba en el proceso de construcción de un sujeto político colectivo.

Los resultados obtenidos en mi trabajo de campo me llevaron a cuestionar estos supuestos. No podía afirmar que allí hubiera un único actor que se conformara en las acciones colectivas, sino que el colectivo de trabajadores presentaba múltiples segmentaciones que se constituían cotidianamente en un proceso abierto y conflictivo. Las categorías con que ellos se definían a sí mismos debían ser entendidas contextual y relacionalmente, atendiendo a las interacciones que implicaban entre diversos grupos localmente situados.

Raramente ellos hablaban de sí mismos como un único actor. Los sistemas de auto-clasificación que identifiqué eran múltiples, se ponían en juego en diversos contextos y no sólo operaban para definirse a sí mismos sino también para definir a los otros. La identidad en tanto *"trabajadores estatales"* aparecía fuertemente como forma de oposición a los funcionarios del gobierno provincial, pero cotidianamente esta homogeneidad se perdía y predominaban auto-clasificaciones diversas: de acuerdo a su sector de trabajo (mantenimiento, quirófanos, laboratorios, clínica médica, salud mental, traumatología, farmacia, etc.) o al agrupamiento al que pertenecían de acuerdo a la ley de escalafón de salud provincial (profesionales, técnicos, auxiliares u operativos). En las mesas de negociación con las autoridades gubernamentales los trabajadores se auto-adscribían en función de su afiliación sindical, pero en la vida política cotidiana del hospital se referenciaban en torno a liderazgos personalizados.

Es decir, el trabajo de campo me llevó a percibir múltiples heterogeneidades presentes al interior de este colectivo. Como indica Grimberg:

> "(…) el trabajo etnográfico, en la medida en que compromete a un estar ahí cotidiano, y sobre todo prolongado, más allá del momento visible de la acción formalizada, para seguir las alternativas, las incertidumbres y pequeñas decisiones de todos los días, los diferentes y contrapuestos posicionamientos y las tramas sociales en las que los sujetos están involucrados, debe poder evitar tendencias a la homogeneización de los 'sujetos de la protesta' o a la naturalización de sus diferencias, que en ambos casos dejan fuera de análisis las disputas, tensiones y contradicciones entre sectores y agrupamientos, así como al interior de cada uno de ellos". (Grimberg, 2009, p. 9).

La definición del grupo investigado que yo había determinado de manera apriorística ("los trabajadores del HPN") tenía que ser revisada luego en función de los sentidos que los propios actores establecían respecto de su grupo.

En segundo lugar, a partir del estudio de los conflictos sindicales que habían protagonizado los trabajadores del HPN fue claro que no necesariamente los fines a los que se orientaba la acción colectiva estaban presentes de manera apriorística. Los fines y objetivos eran cuestiones que se conformaban a medida que las personas actuaban colectivamente y se iban modificando al calor del proceso político en el que se establecían diálogos con diferentes interlocutores. Las formas que asumían sus acciones no dependían únicamente de las *estrategias racionales* de los trabajadores sino que debían ser entendidas en relación a las acciones y posiciones de las otras personas y grupos. Para comprender sus prácticas políticas no bastaba con evaluar únicamente sus estrategias de protesta sino que era necesario reponer diversos aspectos de la vida cotidiana del hospital.

En tercer lugar, para analizar la experiencia de los trabajadores del HPN no bastaba con analizar las de acciones colectivas disruptivas o huelgas, ya que los conflictos con días de paro no eran el único momento donde aparecía el conflicto. Las políticas públicas (tanto laborales como relativas a la gestión de la salud pública) no se disputaban únicamente cuando se paralizaba el trabajo sino también en las labores cotidianas. Esto me fue visible al iniciar el trabajo de campo en el año 2010: en aquel momento, en el *"hall central"* del hospital eran visibles diversos carteles a través de los cuales los trabajadores señalaban sus desacuerdos con la política pública llevada a cabo en el hospital. En la puerta de los baños había pegado un papel que indicaba que estaban clausurados y en la ventanilla de la farmacia colgaba un cartel escrito con marcador negro que indicaba *"Medicamentos que no han sido enviados por la Subsecretaría de Salud"*, seguido de una lista de cincuenta fármacos con sus dosis en gramos. De esa forma, se señalaba la falta de medicamentos que era denunciada públicamente por los sindicatos y se responsabilizaba a los funcionarios del gobierno provincial. Lo sindical, lo laboral y la discusión de las políticas públicas eran elementos que se encontraban articulados.

A su vez, las particularidades que tenía el trabajo hospitalario permeaban también las formas y contenidos de las huelgas. Las dificultades acarreadas por la vulnerabilidad de la población que se atendía en los hospitales y la obligación de realizar intervenciones sobre los pacientes, eran aspectos del trabajo que debían incluirse en el análisis de las huelgas. Para comprender el desarrollo de una acción de protesta en el HPN no bastaba con mirar únicamente la actividad huelguística, sino que era necesario estudiar el entramado de relaciones que conformaban cotidianamente trabajadores, pacientes y funcionarios.

Si bien los conflictos con días de paro presentaban particularidades que debían ser analizadas, su estudio resultaba insuficiente para abordar los procesos sociales que allí tenían lugar. Sin desconocer sus aportes, los estudios centrados en el análisis de la protesta tenían "un vacío analítico en torno de las articulaciones entre la acción de protesta y la cotidianidad de los sujetos, así como de las relaciones e interacciones diarias que los movimientos mantienen con el Estado, más allá del momento de la protesta" (Grimberg, 2009, p. 5).

Para incorporar estos elementos al análisis, en esta investigación retomé la teoría de Norbert Elias. Elias (1999) afirma que los actos de las partes –individuos o grupos– deben ser entendidos como un *proceso de entramado* en el que los individuos dependen de otros de forma recíproca. El autor apela a la metáfora del juego como una herramienta para analizar la dimensión relacional que condiciona las decisiones de los individuos: las decisiones de un jugador no se producen nunca de forma exclusivamente personal dado que están limitadas por las jugadas del resto. La interdependencia entre las distintas posiciones genera procesos regulares que se imponen a cada jugador de manera impersonal y que no dependen de la voluntad de los individuos. Dado que la figuración constituye un tejido de tensiones, la estabilidad del conjunto es sólo una situación excepcional: en el "proceso de figuración hay un equilibrio fluctuante en la tensión, la oscilación de un balance de poder, que se inclina unas veces más a un lado y unas veces más al otro" (Elias, 1999, p. 157). En nuestro caso, para analizar la decisión de iniciar una huelga no bastaba con analizar el proceso de constitución de los trabajadores como un actor colectivo, sino que era necesario tener en cuenta las limitaciones y posibilidades que se derivaban del trabajo hospitalario y de las acciones de los Otros (pacientes, funcionarios, autoridades del HPN, grupos profesionales, etc.).

Esta conceptualización permite dar cuenta de las cadenas de interdependencia que vinculan grupos de Nosotros y Ellos en relación al juego de disputa de poder espacio-temporal siempre conflictivo e inestable. En este sentido, el conflicto político del que participaban los trabajadores del HPN podía ser analizado en relación a los otros elementos que conformaban el entramado, entendiéndolos como posiciones relacionales dentro de una misma estructura de juego. Las demandas de los trabajadores no eran entonces un fin que dependiera únicamente de la decisión estratégica de los trabajadores, sino que debían ser analizadas en relación a los múltiples conflictos cotidianos que surgían en el desenvolvimiento del proceso de trabajo.

Si bien esta red era en parte interpersonal, la dinámica sindical no quedaba reducida a las relaciones personalizadas de sus integrantes. El concepto de *entramado* permite incluir en el análisis las "jugadas de cada uno de los jugadores y el juego que juegan entre sí" permitiendo conceptualizar no sólo la forma en que las personas se vinculan, sino también los procesos impersonales que no dependen de sus voluntades y que sedimentan "reglas de juego" con relativa permanencia. Es decir, permitía pensar las relaciones como *fuerzas sociales colectivas* que generaban determinadas formas de experimentar lo sindical y vincularse con la política.

En suma, si bien los conflictos con días de paro tenían ciertas particularidades que hacían que los trabajadores los tengan presentes en sus vidas (por ejemplo, que los vivieran como *"derrotas"* o *"victorias"*), los mismos no podían ser explicados de manera autónoma, como si estuvieran ceñidos a un espacio-tiempo escindido de la trama cotidiana del trabajo hospitalario. En este libro me propongo pues analizar la participación sindical como parte de la vida cotidiana del HPN, es decir, como una parte de los procesos y relaciones que allí tenían lugar. Analizaré cómo se construía lo sindical como una dimensión más de la vida de las personas y grupos que convivían en el hospital. Para ello retomaré algunas investigaciones locales que privilegian la mirada sobre los procesos y entramados de politicidad, suspendiendo la pregunta por las formas de acción y la constitución de actores políticos (Fernández Álvarez, 2007; Manzano, 2008). Analizaré el modo en que participar sindicalmente más que constituirse en una forma particular de *acción*, puede pensarse como una *experiencia* en la que confluían diversas prácticas sociales y políticas.

Como indica Vega (2000), es necesario aprehender al hospital como un microcosmos pluri-cultural donde grupos muy diversos trabajan en una relación de interdependencia profesional y en cercanía corporal con los pacientes. Podemos agregar que también es necesario aprehender la compleja red de relaciones de solidaridad y disputa política entre distintos grupos de trabajadores, nucleamientos sindicales, pacientes y funcionarios de gobierno. Sería estéril reducir este complejo mundo social a organizaciones sindicales, demandas laborales y huelgas.

Segundo descentramiento: de los estudios sindicales al estudio de lo sindical

El segundo descentramiento de esta investigación fue correr el análisis a las organizaciones sindicales en sí mismas para analizar *las experiencias sindicales* en el mundo de sentido de los propios actores.

El sindicato puede ser analizado como si se tratase de una institución con contornos precisos delimitados por las regulaciones formales que limitan su accionar y estandarizan sus procesos. Se trata de una organización fuertemente regulada tanto por el Estado Nacional como por estatutos y mecanismos formales internos. Trajtemberg, Senén González y Medwid (2010) han señalado que el hecho de que el sindicalismo argentino sea una organización altamente condicionada por normas institucionales fuertes es un rasgo que se ha mantenido a lo largo de la historia. El *modelo sindical* actualmente vigente tiene su origen en las estructuras políticas e institucionales generadas con la creación de la Confederación General del Trabajo (CGT) en el año 1930 y con la sanción de la Ley de Asociaciones Sindicales del año 1943 (Battistini, 2011). Allí se instauraron dos elementos centrales: en primer lugar, el otorgamiento de la personería gremial al sindicato con mayor cantidad de afiliados por rama de actividad, y en segundo lugar, el hecho de que los convenios colectivos homologados rijan obligatoriamente para todos los trabajadores que se encuentren bajo los ámbitos de actuación de la representación sindical y empresaria, independientemente de la afiliación gremial de los trabajadores (Trajtemberg *et ál.*, 2010). Ambos elementos cooperaron en la definición de un modelo sindical fuertemente centralizado, verticalista y regulado estatalmente. Estas características se corresponden con el modelo sindical *corporativo*: el monopolio de la representación gremial de todos los trabajadores de una rama de actividad, la centralidad de la negociación colectiva tripartita, una estructura centralizada y federativa, y un control fuerte por parte de la autoridad pública sobre las asociaciones sindicales (De La Garza Toledo, 2000).

Pero más allá de las reglas formales que regulan el modelo sindical y de las modificaciones que generaron los estímulos externos, en el análisis del sindicalismo es central incorporar el estudio de las redes donde se articulan diversos nucleamientos, tradiciones y diversas prácticas de negociación o confrontación en el interior de las propias organizaciones. Ana Natalucci (2016, p. 11) propone analizar la cuestión del modelo sindical a partir de las "narrativas organizacionales que expresan los supuestos, posicionamientos y expectativas de los actores". Armelino (2015) propone analizar las estructuras que enmarcan al conjunto de acciones que desarrollan los sindicatos y que condicionan el despliegue de determinado tipo de prácticas de negociación, reivindicación, cooperación y conflicto. Propone "una perspectiva que acentúa las distintas formas en que los sindicatos conciben a su organización y se proyectan socialmente, con objetivos organizacionales diferentes y, en consecuencia, con estrategias diferentes para conseguirlos" (Armelino, 2015, p. 29). Afirma que es central no sólo atender a los aspectos utilitarios que están vinculados a la acción gremial sino a las distintas formas en que los sindicatos conciben a su organización desde una perspectiva pluridimensional. Los aportes de este autor resultan fundamentales para analizar la dinámica sindical de los ámbitos estatales de trabajo, pues en el Estado se permite la existencia de más de un sindicato representativo, lo que hace que sea un espacio propicio para estudiar la convivencia de diversas *concepciones del sindicalismo* (Armelino, 2015).

Aquí quisiera dialogar y complementar el análisis de este autor, fundamentalmente en relación a dos aspectos. En primer lugar, Armelino (2015) se propone analizar la dinámica de sindicatos de trabajadores estatales a nivel nacional, analizando la *estructura organizativa* y las *arenas de construcción sindical* que componen las concepciones sindicales, es decir, las reglas y estatutos de la organización así como el posicionamiento de sus dirigencias en relación al sistema político nacional y a las cúpulas empresarias. En esta investigación me propongo, en cambio, analizar la pluralidad de patrones de comportamientos en las organizaciones sindicales atendiendo al entramado que generan en la dinámica cotidiana de los espacios de trabajo.

En segundo lugar, el análisis de Armelino está orientado a analizar los *diversos objetivos organizacionales* y las *estrategias* que implementaron los sindicatos para conseguirlos. Aquí en cambio me ocuparé de mostrar que estas *concepciones* no sólo muestran diversas formas de construir los sindicatos en términos organizacionales, sino que articulan diversos aspectos del trabajo cotidiano y la vida de las personas. Las organizaciones sindicales que convivían en el HPN no representaban únicamente diversas estructuras organizativas, reglas y posicionamientos políticos, sino diversas maneras de *experimentar lo sindical*.

La conceptualización de Massey (2012) respecto de la *yuxtaposición de narrativas* disonantes en la producción de *lo espacial* se torna útil para analizar estos aspectos. Ella afirma que los lugares y espacios no son localizaciones con coherencia propia, cerrados o unívocos, sino todo lo contrario: el espacio es para ella algo inacabado, extrovertido (que no tiene una lógica de cierre sino que se encuentra abierto), que deviene "foco de encuentro de lo no relacionado". Sus aportes me han permitido dejar de pensar a las organizaciones sindicales como espacios cerrados regulados legalmente, para poder analizar las múltiples experiencias que permeaban constantemente las prácticas de los militantes. Además de ser una *institución*, el sindicato es un *punto de encuentro* que no tiene una identidad acabada, es un espacio abierto, un lugar de constante interacción.

En general tendemos a conceptualizar la experiencia como variable en el tiempo, es decir de manera secuencial. En el caso de los estudios sindicales argentinos es usual que se resalte la importancia de comprender el devenir histórico desde el surgimiento de los primeros sindicatos, pasando por el peronismo, la disrupción de los años neoliberales para llegar a la post-convertibilidad. Aquí argumentaré que también es necesario analizar la *simultaneidad* de la experiencia sindical, es decir, analizar cómo diversas trayectorias se encuentran simultáneamente en el mismo espacio. Mostraré la pluralidad y superposición de diversas lógicas de construcción gremial a partir del registro de diversas dimensiones.

Esta perspectiva permite someter la categoría *sindicato* a la diversidad de la experiencia social. Si bien es indiscutible que, para los trabajadores del HPN, el sindicato era una organización para expresar sus demandas laborales, este aspecto no acababa toda la experiencia que allí tenía lugar. Allí también era central la sociabilidad, la construcción de un espacio de contención en momentos difíciles de sus vidas, la articulación de una identidad profesional determinada, la producción de prácticas lúdicas, la construcción de prestigio y criterios de validación social, la articulación de prácticas de cuidado. El análisis de dimensiones sociales que a priori parecen desvinculadas de lo sindical requiere de un enfoque que analice esta *articulación*. Hall (2010) afirma que la idea de articulación implica pensar en la vinculación de dos aspectos que no se encuentran unidos necesariamente. Dado que la co-ocurrencia es un producto social, es necesario explicar los mecanismos que hacen posible que diversos elementos aparezcan articulados y que, bajo ciertas condiciones, adquieran coherencia. A pesar de que los sindicatos implican instancias formales de la participación política con cierto grado de institucionalización, los resultados de esta investigación mostraron dimensiones que no podían ser conceptualizadas desde una visión meramente institucionalista de la política. Reconstruiré bajo qué condiciones sociales eran articuladas estas dimensiones, recuperando aspectos de la vida cotidiana de las personas y los grupos.

Aquí buscaré alejarme de una conceptualización del *sindicato* como entidad totalizante, para poder recomponer el mundo de relaciones que implica *lo sindical* en el hospital, abriendo esta categoría a definiciones no esencializantes. Tal como ha sido señalado por Abal Medina (2014), es necesario analizar *cómo se hace sindicato* cotidianamente, registrando diversos modos de participación y producción sindical. Asimismo, recompondré el entramado de experiencias sindicales intentando escapar de los etiquetamientos dicotómicos de las prácticas sindicales como burocráticas/democráticas, bases/dirigencia, derecha/izquierda.

Los aportes de la *antropología de la política* han resultado centrales. A diferencia de los estudios clásicos de la *antropología política*, que "se había abocado al estudio de instituciones, actores, sistemas, procesos y eventos que los antropólogos definieron como políticos en la medida en que cumplían con funciones de cohesión y control social que, en las sociedades estatales tradicionales o en las capitalistas, recaían en otras formas y sujetos sociales especializados" (Frederic & Soprano, 2008, p. 2), desde comienzos del siglo XXI en Brasil y Argentina se introdujo una nueva definición programática en la comprensión de las relaciones entre antropología y política. Allí "se señaló que estos dos términos revisten significados diferentes: *antropología* es una categoría analítica que refiere a enfoques y métodos propios de la antropología social, los cuales suponen una comprensión etnográfica holística de lo social que aprehende positivamente las perspectivas nativas en situaciones sociales localizadas; en tanto que el segundo término, *política*, remite a los múltiples sentidos que los actores sociales asignan al mismo" (Frederic & Soprano, 2008, p. 2). Es decir, el pasaje de la *antropología política* a la *antropología de la política,* puso el acento en que *la política* no era un área de lo social que tenía que ser definida previamente por el investigador sino el *objeto de investigación*, la palabra nativa.

Por analogía, podemos presentar el segundo descentramiento de esta investigación como el pasaje de los *estudios sindicales* al *estudio de lo sindical*. Aquí no busco definir previamente los sindicatos como organizaciones delimitadas, sino analizar qué es *lo sindical* en un espacio laboral con múltiples sindicatos divergentes, en el que todos tienen sentido y efectos prácticos. Los aportes de la antropología de la política dieron herramientas para comprender la multiplicidad de experiencias sindicales que conformaban el entramado de relaciones de los trabajadores del HPN. *Lo sindical* no aparece aquí como un dominio de la vida social predefinido por mí sino como el esquema nativo, es decir, como una dimensión de las prácticas sociales y de las experiencias de la vida cotidiana de las personas y grupos que me propongo investigar.

El conflicto sindical y los trabajadores de la salud pública

Desde este enfoque, se busca realizar un aporte de manera general al estudio de la dinámica sindical en el período de la post-convertibilidad en Argentina. Considero importante articular el análisis de lo sindical a escala nacional con los novedosos aspectos que puede mostrarnos un análisis local y situado, rescatando las experiencias de los trabajadores del interior del país.

En Argentina, numerosos estudios han analizado el impacto de las transformaciones del mundo del trabajo sobre las formas de conflictividad laboral en las últimas décadas. Si durante la época neoliberal la preocupación estuvo centrada en explicar la declinación del actor sindical como consecuencia de la fragmentación del mundo del trabajo, en el siglo XXI diversas investigaciones resaltaron el resurgimiento, revitalización o recomposición de las organizaciones sindicales de trabajadores (Del Bono & Senén González, 2013; Varela, Cambiasso, *et ál.*, 2016).

La larga década de gobiernos que surgieron luego de la crisis del año 2001, exhibió sensibles mejoras tanto en el terreno económico como social. En efecto, la resolución de la crisis posibilitó renovadas condiciones de acumulación de capital que impactaron en el mercado de trabajo. El notable desempeño de la economía argentina entre los años 2003 y 2008 estuvo caracterizado por una elevada elasticidad empleo/producto, que marcó una relación significativa entre el crecimiento del PIB y la cantidad de puestos de trabajo creados (Palomino & Trajtemberg, 2006). Estos procesos económicos fueron acompañados por un contexto institucional que también presentó numerosas modificaciones: el aumento de las normativas del control jurídico sobre ciertas formas de contratación y subcontratación, la creación de políticas activas de aumento salarial y la promoción de negociaciones colectivas son todos elementos que señalaron una mejoría relativa en los puestos de trabajo (Palomino, 2007; Salvia & Gutierres Ageitos, 2010; Cecilia Senén González & Haidar, 2009). Los sindicatos fueron actores protagónicos del periodo tanto por la realización de medidas de fuerza como por la participación en las negociaciones colectivas.

Una parte de la bibliografía se concentró en el análisis de la dinámica gremial a nivel de cúpulas a escala nacional, y por el otro lado, diversos estudios resaltaron la importancia que adquirieron en este periodo las comisiones internas sindicales localizadas en los espacios de trabajo.

Entre quienes estudiaron la dinámica sindical a escala nacional, es necesario distinguir entre aquellos estudios que analizaron los indicadores clásicos de poder dentro de las organizaciones sindicales de aquellos que estudiaron la dinámica política del vínculo entre las cúpulas sindicales y el gobierno nacional. En primer lugar, diversos autores analizaron los recursos institucionales que permitieron a los sindicatos sobrevivir al neoliberalismo durante los años noventa y luego adaptarse exitosamente a una nueva coyuntura más propicia para re-instalarse como actores decisivos en la arena política, económica y social (Del Bono & Senén González, 2013; Etchemendy & Collier, 2008). En estos estudios, el reverdecer de los sindicatos fue observado a partir de indicadores clásicos para pensar el poder de las organizaciones gremiales: las negociaciones colectivas, la conflictividad laboral y la afiliación sindical (Del Bono & Senén González, 2013; Etchemendy & Collier, 2008; Palomino & Trajtemberg, 2006; Trajtemberg *et ál.*, 2010). Sin embargo, estos estudios señalaron también diversas limitaciones de la dinámica sindical vinculadas a la estructura segmentada del mercado de trabajo argentino, debido a que la persistencia de la informalidad y precariedad hizo que una gran porción de la clase trabajadora quedara por fuera de los beneficios de las negociaciones colectivas y no recibieron del mismo modo la política pública de ingresos ni de control jurídico sobre las formas de contratación (Etchemendy & Collier, 2008).[2]

En segundo lugar, un gran conjunto de investigaciones se ocupó de analizar la dinámica política de las organizaciones sindicales. Cuando el presidente Kirchner asumió en 2003, buscó generar un espacio multi-organizacional de apoyo donde tuvieran centralidad las organizaciones sindicales (Natalucci, 2015). La CGT tuvo luego un lugar preponderante debido a las intenciones del presidente de reconstruir un modelo de desarrollo orientado a la industrialización protegida por el Estado que lo llevó a buscar apoyo en el sector empresario devaluador y en el movimiento obrero del sector privado nucleado en la CGT (Natalucci, 2015). Esta central obrera se reunificó en 2004 bajo la figura de un triunvirato y a partir de julio de 2005 bajo la dirección de Hugo Moyano. Algunos nucleamientos sindicales generaron expectativas de recuperar el anterior estatuto de sujeto político, pero luego del año 2012 se generaron tensiones entre los distintos nucleamientos políticos del sindicalismo peronista que terminaron provocando la ruptura en la central obrera. También al interior de la CTA se produjeron tensiones políticas que llevaron a la ruptura entre diversos nucleamientos (Retamozo & Morris,

---

2   Para no volver engorrosa la lectura, prescindimos aquí de desagregar los aportes de la literatura argentina sobre las restricciones visibles en el proceso de resurgimiento de las organizaciones sindicales a nivel nacional en el periodo de la post-convertibilidad. Para un análisis de diversos indicadores, como el mantenimiento de procesos de flexibilización laboral, la descentralización de las negociaciones colectivas, la pérdida de poder adquisitivo del salario y otros indicadores, ver Atzeni y Ghigliani (2008), Barrera Insua (2015), Del Bono & Bulloni (2013), Haidar (2013), Marticorena (2011), Morris (2017), Varela *et ál.* (2016).

2015) en relación con sus lecturas y posicionamientos sobre el sistema político nacional.

La centralidad que tuvieron en este período los gremios de la CGT, cuyos posicionamientos políticos se basaban en el sostenimiento del poder de las cúpulas (Battistini, 2011),[3] no se dio sin conflictos internos. En el período de la post-convertibilidad también ha habido una intensa actividad de comisiones internas y cuerpos de delegados.[4] Dado que la práctica gremial *de base* se nutre de las demandas que afectan directamente a los afiliados (como condiciones de trabajo o salariales) y que se definen mediante la práctica asamblearia (Armelino, 2014), en ocasiones surgen enfrentamientos internos entre los delegados de planta y las cúpulas sindicales nacionales (Lenguita, 2011). La multiplicación de conflictos en los espacios laborales se explicó en parte por la incorporación de nuevos contingentes de trabajadores, que advirtieron un panorama prometedor para mejorar su poder adquisitivo y condiciones de trabajo en el marco del crecimiento de la economía en este período (Armelino, 2014).[5] También se resaltó la importancia que tuvieron los partidos políticos de filiación trotskista en la renovación de estrategias y de las tradiciones de militancia dentro de los espacios de trabajo (Cambiasso, 2013; Varela, 2015; Varela, Cambiasso, *et ál.*, 2016). Se destacaron las tensiones presentes entre las comisiones internas y la estructura sindical centralizada característica del sindicalismo argentino (Santella, 2011a; Scolnik, 2009), así como la diferenciación de las demandas en función de las particularidades de los espacios de trabajo.

De la revisión de esta bibliografía se desprende que las investigaciones sobre conflictividad sindical en la post-convertibilidad en Argentina se centraron en el análisis de ámbitos laborales privados, mostrando la centralidad que tuvieron estos sindicatos en la dinámica económica y política nacional. A menudo se describió esa participación como *protagónica*, dada la importancia que tuvieron esos gremios en la puja distributiva y en la articulación de alianzas

---

3   Estas características hicieron que una parte de la bibliografía sobre el sindicalismo en la etapa de la post-convertibilidad gire en torno al concepto de *burocracia sindical* (Basualdo *et ál.*, 2010; Santella, 2011b; Varela, Haidar, *et ál.*, 2016).

4   Ver Abal Medina y Diana Menendez (2011), Delfini, Drolas, y Montes Cató (2014), Lenguita (2011), Longo (2014), Santella (2011a), Varela (2015), Varela *et ál.* (2016).

5   La entrada de nuevos trabajadores a los espacios de trabajo muchas veces implicó un recambio generacional a partir de la incorporación de *jóvenes* al mercado de trabajo y a las organizaciones sindicales. Para una presentación de los principales elementos para analizar la participación política juvenil en las organizaciones sindicales en la post-convertibilidad ver Beliera y Longo (2014).

y conflictos con el gobierno nacional. Fueron escasas las investigaciones que analizaron las particularidades que asumió el conflicto
sindical en ámbitos estatales de trabajo (Adamini, 2014a; Armelino, 2015; Collado, 2010; Diana Menéndez, 2007; Duhalde, 2011). La
escasa producción académica al respecto no condice, sin embargo, con
el dinamismo gremial que ha tenido este sector. De acuerdo con los
datos publicados por el Ministerio de Trabajo, Empleo y Seguridad
Social –MTEySS–, los trabajadores públicos han protagonizado más
cantidad de conflictos con días de paro que los que se registraron en
el ámbito privado, han sido más prolongados y ha habido a su vez
mayor cantidad de huelguistas (MTEySS, 2016). Por ende, en cuanto
a la conflictividad laboral, también se podría afirmar que los gremios
del sector público *fueron protagónicos*, aunque tuvieron sin duda una
dinámica diferente a los gremios del sector privado.

Dentro del conflicto en ámbitos estatales de trabajo, el sector salud
registró un importante nivel de conflictividad laboral. De acuerdo
con los datos elaborados por el MTEySS –cuya base comienza en el
año 2006– los conflictos laborales en este sector alcanzaron aproximadamente el 22% del total de los conflictos con paro en el Estado,
siendo el segundo en importancia luego de la administración pública
(MTEySS, 2016). Asimismo, aproximadamente la mitad de los conflictos fueron impulsados a nivel de rama de actividad, esto significa que
todos los trabajadores de la salud estatal (ya sea en todo el país o en
una provincia o ciudad) realizaron acciones en conjunto persiguiendo
reivindicaciones comunes frente a un mismo empleador –que podía ser
el Estado Nacional, Provincial o Municipal, según el caso– (Aspiazu,
2008).

Debe mencionarse que la mayoría de los conflictos sindicales de
trabajadores estatales se dieron en el nivel de *dependencia provincial*,
en desmedro del nivel nacional y municipal (MTEySS, 2016). Esto se
acentúa considerablemente en el sector de salud pública debido a la
descentralización hospitalaria que implementó el Ministerio de Salud
de la Nación durante la década de 1990. Por ende, la dinámica del
sector se encuentra fuertemente determinada por las políticas que
implemente cada uno de los Estados Provinciales y el conflicto sindical
se concentra en este nivel en una amplia mayoría.

El estudio de la dinámica sindical en el sector de salud pública presenta, a su vez, algunas particularidades que la vuelven interesante.
En primer lugar, al igual que en otros sectores estatales, los reclamos
sindicales en este sector exceden las demandas por condiciones laborales y se proyectan a la configuración de demandas más amplias que

influyen en todo el sistema político, cuestión que facilita la participación de diferentes actores de la sociedad (Diana Menéndez, 2007). Siendo la salud pública una actividad de alta repercusión social por tratarse de una actividad que brinda un *servicio público esencial* a la población, los conflictos laborales que en ella se desarrollan adquieren un importante impacto social y suele haber un gran involucramiento de diversos actores de la comunidad. En segundo lugar, se trata de un sector con una gran heterogeneidad interna respecto a la composición del personal: profesionales, médicos, enfermeros, administrativos, técnicos y personal de maestranza componen el abanico de trabajadores que diariamente se desempeñan en hospitales y centros de salud. Resulta interesante que cada uno de estos grupos ha creado a su vez diversas organizaciones sindicales, lo que permite atender a la heterogeneización de intereses y demandas gremiales. Esta convivencia de diversas organizaciones sindicales en el sistema de salud pública hace que sea un espacio interesante para analizar los diferentes modos de construir *lo sindical* que allí tienen lugar.

El análisis de los sindicatos de trabajadores de salud pública ha sido un área poco estudiada (Aspiazu, 2008, 2011, 2016; Duhalde, 2012), a pesar de que durante la etapa de la post-convertibilidad tuvieron una gran importancia no sólo por la firma de acuerdos sectoriales que modificaron sus pautas salariales sino también por la participación de estos trabajadores a nivel local en sus comisiones internas y cuerpos de delegados (Etchemendy, 2013). En este libro nos proponemos pues estudiar la experiencia sindical de trabajadores del sector de salud pública dependientes de un Estado Provincial –el neuquino–, dando cuenta de la co-existencia de diversas organizaciones sindicales que articulan a diferentes grupos dentro del trabajo hospitalario.

El método

En tanto *método*, la etnografía implica un método *abierto* de investigación en terreno que puede incluir tanto la realización de técnicas directivas –como encuestas– o no directivas –como observaciones y entrevistas no dirigidas–, y cuyo resultado se emplea como evidencia para la descripción (Guber, 2001). Los fundamentos de la *apertura* radican en que son los actores y no el investigador, los privilegiados para expresar en palabras y en prácticas el sentido de su vida, su cotidianeidad, sus hechos extraordinarios y su devenir. Este estatus de privilegio replantea la centralidad del investigador como sujeto asertivo de un conocimiento preexistente convirtiéndolo, más bien, en un sujeto cognoscente que deberá recorrer el arduo camino del des-conocimiento al re-conocimiento (Guber, 2001). En este sentido, el investigador busca aprender la realidad en términos que no le son propios al mismo tiempo que se propone interpretar y describir una cultura para hacerla inteligible ante quienes no pertenecen a ella. Para lograr este objetivo, es central que el investigador pase tiempo junto con los sujetos que investiga. La permanencia prolongada en el campo permite observar y participar de las actividades que las personas desarrollan, registrando qué hacen cotidianamente. *"Estar ahí* implica no sólo observar sino también participar de las situaciones de vida y transformar la propia experiencia de investigador en un hecho etnográfico, es decir en un dato construido" (Grimberg, 2009, p. 4).

El trabajo de campo de la presente investigación se desarrolló durante los años 2010, 2013, 2015 y 2016. En el año 2010 estuve en el HPN los meses de enero, febrero, mayo, junio, agosto y septiembre; en el año 2013 los meses de enero, mayo y junio; en 2015 los meses de enero, octubre y diciembre; en 2016 los meses de enero, febrero, marzo, dos semanas entre abril y mayo, y el mes de junio. Durante esos periodos realicé observaciones sistemáticas y participantes (Archenti, Piovani, & Marradi, 2010) en el espacio hospitalario y en las actividades gremiales que posibilitaron el acceso a redes de sociabilidad de los trabajadores, con el objetivo de identificar los sentidos asociados al trabajo y a *lo sindical*. Procuré participar en todas las actividades laborales y políticas que me permitieron, registrando esos encuentros en notas estructuradas que organicé cronológicamente. En las mismas sistematicé mis observaciones e incorporé fotos, afiches o volantes sindicales, notas de periódicos, mensajes de Facebook y otras informaciones que me resultaron significativas.

Decidí centrar el análisis en el Hospital Provincial Neuquén por la importancia que ha tenido en la política sanitaria de la provincia por tratarse de la institución sanitaria de mayor complejidad, y porque ha tenido una fuerte gravitación respecto a la organización sindical de los trabajadores, como se verá en el capítulo 1.

El periodo de análisis está comprendido entre los años 2005 y 2016. Se ha seleccionado el año 2005 porque fue un año clave para la participación política de los trabajadores de salud pública neuquina puesto que se desarrolló una de las mayores huelgas del sector, como ya he dicho. Durante esta huelga surgieron divisiones entre distintos grupos de trabajadores que luego se cristalizaron en la organización sindical de los trabajadores y se mantuvieron hasta el fin del periodo de análisis –año 2016–: la Asociación de Profesionales del hospital terminó por constituirse como Sindicato de Profesionales de la Salud Pública Neuquina –SiProSaPuNe–, surgió una lista opositora a la lista Verde Morada para competir en las elecciones para la conducción de la JI (lista Violeta Negra), y algunos años más tarde los enfermeros crearon su propio sindicato. La huelga del año 2005 se presentó entonces como un punto de inflexión en la organización gremial de los trabajadores de salud pública que los marcó hasta la actualidad.

El periodo de análisis se cierra en el año 2016 también debido a la periodicidad del campo. La Junta Interna de ATE en el HPN, una de las organizaciones más importantes de este espacio de trabajo, fue creada en el año 1999. Desde el año 2003 y durante 10 años condujo este espacio gremial la lista Verde Morada, una organización que surgió como un desprendimiento de la lista Verde. Pero en el año 2013 ganó las elecciones una lista opositora de filiación trotskista que se había conformado luego de la huelga del año 2005: la Lista Violeta Negra. Este evento implicó una fuerte ruptura y fue analizado por sus integrantes como la crisis hegemónica de la lista Verde Morada en el hospital. Sin embargo, en diciembre del año 2015, esta lista se volvió a presentar –ahora con el nombre Morada Verde– y ganó las elecciones desplazando a la lista Violeta Negra. La vuelta a la gestión de la lista Morada Verde en el año 2016 hizo visibles elementos importantes de la experiencia gremial en el HPN que analizaré en el capítulo 2.

El hospital en tanto institución posee numerosas restricciones de acceso, que he tenido que sortear para realizar esta investigación. Fue Miriam Rivas la *portera* (Taylor & Bogdan, 1987) de esta investigación: por ser gran amiga de mi madre desde su época de estudiantes, desde siempre me unió con ella una gran relación de afecto. Fue quien me explicó cómo se organizaba el espacio del hospital, me describió las principales huelgas del sector y me contactó con la entonces conducción de la JI cuando le comenté mis intenciones de investigar la experiencia gremial de este hospital. José, quien era por entonces el Delegado General de la JI no se sorprendió con mi interés e incluso me comentó que ya *"otros estudiantes de la universidad los habían estudiado y entrevistado"*. Con la aprobación de José, la integración a la vida cotidiana de la lista Verde Morada fue relativamente sencilla. Como veremos en el capítulo 2, cuando comencé el trabajo de campo en el año 2010, la lista Verde Morada conducía este espacio y había hecho de la JI un lugar de encuentro y sociabilidad para los afiliados, y allí busqué incorporarme. Llegaba todos los días a la mañana y me sumaba a la ronda de mates. José me fue presentando, con el correr de los días, a sus compañeros de lista y a otros afiliados. Simultáneamente contacté a los integrantes de la Asociación de Profesionales del hospital, que también tenía local sindical en el edificio del HPN. Allí también encontré a una amiga y colega de mi madre, que me presentó a sus compañeros de organización y me facilitó el archivo periodístico que guardaban en cajas sobre la huelga del año 2005 –que yo me proponía investigar en aquel momento–. Habiendo establecido contacto con estas dos organizaciones, lo que me resultó más sencillo durante las primeras etapas de la investigación fue realizar observaciones en los espacios gremiales y en las actividades públicas que realizaban: movilizaciones, asambleas, actos, entrevistas en medios de comunicación.

También realicé entrevistas *semi-estructuradas en profundidad* (Archenti *et ál.*, 2010) a los trabajadores. Las entrevistas tuvieron un rol central en mi investigación no sólo por el contenido, sino también porque me permitieron conocer y conversar con trabajadores que desempeñaban sus tareas en áreas cerradas al público. Muchas de estas entrevistas fueron realizadas en sus lugares de trabajo, cuando contaban con una oficina o gabinete separado de la atención de pacientes (sector de admisión, cocina hospitalaria, sector de internación de salud mental, oficina de coordinación de consultorios externos, sector de mantenimiento, laboratorio de análisis clínicos y de anatomía patológica). Luego de realizar estas entrevistas, también elaboraba notas en un diario de campo sobre la observación del espacio, los trabajadores, la relación con los pacientes, y toda la información que me pareciera significativa. Para la selección de los entrevistados tuve en cuenta su involucramiento en la dinámica sindical y diversos aspectos laborales (tipo de tarea desempeñada, agrupamiento de acuerdo a la ley de escalafón de salud, sectores de trabajo).

El trabajo de investigación que aquí presento se ha elaborado a partir del análisis de noventa y siete (97) entrevistas semi-estructuradas en profundidad, con una duración promedio de una hora y media cada una. La mayoría (70 entrevistas) se realizaron en el hospital, ya sea en los sectores de trabajo de los entrevistados o en los locales sindicales de ATE o SiProSaPuNe. Las entrevistas restantes fueron realizadas en su mayoría en confiterías cercanas al hospital y otras en las casas de los entrevistados. Algunas personas fueron entrevistadas más de una vez.

Luego de pasado un tiempo de trabajo de campo, fue evidente que requería conocer cómo se desarrollaba el trabajo cotidiano en el hospital y cómo se vinculaba con la dinámica sindical. Era evidente que los sectores que trabajaban directamente con los pacientes tenían condicionamientos específicos para la acción gremial que no tenían los sectores de mantenimiento y limpieza hospitalaria, por ejemplo. A su vez, en las organizaciones sindicales se cristalizaban diversos grupos de trabajadores que se diferenciaban en el trabajo cotidiano: *"profesionales"*, *"no profesionales"*, *"enfermeros"* eran las palabras que los propios trabajadores usaban para referirse a los grupos gremiales, que hacían referencia a diferenciaciones en el trabajo cotidiano, en relación al reparto de tareas y responsabilidades.

Me propuse pues tener una permanencia prolongada en alguno de los sectores de internación. La fuerte vinculación del Servicio de Clínica Médica con la vida gremial de SiProSaPuNe hizo que me vincule con este sector. Había entrevistado a varios de los integrantes de la comisión directiva del sindicato que eran a su vez médicos clínicos y, frente a mi pedido, me pusieron en contacto con el jefe del sector. Con su autorización presenté un proyecto para realizar una pasantía de tres meses en el año 2016, que fue aprobada en el Comité de Docencia del HPN con la ayuda del Instructor de Residentes del sector de clínica médica.

En el Sector de Clínica Médica se atendían adultos con afecciones clínicas complejas (excepto mujeres embarazadas, que eran atendidas por obstetricia y ginecología). Se trataba de un sector ubicado en el quinto piso del hospital, con 30 camas de internación. El equipo de trabajo estaba conformado por 14 médicos de planta, 28 enfermeros, una administrativa, una recepcionista, tres mucamos, y residentes en proceso de formación en la especialidad (en el año 2016 eran 16). Además de la atención de pacientes, aquí se realizaban tareas de docencia e investigación.

Fue así que, durante los meses de enero, febrero y marzo del año 2016, realicé una pasantía en este sector y pude registrar las características de las labores cotidianas. Realicé la jornada laboral junto con los trabajadores, iniciando a las 8 de la mañana con el *"pase de guardia"*, hasta las 16:00 (aunque muchas veces se extendía por actividades emergentes). La permanencia en el sector de Clínica Médica me permitió tener un registro cotidiano de las actividades laborales en un sector de internación del hospital, cuestión que me facilitó comprender la complejidad en la que se enmarcaba la experiencia sindical.

A medida que fui conociendo en mayor profundidad el trabajo hospitalario, las prácticas cotidianas de los militantes sindicales y sus experiencias, mis preguntas se fueron modificando y fui encontrando nuevas aristas interesantes de ser indagadas. En ese sentido, mi experiencia en el hospital estuvo marcada constantemente por la *sorpresa*, y me dejé guiar por esos eventos inesperados bajo la premisa de que podían iluminar aspectos novedosos del fenómeno estudiado. Esos *incidentes reveladores* (Guber, 1995) me permitieron reflexionar sobre las expectativas que los trabajadores tenían sobre mi presencia en el hospital, sobre las dificultades del trabajo hospitalario, sobre el proceso de aprendizaje que está implicado en la participación gremial, sobre cómo significaban sus labores y cómo experimentaban su tránsito por la vida sindical.

Mi experiencia en el hospital no fue únicamente cognitiva, sino que me impactó notablemente en términos afectivos y sensitivos. La angustia frente a la muerte de los pacientes, la desesperación frente a la urgencia, la incomodidad del trabajo en condiciones de infraestructura no siempre adecuadas, la empatía con familiares y acompañantes, y la alegría frente a una intervención médica exitosa fueron todas sensaciones que marcaron mi comprensión sobre el trabajo en esta institución. De manera similar, el análisis de la experiencia gremial demandaba comprender los dilemas éticos y políticos que están implicados en la decisión de iniciar una huelga, la creación de lazos con los pacientes en las asambleas (que en varias oportunidades también intervenían y manifestaban su opinión), la sensación de injusticia que experimentaban en los debates salariales. Todos estos elementos forman parte de los resultados analizados en este libro.

Para analizar alguno de estos elementos he recurrido a la categoría teórica-metodológica de *eventos críticos* presentada por Frederic y Masson (2009) en relación a la teoría de Veena Das. Se trata de eventos, escogidos a partir de su heterogeneidad, que se volvieron diferentes *formas de espejo* en los cuales se reflejaba una problemática, y a partir de los cuales surgían nuevos modos de acción y se redefinían las categorías tradicionales del grupo. Como un corte geológico donde se ven los diversos segmentos de la tierra, estos *eventos críticos* se presentaron en mi trabajo de campo como episodios que me permitieron visualizar diversos aspectos de la vida hospitalaria y la experiencia sindical que aparecían sedimentados en las prácticas cotidianas. Por ejemplo, en el capítulo 4 veremos que la muerte de un paciente en el sector de Clínica Médica condensó diversos elementos de la vida profesional que aparecían en la experiencia sindical; de la misma forma que en el capítulo 2 veremos que mediante el acompañamiento diversas situaciones difíciles de las vidas de los trabajadores se habían vuelto eventos que articularon en una particular manera de experimentar lo sindical.

Finalmente, al trabajo de campo se le sumó el análisis de diversos materiales gráficos y textuales que conformaron el corpus de documentos primarios: noticias periodísticas, documentos estatales de planificación del sistema de salud pública y materiales sindicales (revistas de organizaciones gremiales, fotos, volantes, afiches, boletines informativos, comunicados de prensa).

El texto

La tercera acepción del término etnografía "es la *descripción textual* del comportamiento en una cultura particular, resultante del trabajo de campo" donde se busca "representar, interpretar o traducir una cultura o determinados aspectos de una cultura para lectores que no están familiarizados con ella" (Guber, 2001, p. 4). En ese sentido, la presentación textual de los resultados de la investigación puede ser pensada como un diálogo teórico que se inspira en los datos construidos durante el trabajo de campo.

Al respecto de la presentación textual de los resultados de investigación, quisiera señalar algunos elementos.

En primer lugar, su heterodoxia conceptual. No he pretendido aquí reproducir paradigmas sistemáticos de la teoría sociológica, sino vincular la teoría y la investigación en la medida en que ese diálogo resultaba útil para articular progresivamente los datos empíricos con conceptos más abarcativos. Este libro carece, en consecuencia, de extendidas exposiciones teóricas o marcos conceptuales ordenados sistemáticamente; y ofrece en cambio una articulación variada de herramientas conceptuales que resultaron útiles para volver inteligibles ciertos eventos del trabajo de campo, que consideré a su vez que podían ser interesantes para lograr elaboraciones conceptuales aplicables al análisis sociológico de fenómenos similares. En ese sentido, procuré que a la *apertura* metodológica se sume la *apertura* teórica. Siguiendo las reflexiones de Hall (2010, p. 82) procuré vincularme con la teoría como un "horizonte abierto, que se mueve dentro del campo magnético de algunos conceptos básicos, pero que se aplica constantemente a lo que hay de original y novedoso en las nuevas formas de práctica cultural y reconoce la capacidad de los sujetos para reubicarse a sí mismos de formas distintas".

En segundo lugar, he intentado mantener una actitud reflexiva respecto de mi posición en el campo. El análisis de las relaciones que establecí con diversas personas fue un insumo útil para conceptualizar el trabajo de campo. Se verá por ejemplo el contraste entre los dirigentes sindicales varones adultos que se vinculaban conmigo a partir de mi condición de mujer joven, respecto de quienes me trataron como una profesional que podía orientarlos en la confección de encuestas y diagnósticos institucionales del equipo de trabajo. Las reflexiones sobre esos roles fueron centrales para comprender el entramado de relaciones que se conformaba en el espacio hospitalario y en las organizaciones sindicales.

En tercer lugar, he procurado que los *incidentes reveladores* del trabajo de campo aparezcan descriptos, para mostrar cómo se fue dando el trabajo de análisis de manera articulada a la realización del trabajo de campo. En ese sentido, el presente texto pretende ser simultáneamente la presentación de diversos argumentos referidos al estudio de los sindicatos como problema teórico y una reconstrucción de cómo era para los trabajadores del hospital y militantes experimentar lo sindical. Se verá entonces que cada capítulo tiene la pretensión de recomponer el modo en que cada grupo (dos listas sindicales dentro de ATE y los sindicatos SiProSaPuNe y SEN) experimentaba la participación, proveyendo evidencia empírica que sustenta esas conclusiones. Pero a este respecto, vale la pena realizar una aclaración. En cada capítulo se resalta *una* dimensión principal que se articula en torno a cada una de las organizaciones: veremos que para la lista Verde Morada la participación sindical fundamentaba una extensa red de sociabilidad y contención, mientras que para la lista Violeta Negra la experiencia gremial implicaba la articulación de un programa político; y que si para SiProSaPuNe la participación gremial era una forma de expresar su identidad profesional, en el SEN se veía como una manera de disputar las jerarquías internas del trabajo hospitalario. Estas dimensiones que cada organización ponía en primer plano no agotaban, sin embargo, la experiencia gremial de cada organización. Es decir, si bien la lista Violeta Negra se constituía principalmente como un grupo programático, esto no quiere decir que no haya habido entre sus integrantes fuertes relaciones de afecto o que no experimentaran la participación gremial como una forma de revertir las jerarquías laborales. Sin embargo, es indudable que lo que ponían en el primer plano de su experiencia gremial era la construcción del "*programa político*". Usando una metáfora pictórica, cada una pintaba su sindicato principalmente con una tonalidad con la que articulaba todos los elementos, más allá de que pudiera haber elementos de otros tonos. He presentado la evidencia empírica en cada capítulo de manera que sustente estas dimensiones principales en cada una de las experiencias. Por ende, los eventos y los fragmentos de entrevistas citados son un recurso que permite narrar ciertos fenómenos sociales que considero relevantes y no obedecen a un criterio de exhaustividad.

Quisiera también mencionar algunas decisiones del estilo de escritura. Es necesario aclarar que usaré entrecomillado doble junto con cursivas para identificar las categorías de los actores que son objeto de reflexión (tanto de fragmentos de entrevistas como de documentos sindicales); y sólo cursiva para señalar las palabras relevantes del análisis conceptual. Los fragmentos entrecomillados sin cursiva indican que se trata de una cita de otro autor. Asimismo, para preservar la identidad de quienes me confiaron sus palabras, he procurado garantizar su anonimato colocándoles nombres ficticios.

El libro se compone de cinco capítulos. En el capítulo 1 se presentan las características del entramado político neuquino, del sistema de salud pública provincial y del HPN. Asimismo, se realiza una contextualización histórica de la conformación del entramado de experiencias sindicales, reconstruyendo algunos conflictos gremiales que tuvieron lugar en este hospital. Esta reconstrucción está puesta al servicio de conceptualizar algunos elementos del conflicto gremial dentro del Estado, analizando la articulación de demandas corporativas con las disputas por lo público y la estatalidad. En el capítulo 2 se analiza a una de las agrupaciones que competían por la conducción de la Junta Interna de ATE en el HPN –la agrupación Verde Morada–, mostrando que sintetizaba tanto una forma de canalizar las demandas laborales del sector de trabajadores *"no profesionales"* como la construcción de una red de sociabilidad, afectividad y politicidad de estos trabajadores. En el capítulo 3 se analiza un aspecto importante de la experiencia sindical del HPN: para los militantes de la lista Violeta Negra, la participación en el sindicato era una forma de mantener un programa político para la clase trabajadora. Pero las cuestiones programáticas no aparecían como principios teóricos o abstractos, sino como aspectos performativos y pedagógicos que moldeaban las prácticas cotidianas de los militantes. En el capítulo 4 se muestra que la *"profesión"* aparecía como un referencial a partir del cual los miembros de SiProSaPuNe organizaban su experiencia laboral y sindical, generando procesos de identificación y diferenciación de grupos. El capítulo 5 muestra que en el Sindicato de Enfermeros de Neuquén se creaban lazos sociales en torno a la profesión que otorgaban contención a las personas al mismo tiempo que se diferenciaban de los otros sindicatos. La participación sindical les permitía a los enfermeros ponerse en relación con otros grupos en el hospital.

Finalmente se presentan las conclusiones generales. En suma, este libro pone el foco en el análisis del entramado de experiencias sindicales que tenía lugar en el HPN entre los años 2005-2016, rescatando *lo sindical en su multiplicidad*.

CAPÍTULO 1

UNA EXPERIENCIA ESPECÍFICA DEL ESTADO Y DEL CONFLICTO SINDICAL

El Hospital Provincial Neuquén (HPN) está ubicado en la capital neuquina, ocupando una manzana entera en el centro de la ciudad. Fue fundado en el año 1913 cuando la región era todavía Territorio Nacional, luego fue provincializado en el año 1969 y en 1984 recibió su nombre actual *"Hospital Provincial Neuquén Dr. Eduardo Castro Rendón"*, en honor a un médico oriundo de Buenos Aires que sentó las bases de la salud pública en la provincia.[6]

Entre salas de espera y pasillos de circulación, en este hospital se podía apreciar la superposición de construcciones de distintas épocas: donde había una pared, ahora había una escalera que derivaba a otro sector; lo que antes era un pasillo, había sido cerrado con una puerta de vidrio y se convirtió en la entrada a un sector de internación; donde había una sala de espera, se construyeron pequeñas oficinas de administración. A medida que se transitaban los espacios, las baldosas iban cambiando de color, haciendo explícitos los distintos momentos de construcción y remodelación del edificio. Sus propias paredes y pisos eran una prueba material de las diversas ampliaciones que se fueron realizando al ritmo del crecimiento poblacional y de la demanda de atención.

Este mosaico de construcciones hacía visible la larga historia de esta institución. La realidad del hospital no podía ser estudiada únicamente desde el presente, sino que era necesario recuperar la sedimentación de diversos procesos que fueron teniendo lugar en esta provincia patagónica y en este hospital en particular. En esta investigación fue indispensable registrar *diversas temporalidades*: si por un lado el trabajo cotidiano estaba permeado por situaciones de urgencia donde el tiempo se volvía intenso y acelerado, también era posible registrar elementos que venían moldeando el trabajo y las experiencias gremiales desde el pasado.

---

6   En el capítulo 4 me ocuparé de analizar cómo se articulaba la historia de este médico con los sentidos que le asignaban a *"la profesión"* los integrantes de SiProSaPuNe. Para una reconstrucción de la historia de este hospital, ver Taranda *et ál.* (2008), Mases *et ál.* (2015) y Pulita (2015).

Durante el trabajo de campo registré que los sujetos actuaban teniendo en cuenta los orígenes del sistema de salud, las políticas públicas implementadas antaño, sus trayectorias de militancia, las huelgas históricas.

Si considero importante explicitar esta cuestión es para tomar distancia de aquellas etnografías que dejan al lector la sensación de registrar únicamente los procesos que acontecen en el presente: el mundo social investigado parece surgir cuando el investigador llega allí, cuestión que se ve reforzada en la recurrente descripción del primer día de trabajo de campo. Si bien la descripción de aquel primer día es útil para mostrar el proceso de extrañamiento que todo científico social atraviesa al comenzar una investigación, cuestión que le permite desnaturalizar el fenómeno estudiado, no es menos cierto que se genera la ilusión de delimitar los procesos sociales analizados al periodo de realización del trabajo de campo. Dado que la presentación textual de los resultados de investigación genera un efecto de cristalización y estabilización de los procesos estudiados, considero importante mostrar que los resultados analizados en este libro no se limitan al período en el que desarrollé el trabajo de campo *in situ* en el hospital. Si bien el presente tiene un lugar privilegiado en cualquier investigación cualitativa en ciencias sociales, dado que puede ser observado y registrado, quisiera resaltar que en mi investigación *el presente* apareció constantemente articulado con *el pasado*. El entramado sindical del hospital tenía que ser analizado en relación y diálogo con su propia historia.

No está de más aclarar que el contexto histórico no explica por sí solo el desarrollo de los conflictos en salud pública ni mucho menos de manera apriorística. La identificación de los elementos presentados en este capítulo ha sido el resultado (y no el comienzo) del proceso de investigación: la reconstrucción histórica se volvió relevante porque me permitió hacer legible el sentido otorgado a algunas demandas sindicales, poner en contexto la diferenciación de diversos grupos de trabajadores, entender algunas de las palabras que los trabajadores usaban para hablar de su realidad social. Asimismo, la presentación de las características de esta provincia resulta necesaria por otra cuestión: dado que la gran mayoría de las investigaciones argentinas se centran en la provincia de Buenos Aires, existe un relativo desconocimiento de los elementos que estructuran la experiencia social en las provincias del interior del país.

A continuación, presentaré algunos aspectos que considero centrales de la historia política de la provincia, del hospital y del sindicalismo local. A su vez, reconstruiré el proceso de conformación del entramado sindical del HPN, revisando algunos conflictos que se volvieron hitos y puntos de inflexión en la experiencia gremial de los trabajadores (huelgas de los años 1991, 1993, 1998, 2005, 2007 y 2011). No me propongo realizar una cronología pormenorizada que quede como testimonio de la experiencia pasada de los trabajadores, sino recuperar algunos elementos que nos permitan comprender y conceptualizar el desenvolvimiento del conflicto gremial en este ámbito estatal de trabajo. En las conclusiones sistematizaré algunos elementos que considero centrales para comprender la experiencia gremial del HPN: 1) la mixtura de aspectos estatales con otros no-específica-mente-estatales dentro de la vida hospitalaria, 2) la articulación de la experiencia de los trabajadores del HPN con *"la comunidad"*, 3) la jerarquización y disputa entre *"trabajadores"* y *"funcionarios"*, y 4) el proceso de segmentación de las estructuras internas de este ámbito estatal de trabajo entre grupos *"profesionales"* y *"no profesionales"*. Para el siguiente análisis me he basado en fuentes escritas –periodísticas y sindicales– y en entrevistas realizadas a los trabajadores.

El Estado Provincial y el sistema de salud

El territorio de Neuquén, situado en la Región Patagónica de la República Argentina, se constituyó como una provincia a partir del año 1955, cuando desde el gobierno nacional se tomó la decisión de dar autonomía a algunos de los denominados Territorios Nacionales.[7] Se trata, pues, de una provincia muy joven.

La fundación de las primeras instituciones sanitarias y el desarrollo incipiente de políticas públicas destinadas a mejorar la situación de salud de la población comenzaron durante la etapa *territoriana*. Las décadas de 1930 y 1940 habían mostrado una mejora paulatina en el acceso a los servicios de salud (Mases & Caminotti, 2015), que se profundizó luego durante la gestión del gobierno peronista a nivel nacional –con Ramón Carrillo como Ministro de Salud–.[8] Sin embargo, estas políticas no permitieron resolver los déficits acumulados en las décadas pasadas de prescindencia oficial (Perrén & Casullo, 2015).

Cuando en 1955 se crea el Estado Provincial Neuquino, ocurrió que el desarrollo de un gobierno local constitucional se vio interrum-

---

7   En el año 1884 se había decretado la Ley N° 1532 de organización de los Territorios Nacionales, mediante la cual se creaban gobernaciones dependientes del Estado Nacional fuera de los límites de las primitivas catorce provincias argentinas. Eran los territorios de Misiones, Chaco, Formosa, La Pampa, Neuquén, Rio Negro, Chubut, Santa Cruz y Tierra del Fuego.

8   Tal como indica Ramacciotti (2011) las acciones sanitarias del gobierno nacional y la construcción política de Ramón Carrillo construyeron una dinámica institucional del Estado Nacional que abonó a la conceptualización de la salud pública como un derecho social.

pido por el golpe de Estado militar auto-denominado Revolución Liber-
tadora. Fue recién en el año 1958 cuando se desarrollaron las primeras elecciones provinciales, resultando electo el partido Unión Cívica
Radical Intransigente (UCRI). En las elecciones siguientes, desarrolladas a finales del año 1962, un partido local neoperonista derrotó
a la UCRI: se trataba del Movimiento Popular Neuquino (MPN), con
Felipe Sapag como gobernador y Pedro Mendaña como vicegobernador.
Este partido tuvo origen en el marco de la proscripción del peronismo,
cuando se produjeron segregaciones localistas en el interior de este
movimiento que permitieron el surgimiento de partidos de tipo provincial (Favaro, 1999). El MPN estuvo liderado por personas que habían
ocupado cargos políticos en la etapa territoriana, dentro de los cuales
se destacaba la participación de la familia Sapag y la familia Sobisch.
Si bien en su acta fundacional se explicitaba el compromiso de desin-
tegrar este partido cuando finalizara la proscripción del peronismo,
la promesa nunca se cumplió, y el MPN terminó constituyéndose en
el partido más fuerte del sistema político neuquino –ha sido el único
partido gobernante durante los últimos 55 años, desde el segundo
gobierno provincial–.[9] El entrelazamiento entre la estructura del
Estado provincial y la organización partidaria ha sido resaltado por
numerosos investigadores locales (Aiziczon, 2009; Arias Bucciarelli &
Favaro, 1999; Matus, 2014; Petruccelli, 2005) y algunos han afirmado
incluso que se trata de un *partido-Estado* (Arias Bucciarelli & Favaro,
1999, 2001; Favaro & Iuorno, 2007).

Durante el primer gobierno del MPN, se buscó generar en la provincia una administración centralizada y una economía relativamente
estatizada. En consonancia con las teorías desarrollistas, se diagnos-
ticó que había una insuficiencia del desarrollo económico (capitalista)
local y que la aceleración del mismo bastaría para hacer desaparecer
los problemas sociales que la aquejaban. Se trazó un programa que
apuntaba a la creación de las condiciones humanas y sociales básicas
para el desarrollo económico.[10] Se priorizó la explotación de energía
hidroeléctrica y la distribución de agua para riego con el objetivo

---

9   Los gobernadores del MPN durante periodos constitucionales han sido: Felipe Sapag
    (1963-1966; 1973-1976; 1983-1987; 1995-1999), Pedro Salvatori (1987-1991), Jorge Sobisch
    (1991-1995; 1999-2003; 2003-2007), Jorge Augusto Sapag (2007-2011 y 2011-2015) y
    Omar Gutiérrez (2015-2019). Felipe Sapag fue también gobernador interventor entre
    1970 y 1972, designado por Juan Carlos Ongania durante el periodo de la dictadura
    militar autodenominada Revolución Argentina.

10 Una institución fundamental fue el Consejo de Planificación y Desarrollo –CoPaDe–,
    cuyo propósito era elaborar diagnósticos para asesorar en materia de políticas para el
    desarrollo a mediano y largo plazo.

de volver productivas las tierras de la región, y se crearon diversos servicios públicos (sistemas de salud y educación, viviendas, obras de caminos y telecomunicaciones). Respecto del sistema de salud, se generaron políticas de atracción de humanos y de infraestructura, concretando un destacado crecimiento de los planteles médicos y de especialistas de las áreas de bioquímica, obstetricia y enfermería, así como una gran inversión destinada a la construcción de obras sanitarias (Perrén & Casullo, 2015).

Si bien hubo vaivenes en la política nacional y provincial debido a la interrupción de los gobiernos constitucionales a causa del golpe de estado desarrollado en el año 1966, la designación de Felipe Sapag como gobernador interventor en el año 1970 habilitó la continuación de varias de estas políticas.

En esta década, la provincia se convirtió en proveedora de energía para la pampa húmeda y el litoral argentino (Arias Bucciarelli & Favaro, 2001; Favaro, 2005; Perrén, 2007), hecho favorecido por el descubrimiento de yacimientos petroleros y la construcción de complejos hidroeléctricos sobre el río Limay. Todas las obras de infraestructura fueron realizadas por las empresas públicas nacionales YPF, Agua y Energía Eléctrica, Hidronor y Gas del Estado.[11] La producción local se apoyó en las inversiones estatales, la expansión del gasto público y la ampliación del sector servicios (Favaro & Arias Bucciarelli, 2003). El gran crecimiento económico de la zona y las políticas públicas implementadas provocaron un fuerte crecimiento demográfico, ya que numerosos migrantes –muchos de ellos sectores medios/profesionales– llegaron atraídos por las posibilidades de inserción laboral y movilidad social ascendente (Arias Bucciarelli & Favaro, 1999, 2001), fundamentalmente en la ciudad capital.[12] Tras la explosión demográfica, se desenvolvieron extensas políticas sociales tenientes a solucionar los déficits en los servicios públicos.

En septiembre de 1970, el entonces Ministro de Bienestar Social de Neuquén presentó un programa de acción para el sector de salud, que luego fue conocido popularmente con el nombre de *"Plan de Salud"*

---

11 Se trata de las siguientes obras: la edificación de una moderna procesadora de gas y petróleo, la construcción de los oleoductos que pasan por los territorios neuquino y rionegrino, y la construcción de un gran gasoducto entre las ciudades de Neuquén y Bahía Blanca que permitió la salida directa al puerto (Favaro, 2005), la construcción de las represas Chocón-Cerros Colorados, Alicurá, Piedra del Águila y Pichi Picún Leufú, y un dique compensador en Arroyito.

12 De acuerdo con el censo nacional realizado en el año 2010, la población total de la provincia de Neuquén es de 551.266 habitantes, y la mayoría de la población se concentra en el departamento Confluencia (donde se encuentra la ciudad capital) que cuanta con 362.673 pobladores.

(Perrén & Casullo, 2015). A partir de este Plan, el sector público desarrolló una serie de acciones tendientes a sistematizar la prevención y erradicación de enfermedades endémicas, atacar las condiciones de desnutrición materno-infantil y mejorar los servicios asistenciales, logrando cobertura médico-hospitalaria en todo el territorio, con especial presencia en el interior rural (Arias Bucciarelli y Favaro, 2008). Se otorgaron cursos de formación de recursos humanos, se desarrollaron políticas migratorias para profesionales, se amplió la infraestructura y se importó tecnología (Taranda, Perrén, Casullo, Galucci & Mases, 2008). Se desplegó un sistema de salud irradiado a todo el territorio provincial en el que los establecimientos sanitarios fueron organizados en niveles de complejidad creciente. Asimismo, se dio lugar a la creación de la Subsecretaría de Salud provincial, estableciendo puestos medios de gestión –como los *jefes de zonas sanitarias* y directores de hospitales– que participaron de la formulación de programas de equipamiento e identificación de necesidades sanitarias en cada zona (Perrén & Casullo, 2015). Se construyeron hospitales en diversas localidades del interior de la provincia, se remodelaron hospitales de envergadura y se crearon puestos sanitarios rurales (Perrén & Casullo, 2015). El sistema de salud pública neuquino se tornó en una referencia para toda la región Patagonia.

En las elecciones del año 1973 se produjo una definición hegemónica del MPN en el sistema político neuquino frente a los partidos nacionales –incluido el PJ– (Favaro, 2005) y la legitimación de su líder Felipe Sapag. "*Don Felipe*", como es nombrado usualmente en la provincia, tuvo un discurso fuertemente *estatista* e implementó un modelo de gestión *intervencionista y planificador*. Difundió una visión paternalista del Estado, a la que Nugent y Alonso (2002) definen como aquella que reserva al gobierno el papel superior de calmar las tensiones del organismo social, presentándose como un árbitro neutral del interés público y sosteniendo su aparente trascendencia de los intereses sociales particulares. Esta *experiencia específica del Estado* (Das & Poole, 2008) fundamentó luego la oposición de los trabajadores a los cambios en el sector. Para condenar la posterior modificación de las políticas públicas de salud, los trabajadores apelaron a las costumbres, normas y expectativas sociales configuradas en la tradición populista/desarrollista llevada a cabo en los años 1960 y 1970.

Las políticas públicas en juego

Si bien la dictadura militar de 1976 no desarticuló completamente el Plan de Salud implementado a comienzos de la década de 1970, sí se vivió un lento proceso de liberalización y una progresiva transferencia de recursos del sector público al privado. La provincia entraría en la década de 1980 con un sistema de salud bifronte: con un subsistema público ampliamente legitimado, y un sector privado robustecido, alimentado por las obras sociales (Taranda *et ál.*, 2008). Pero los cambios más radicales se produjeron en la década de 1990 pues las políticas públicas comenzaron a modificarse en concordancia con las políticas neoliberales que caracterizaron al Estado Nacional en este periodo.

Las modificaciones de este periodo deben ser entendidas en el contexto mayor de transformaciones nacionales e internacionales. La aplicación de políticas neoliberales en América Latina estuvo orientada a generar tres modificaciones estructurales (Tarcus, 1992): en primer lugar, una reestructuración económica, por medio de la cual el eje central de la valorización del capital dejó de estar en el sector industrial y se desplazó hacia el sector financiero; en segundo lugar, una reestructuración política que se generó a través de la privatización de empresas estatales, el achicamiento de la protección y la seguridad social, el endeudamiento externo y la reorientación del gasto público a favor del capital extranjero y los sectores concentrados internos; finalmente, una reestructuración social en la relación capital/trabajo que implicó el desmantelamiento de diversas instituciones de participación social. Se convirtieron los derechos de propiedad estatal en acciones de propiedad exclusiva de ciertas empresas de capital extranjero, suprimiendo el derecho colectivo frente a los bienes comunes y recursos estratégicos. La reestructuración del Estado implicó profundas consecuencias en las políticas de protección y seguridad social, y afectó profundamente las áreas de salud, educación y vivienda públicas.

El modelo político y económico provincial de la provincia de Neuquén comenzó a agrietarse debido a la privatización de las empresas estatales que habían sido pilares fundamentales de su economía: YPF, Gas del Estado e Hidronor. Se provocó un fuerte crecimiento del desempleo y la pobreza en un contexto de disminución de los recursos estatales. La disputa política por la modificación de las formas de gestión estatal se trasladó al seno del MPN y se produjo una división en dos sectores, liderados uno por Felipe Sapag y otro por Jorge Omar Sobisch. Si bien este proceso ha sido conceptualizado como si se tratara de una lucha *facciosa* en la medida en que la disputa de intereses se alimentaba a través de la estructura de redes parentales que giraban en torno de un líder fuerte (Arias Bucciarelli & Favaro, 1999), considero que deben resaltarse también las diferencias programáticas de ambos candidatos. Allí no sólo se estaban enfrentando dos líneas familiares sino dos proyectos políticos: Sobisch, opuesto a las políticas desarrollistas llevadas a cabo por Sapag, promovía la reforma del Estado y políticas económicas de ajuste. Sobre esa base no fue difícil la construcción de una alianza con el entonces presidente Carlos Ménem.

Sobisch ganó las elecciones internas del partido y luego las elecciones provinciales en el año 1991, y fue gobernador de la provincia durante tres períodos (1991-1995, 1999-2003, 2003-2007).[13] En sus dos primeras gestiones puso en marcha la llamada Reforma del Estado para implementar políticas de ajuste presupuestario a partir de la disminución de las obras públicas y la reducción salarial a los empleados estatales. También se implementaron políticas de recorte específicas para el área de salud pública: se suspendieron los concursos de ingreso de residentes, se congelaron los salarios y se implementó la descentralización financiera (Camino Vela, 2015). Esto se combinó con la tercerización de algunos servicios, la contratación de servicios a profesionales no dependientes del sistema y las derivaciones de pacientes hacia el sector privado. En el período 2003-2007 se profundizaron las medidas económicas aperturistas, con la extensión de las concesiones de hidrocarburos a Repsol-YPF, con lo que el Estado provincial renunció a regular el recurso económico más importante de la provincia (Díaz, 2007; Gambatesa & González, 2005), profundizando la transferencia de los recursos energéticos a los monopolios extranjeros. Se reforzaron los aparatos de control social y represión. Se vivió un drástico achicamiento de la protección y la seguridad social, que afectó a los servicios de salud, educación y vivienda públicas.

El quiebre de las políticas de intervención estatal dio lugar a múltiples conflictos políticos, ya que diversos sectores de la población se opusieron al desfinanciamiento de los servicios estatales.[14] Los conflictos por la gestión de los servicios públicos fueron un punto de concurrencia de muchas de las demandas de la población, especialmente las áreas de educación y salud, debido a que las modificacio-

---

13 Interrumpidos por una gobernación de Felipe Sapag entre los años 1995 y 1999.

14 Algunos autores han recurrido al concepto "campo de protesta" para señalar la particular beligerancia y militancia presente en Neuquén, resaltando la multiplicidad y complejidad de acciones colectivas directas en contienda con las autoridades estatales. Ver Aiziczon (2005, 2009, 2010, 2012), Bonifacio (2011). Este concepto es retomado de la teoría de Bourdieu y los autores hacen referencia a algunas propiedades específicas de este campo, como una *illusio*, un *habitus* y un *capital* específico de la protesta. Considero que este concepto se vuelve torpe para el análisis cuando se toman en cuenta estas propiedades específicas del campo. No podría afirmar que exista claramente un campo de protesta autónomo con su capital e "illusio" específicos al pensar las acciones colectivas, ni que este supuesto campo coincida exactamente con una porción geográfica definida de ante mano (como lo es una provincia). Para un análisis más exhaustivo de las dificultades que presenta este concepto ver Beliera (2013).

nes contrastaban de forma radical con sus principios históricos: la universalidad y gratuidad. Los reclamos articulados en torno a la noción de *derechos* (a la salud, a la educación, a la vivienda) apelaban a normas de comportamiento estandarizadas de intervención estatal que se habían constituido anteriormente en la provincia de Neuquén. La apelación a una tradición selectiva del pasado del gobierno provincial ofrecía *narrativas retóricas* (Shore, 2010) que les servían a los actores para condenar el presente y reformular las reglas de funcionamiento estatal. Esto no emanaba únicamente de normas legales o declaraciones universales de las obligaciones del Estado, sino de los compromisos fundados en los gobiernos anteriores que se imponían como obligaciones a los gobernantes presentes. En estas luchas, los trabajadores establecían *imperativos morales* (Thompson, 1995) en torno a las obligaciones que el Estado provincial debía obedecer en una provincia con una experiencia de la estatalidad ligada a la garantía de derechos sociales. Es decir, no sólo se ponían en cuestión las políticas del gobierno sobischista, sino que también se producían significados compartidos respecto a lo que debería ser la política pública de acuerdo a las experiencias históricas compartidas.

El último año del gobierno sobischista –2007– fue especialmente conflictivo. Los trabajadores estatales comenzaron un plan de lucha en reclamo de un aumento salarial, pero los días de paro se extendían sin que se convocase a una mesa de negociación. En el mes de abril, en el sindicato docente decidieron realizar una medida de protesta cortando el tránsito de la ruta nacional n° 22 a la altura de la ciudad Arroyito, localidad cercana a la ciudad capital. El gobernador mandó a la policía provincial a despejar la ruta, que reprimió brutalmente. Un policía llamado Darío Poblete disparó una granada de gas lacrimógeno a la cabeza del maestro Carlos Fuentealba, quien iba en un auto saliendo de la ruta, provocándole la muerte. Este fusilamiento no aminoró la participación sindical, sino todo lo contrario: la huelga se masificó y se incorporó el pedido de renuncia del gobernador y de juicio político por el crimen cometido.

Este conflicto tuvo consecuencias directas sobre la política interna del MPN: en las elecciones internas del partido para definir el candidato para las elecciones provinciales, la lista liderada por Sobisch perdió frente a la encabezada por Jorge Sapag.[15] Luego de ganar las

---

15 Si bien claramente forma parte de la línea parental de la familia Sapag, su trayectoria política estaba fuertemente vinculada con Sobisch. Fue Ministro de Gobierno, Educación y Justicia entre los años 1991-1905 y Vicegobernador a partir de 1999. Estas partici-

elecciones intra-partidarias, Sapag resultó electo gobernador para el período 2007-2011 y luego re-electo entre 2012-2015.

En suma, durante las décadas de 1990 y 2000 se pusieron en juego diversas formas de construir la estatalidad en la provincia de Neuquén, que generaron numerosos conflictos entre distintos sectores de la población. El malestar con un Estado que privatizaba sus competencias y dejaba de ser el referente del bienestar general se dio conjuntamente con la articulación de numerosos conflictos que acabaron disputando las formas de construcción de lo público con las autoridades gubernamentales. Considero importante resaltar que el período de la *post-convertibilidad* en la provincia de Neuquén mostró una situación diferente a la realidad nacional: la prolongación del gobierno de Sobisch hasta el año 2007 hizo que la política provincial presentara fuertes rasgos de continuidad con la década de 1990.

El Hospital Provincial Neuquén: *centro* de la política sanitaria y gremial

He decidido centrar esta investigación en el Hospital Provincial Neuquén por la importancia que tiene en la estructura sanitaria provincial y en la organización sindical del sector. Para entender su relevancia, es necesario explicar algunas características generales de la organización del sistema de salud de esta provincia.

El sistema público de salud de Neuquén está compuesto por 29 hospitales, 71 centros de salud y 100 puestos sanitarios rurales (Ministerio de Salud Pública de la Provincia de Neuquén, 2017b). Este sistema tiene un modelo organizacional *regionalizado*, lo que significa que los establecimientos sanitarios se dividen en "*zonas sanitarias*" que cubren la totalidad del territorio provincial, formando una red en la que se trabaja articuladamente de acuerdo a las necesidades de atención de cada región. Cada zona sanitaria cuenta con ciertas instituciones (centros de salud, hospitales) que se encuentran integradas. Por ejemplo, si los médicos de un centro de salud correspondiente a la zona sanitaria III atienden a un paciente que necesita cuidados específicos a los que no se puede dar respuesta en el mismo centro, pueden decidir derivarlo a un hospital de mayor complejidad; pero en este caso no se hace de forma azarosa, sino que debe ser derivado al hospital de cabecera asignado para la zona sanitaria III. Como se ve en el mapa presentado a

---

paciones dan cuenta de los acuerdos y alianzas realizados al interior del partido entre las dos líneas, aunque no hicieron desaparecer los conflictos.

continuación, la provincia de Neuquén ha sido dividida en seis zonas sanitarias (dentro de las cuales cinco corresponden al interior de la provincia y una coincide con la ciudad capital –zona metropolitana–) que dependen de su correspondiente jefatura de zona, y cada jefatura de zona de la Subsecretaría de Salud provincial.

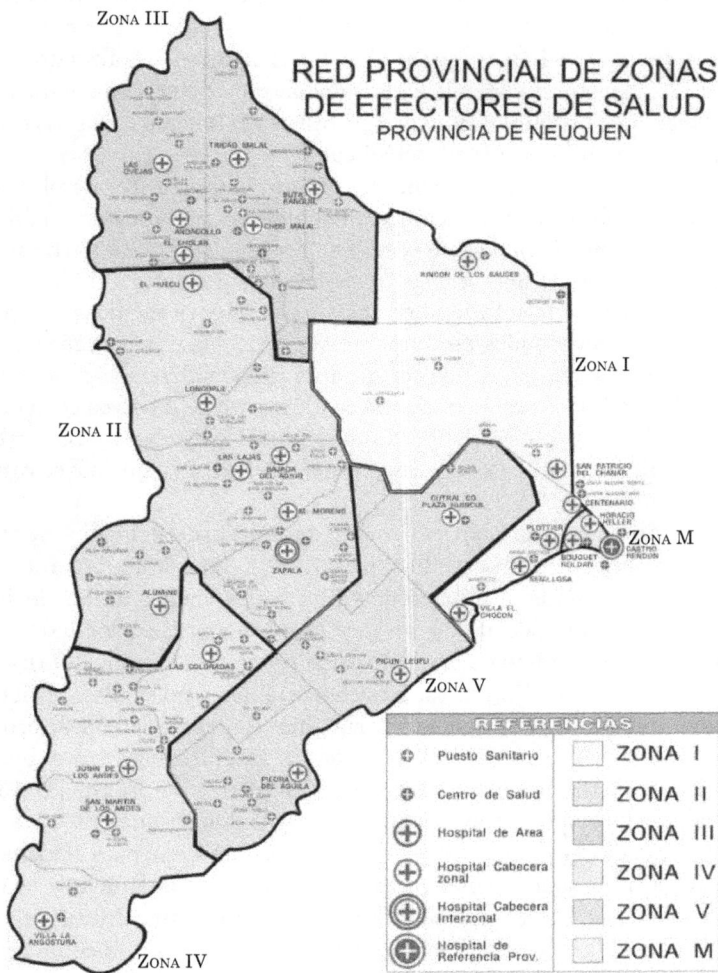

RED PROVINCIAL DE ZONAS DE EFECTORES DE SALUD
PROVINCIA DE NEUQUEN

Las características de los establecimientos se normatizaron por *niveles de complejidad*, teniendo en cuenta la diversificación de las actividades que realizan y el grado de diferenciación de sus servicios. Los centros de salud de baja complejidad (salitas de primeros auxilios y centros de atención primaria de la salud, de nivel I al III) ofrecen atención médica indiferenciada a través de profesionales capacitados en medicina general. En los servicios de mediana complejidad (nivel IV) se incorporan las especialidades básicas con internación: pediatría, obstetricia, cirugía y clínica médica. En los hospitales nivel V encontramos atención ambulatoria diferenciada –clínica médica, pediatría, toco ginecología–, y se cuenta con laboratorio y radiología. En los hospitales del nivel VI se agregan las especialidades de traumatología, oftalmología y otorrinolaringología, además de prácticas de diagnóstico complejas. Los hospitales de cabecera (nivel VII) tienen todas las especialidades y subespecialidades médicas.

En este mapa, el HPN tiene un rol muy importante. Es el único hospital de referencia provincial, lo que implica que es prestador público de todo el territorio neuquino (y no de una zona sanitaria particular). Es la institución de máxima complejidad del sistema (nivel VIII), por lo que dispone de la totalidad de las especialidades médicas, además de mantener actividades permanentes de docencia e investigación. Es un hospital-escuela en donde terminan su especialización numerosos residentes de la carrera de medicina. A diferencia de los otros hospitales de la provincia (que están subordinados a una jefatura zonal), el HPN depende directamente de la Subsecretaría de Salud ya que posee rango de zona sanitaria.

Los cambios en la política sanitaria de la provincia se sintieron de forma particular en este hospital. El aumento de la demanda de atención en el sistema público de salud y el aumento de las derivaciones de pacientes desde los hospitales de menor complejidad hacia el HPN, hicieron visibles las limitaciones acarreadas por la falta de insumos y recursos humanos. Las consecuencias no sólo se sintieron en la calidad de la atención sanitaria sino también en el deterioro de las condiciones laborales, que tuvieron un gran impacto por el hecho de ser el hospital que más trabajadores emplea en la provincia –1610 empleados de acuerdo con el Ministerio de Salud Pública (2017a)–.

A la luz de estos cambios, el HPN se tornó epicentro de actos políticos, concentraciones, movilizaciones, festivales de denuncia, y asambleas sindicales. Fue el primer hospital en organizar una Junta Interna de ATE y se han creado diversas listas para disputar su conducción (listas GranATE, Verde, Verde Morada/Morada Verde y Violeta Negra). Cuenta con diversos sindicatos con militancia activa en el propio espacio de trabajo (ATE, Sindicato de Enfermería de Neuquén y el Sindicato de Profesionales de la Salud Pública Neuquina), a lo que se suma un gran colectivo de trabajadores que se han organizado de forma más coyuntural, como en las comisiones de trabajo en momentos de huelga (prensa, fondo de huelga, olla popular) y en las asambleas de "*auto-convocados*".

Por estas razones, se puede afirmar que el HPN se convirtió en el *centro* del sistema de salud pública, un lugar en donde se concentran los actos importantes.[16] La noción de *centro* es utilizada en esta investigación como un término analítico para aludir a la importancia del HPN respecto de la atención sanitaria y de la organización política de los trabajadores. El resto de los trabajadores de salud de la provincia quedaron influidos por su distancia relativa respecto al HPN: los empleados de los establecimientos de la zona metropolitana y de la zona I son los más cercanos al HPN y participan activamente en las actividades gremiales, pero los trabajadores del interior de la provincia tienen que realizar grandes esfuerzos para mantenerse vinculados a las actividades políticas del sector, que se concentran particularmente en este hospital.

Si bien la idea de *centro* no hace referencia únicamente al espacio geográfico sino al entramado de relaciones sociales, el hecho de que el HPN esté ubicado en la ciudad capital de la provincia facilitó la disputa simbólica con las autoridades del gobierno. Esto se debe a que en la capital están presentes los emblemas, edificios y monumentos atribuidos al poder político. La mayoría de las movilizaciones son convocadas en este hospital porque es el que mayor cercanía tiene con la casa de gobierno, la legislatura provincial y la subsecretaría de salud –destinos casi obligados del paso de las movilizaciones–.

El HPN se convirtió en un *centro* del sistema de salud de la provincia no solamente porque lo más importante del mundo profesional de la medicina funcionaba allí –por tratarse del hospital de mayor complejidad, con fuertes tareas de investigación y enseñanza– sino también porque se volvió articulador de la organización política del sector. Se convirtió en un lugar de tránsito obligado, transformándose en un espacio de ejercicio de la participación política.

El inicio de la organización sindical en salud pública

En el año 1982, un grupo de profesionales del HPN decidió fundar la Asociación de Profesionales (AP) con el objetivo de generar un espacio de encuentro político dentro del hospital. Esta organización

---

16 La idea de centro está inspirada en el análisis de Neiburg (1990, 2003) sobre la disputa cultural y simbólica que implicó la participación de los trabajadores durante el peronismo en Argentina.

no nucleaba a todos los trabajadores del hospital sino, como lo anuncia su nombre, únicamente a los *"profesionales"*: *"médicos, bioquímicos, odontólogos, farmacéuticos, psicólogos, trabajadores sociales, enfermeras profesionales y cualquier empleado con título universitario"*, según consta en el artículo 5 del estatuto.

Al año siguiente, es decir en 1983, se conformó un nuevo sindicato que pretendía nuclear a todos los trabajadores estatales de la provincia: el Sindicato Único de Estatales de Neuquén (SUTEN).[17] Este gremio sería el antecesor de ATE en la provincia, que se conformó recién en el año 1988.[18] La creación de ATE llegó a Neuquén por doble vía: por un lado, los miembros de SUTEN vieron la necesidad de establecer vínculos con organizaciones gremiales de alcance nacional, que le dieran un marco mayor a las disputas políticas de las que participaban; por otro lado, coincidió con la estrategia política de ATE a nivel nacional de establecer nexos con las organizaciones provinciales. Como indica Armelino (2015), ATE poseía una estructura nacional que le permitía maniobrar el conflicto con más solvencia, por lo que fundió en su organización a otras más pequeñas como SUTEN.

Cuando en 1988 se realizó en Neuquén el Primer Congreso Provincial de Delegados de ATE, los créditos locales de este evento fueron capitalizados políticamente por Luis Panetta y el joven Julio Durval Fuentes (2012), quien luego rivalizaría electoralmente con aquél para, desde entonces, liderar ATE Neuquén durante toda la década de 1990 (ganando las elecciones del año 1991, 1995 y 1999). En el año 2003 integró junto a Pablo Micheli la fórmula electoral de la Lista Verde ANUSATE para disputar la conducción nacional del gremio, y resultó electo Secretario General Adjunto, cargo que ocupó hasta el año 2011 cuando se transformó en Secretario General del gremio.

A los pocos años luego de su creación en la provincia de Neuquén, ATE se transformó –junto con la Asociación de Trabajadores de la Educación de Neuquén (ATEN)– en uno de los gremios más activos: protagonizó conflictos que tuvieron repercusión a escala nacional, articuló demandas de diferentes trabajadores estatales, organizó a sectores anteriormente no sindicalizados, participó de las conocidas *"puebladas"* luego de la privatización de la empresa petrolífera estatal. Dentro de este gremio, los trabajadores de la salud pública tuvieron una gran importancia no sólo por la cantidad de afiliados que repre-

---

17 Para un análisis de este proceso, ver Aiziczon (2012).

18 Aunque como se sabe a nivel nacional ATE había sido creada en el año 1925, obteniendo su *personería jurídica* en 1937 y su *personería gremial* en 1946 (Parcero & Calello, 2004, 2008).

sentaban sino porque fueron un sector central en el desarrollo de diversos conflictos de envergadura local. Pero, como veremos a continuación, a pesar de que en sus comienzos hubo una relación cercana con la conducción provincial del gremio, los conflictos no demoraron en aparecer.

En el año 1991 se llevó a cabo el *"plan de lucha de abril-junio"* de los trabajadores estatales neuquinos, que fue recordado como la *"huelga de los 80 días"*, en rechazo de los decretos de racionalización del Estado establecidos a nivel nacional a los que debían adherir las provincias (ATE, 1991a).[19] Los integrantes de ATE denunciaban que el recorte presupuestario impactaría tanto en el achicamiento del salario de los trabajadores como en el presupuesto para el sector de salud, educación y obras públicas. A la oposición a estos decretos se sumó la demanda de eliminación del ítem *"presentismo"* del salario de los estatales, que había sido incluido a finales del año 1990 por el gobernador Salvatori.

Este conflicto culminó en el mes de junio con la *"toma"* de la casa de gobierno provincial y la realización de paros sorpresivos, fogones y movilizaciones. Luego de algunas horas de la ocupación, el gobernador terminó proponiendo un 70% de aumento, retroactivo a mayo y sin descuento de los días de huelga. Luego se sancionó la Ley 1888 que establecía el pase del porcentaje de *"presentismo"* al rubro *"zona desfavorable"*, volviendo remunerativo un ítem que no lo era (Aiziczon, 2012). Los trabajadores ironizaron con que *"el presentismo de los trabajadores del Estado"* en la huelga había derrotado al presentismo del gobierno provincial (ATE, 1991b), enfatizando la masividad de la participación gremial.

El protagonismo que tomaron los trabajadores públicos en los conflictos contra las reformas del Estado provincial fue cada vez mayor. Ese mismo año conformaron una Coordinadora de Gremios Estatales que reunía a ATE, a ATEN, al Sindicato de Judiciales de Neuquén, al Sindicato de Trabajadores Municipales de Neuquén, a la Asociación Neuquina de Empleados Legislativos y a los trabajadores municipales de la localidad de Centenario (ATE, 1991b). Esta Coordinadora realizó movilizaciones de gran importancia local, como la desarrollada en abril de ese año que reunió a 7.000 trabajadores en reclamo de aumento salarial.

---

19 Quiero agradecer especialmente a Fernando Aiziczon por haberme facilitado parte de su archivo sindical para poder reconstruir estos procesos. La reconstrucción de las huelgas de los años 1991 y 1993 fue realizada a partir de las Memorias y Balances de ATE Provincial suministradas por él.

Cuando en el año 1991 se produjeron elecciones en ATE, resultó ganadora la Lista Verde presidida por Julio Fuentes como secretario general. Dentro de la comisión directiva se encontraba José como secretario del interior, cuyo lugar de trabajo era el HPN y que algunos años después abandonaría su militancia en la conducción provincial del gremio y volvería a su lugar de trabajo en el hospital.[20]

Dada la centralidad que comenzó a adquirir el sector de salud pública dentro de ATE, en 1991 se organizó en la ciudad de Zapala un Encuentro de Trabajadores de Salud de la provincia del que participaron una gran cantidad de afiliados del HPN. En ese encuentro, elaboraron un documento de diagnóstico en el que se enumeraban los principales problemas gremiales del sector, a los que clasificaron en dos categorías: en primer lugar, denunciaban el *"lamentable estado de las condiciones de trabajo"* en relación a los salarios, a las condiciones de seguridad e higiene laboral y a la falta de capacitación para el personal. En segundo lugar, denunciaban que el sistema de salud público estaba *"profundamente deteriorado"* y señalaban la *"falta de control de gestión"* por la *"total incapacidad administrativa de la gestión de gobierno en el área"* (ATE, 1991c).

Allí manifestaron su oposición a la utilización de *"dos palabras en boga en los discursos de los funcionarios"* de gobierno: la *"descentralización"* y el *"arancelamiento"*. Se oponían a la primera porque consideraban que el gobierno nacional descentralizaba la administración de los hospitales sin destinar financiamiento; y se oponían al *"arancelamiento"* de las prácticas médicas a los pacientes con obra social porque se alejaba del principio de *"universalidad"* que había sido central en la fundación del sistema público de salud neuquino (pues consideraban que se corría el peligro de que los hospitales privilegien la atención de sectores que puedan pagar por las prácticas médicas, porque parte de su presupuesto dependería de estas recaudaciones).

Con el inicio del gobierno de Jorge Omar Sobisch a finales de 1991, comenzó un período de agudización del conflicto en el interior del Estado. Los trabajadores afirmaban que el gobierno provincial garantizaba la *"posibilidad de negocio"* a las clínicas privadas al desfinanciar los hospitales públicos: por un lado, porque se terminaban contratando en el sector privado los servicios que no podían realizar en el hospital (ATE, 1993); y por otro lado, porque se tercerizaron servicios

---

20 A pesar de que he decidido mantener los nombres reales de la dirigencia provincial del gremio, mantendré el nombre ficticio de José dado que se trata de uno de los trabajadores del HPN con quienes me vinculé en el trabajo de campo y cuya experiencia analizo en el capítulo destinado al estudio de la lista Verde Morada.

que antes eran desarrollados por los propios trabajadores del hospital (como en las áreas de limpieza, mantenimiento de ascensores, sistema de calefacción y refrigeración, lavaderos de la ropa hospitalaria).

Frente a estas modificaciones, el año 1993 fue especialmente conflictivo. Con la aprobación de la Cámara de Diputados provincial, Sobisch inició un proceso de ajuste presupuestario en la administración pública neuquina. Además se implementaron políticas de recorte específicas para el área de salud: se suspendieron los concursos de ingreso de residentes, se congelaron los salarios y se implementó la descentralización financiera (Taranda *et ál.*, 2008). Los sindicatos iniciaron entonces un plan de lucha en reclamo de mejoras salariales y demandaron el

"(...) descongelamiento de vacantes, el pase de contratados a planta permanente, el restablecimiento de las residencias médicas a cargo de la provincia, la implementación de la carrera sanitaria, recomposición salarial y exclusión de la Salud Pública de la ley de ajuste". (ATE, 1993, p. 14).

La participación de los trabajadores en este plan de lucha fue masiva no sólo en la capital neuquina sino también en diversas localidades del interior.[21] Las medidas de fuerza se extendieron por más de 100 días y el momento más álgido ocurrió cuando decidieron tomar la Subsecretaría de Salud, cuestión que duró 24 días. Durante esta toma, hicieron huelga de hambre 43 trabajadores. El gobierno provincial adoptó una actitud confrontativa hacia la huelga, abriendo sumarios contra los empleados por la toma de este edificio. Para contrarrestar el aislamiento al que podía llevarlos esta situación, los trabajadores buscaron establecer lazos con *"la comunidad"*, cuestión que fue resaltada positivamente en los balances políticos posteriores:

"(...) se demostró en la calle la integración con la comunidad que han logrado los compañeros de los centros de salud, producto de años de trabajo, entrega y compromiso con la salud popular. (...) Como pasa siempre, aun cuando no hay conflictos, la salud de la población la garantizan los trabajadores". (ATE, 1993).

La resolución de esta huelga fue sumamente conflictiva en el interior del gremio. Para comenzar con las negociaciones, el gobierno impuso como condición que se levantase la toma. A pesar de que los trabajadores de salud decidieron en asamblea que no la levantarían, la conducción provincial del gremio decidió levantar el paro por tiempo indeterminado y reducirlo a un paro semanal de 24 horas para con-

---

21 Se produjeron importantes movilizaciones en las localidades Andacollo, Centenario, Cutral Có, Loncopué, Bajada del Agrio y San Martín de los Andes.

tinuar con los reclamos del sector (Taranda *et ál.*, 2008). Algunos trabajadores argumentan que esta conflictiva decisión se explicaba por las disputas internas entre la conducción provincial del gremio y José –integrante de la conducción provincial y delegado del HPN–:

> *"Había una disputa interna, mientras se estaba generando el conflicto,* [en el interior de] *la conducción de ATE (...) siempre se tiraban palos y esas cosas, decían que José quería tomar la conducción de ATE, y ese tipo de cosas".* (Oscar, técnico de análisis clínicos, sector de laboratorio).

Estas disputas hicieron que José decidiera abandonar el puesto que ocupaba dentro de la Lista Verde y comenzara a organizar una lista opositora para disputar la conducción del gremio en el año 1995. Sin embargo, la lista creada por José perdió estas elecciones y, frente a la derrota, él decidió volver a su lugar de trabajo en el HPN. Frente a esta ruptura, José denunciaba que la conducción de ATE había dejado de garantizar apoyo económico y logístico para las huelgas de salud.

La huelga del año 1993 dejó fuertes marcas para el sector de salud. Por un lado, porque marcó el inicio de una ruptura entre la Conducción Provincial de ATE y los trabajadores del sector, que se profundizó a lo largo de los años. Por otro lado, porque fue el inicio de la articulación de las demandas gremiales y la discusión más general de las políticas públicas del Estado provincial, en oposición a las políticas de ajuste presupuestario.

Permeabilidad entre lo estatal y lo no-estatal

En el año 1997 el gobierno provincial contrató a una consultora privada para evaluar el funcionamiento del HPN y comenzar a implementar el *"proyecto de autogestión hospitalaria"*. Este proyecto, llevado a cabo a nivel nacional, implicaba una reducción de las responsabilidades estatales en el ámbito de la salud pública ya que legalizaba y legitimaba el auto-financiamiento de los hospitales a través del arancelamiento de ciertas prácticas a la población con capacidad de pago (Cendali & Pozo, 2008). El Estado sólo debía garantizar atención gratuita a aquellos sectores que demostraran no tener recursos suficientes como para pagar la atención en el sector privado, focalizando la atención a las capas más vulnerables de la población y abandonando sus principios universalistas. En Neuquén se combinó además con un proceso de tercerización, de contratación de servicios a profesionales no dependientes del sistema y de derivaciones de pacientes hacia el sector privado (Taranda *et ál.*, 2008).

Los sindicatos se opusieron a la contratación de esta consultora y al proyecto de *"Hospital Público de Autogestión o Descentralizado"*, realizando diversas acciones de protesta como paros, movilizaciones y entregas de petitorios al Ministerio de Salud. En estas acciones se exigía además el inicio de la discusión de la *"carrera sanitaria"*, el pase a planta permanente de todos los trabajadores que revestían la planta temporaria, la designación de los contratados y del personal que efectuaba tareas como contraprestación de planes de desempleo, la devolución del 20% del ítem *"zona desfavorable"* que había sido quitado de los cálculos salariales de los trabajadores neuquinos en 1996 y el *"descongelamiento de bonificaciones y adicionales"* (ATE, 1997). El día 3 de junio de 1997, los trabajadores del HPN realizaron una protesta en el propio hospital, impidiendo que la Consultora ASSENSA comenzara a trabajar en la implementación de la *"autogestión"* (ATE, 1997).

Los trabajadores se presentaron a sí mismos como *"defensores del sistema público de salud neuquino"* en oposición a *"los funcionarios"* (a los que consideraban un grupo distinto de *"los trabajadores"*) y rechazaron la *"orientación privatizadora"* de las reformas. De acuerdo a los sentidos de los actores, la amenaza contra la cosa pública formaba parte de una política del *"gobierno provincial"* a la que ellos debían oponerse:

"¿Qué implicaba el arancelamiento? Evitar al gobierno que se haga cargo de la plata que tiene que poner en salud, para que la misma sociedad tenga que pagar. Nosotros nos oponíamos terriblemente al arancelamiento. (…) Bueno, fue toda una pelea, inclusive vino la Consultora, y directamente ellos hablaban de tercerizar sectores. (…) Sí, hay sectores que se han tercerizado. Y no se han tercerizado más porque ha sido una pelea, porque si no ya hubiéramos tenido todo mucho más avanzado". (Daniel, carpintero, sector de servicios generales).

Presentar a los miembros del poder ejecutivo en estos términos permitía la construcción de una relación de tipo Nosotros y Ellos, en la que estaban en disputa distintas concepciones de atención sanitaria. Marcaban una división entre distintos grupos dentro del Estado que les permitía cuestionar el desempeño de los funcionarios y disputar con ellos los modelos de gestión de la política pública de salud en la provincia. La existencia de diversos grupos que intervienen de manera cotidiana en la ejecución de las políticas públicas hace evidente que la gestión estatal no puede ser conceptualizada como un proceso lineal que vaya de arriba hacia abajo —comenzando por la formulación y terminando con la implementación—, sino como un proceso plagado de disputas (Shore, 2010). Considero útil abandonar la pretensión de buscar los signos de racionalidad administrativa que aparentemente provee vínculos ordenados (Das & Poole, 2008), y en su lugar analizar los ámbitos estatales de trabajo evaluando las prácticas y procesos en los que se relacionan múltiples grupos que mantienen disputas.

"Profesionales" y *"no profesionales"* del sistema de salud pública

El año 1998 tuvo lugar un gran conflicto en el ámbito de la salud pública que se generó a partir del intento de otorgamiento de un aumento salarial únicamente para el sector profesional, que fue rechazado por los sindicatos AP y ATE.[22] En rechazo a este aumento salarial parcial, se desarrolló una de las mayores huelgas del sector.

Desde ATE se oponían al aumento por considerarlo *"injusto y discriminatorio"* (ATE, 1998b) debido a que se *"dejaba de lado al resto de los trabajadores, es decir, mucamas, camilleros, mantenimiento, choferes, administrativos"* (ATE, 1998a). Afirmaron que el aumento sólo consideraba a 600 de los 3800 trabajadores que tenía en ese momento el sistema de salud y *"discriminaba"* a los sectores *"no profesionales"* al considerarlos *"kelpers que aparentemente no cumplían una función preponderante en el funcionamiento del sistema"* (ATE, 1998a). De acuerdo con el análisis publicado en el periódico del gremio, este aumento no hacía más que *"seguir los consejos de la consultora que el año pasado echamos del hospital: salarios diferenciados, privilegiando al sector profesional y privatizaciones periféricas"* (ATE, 1998a).

El 21 de abril se realizó un Plenario Provincial de Delegados de Salud de ATE, en el que resolvieron dar inicio a un plan de lucha con paros y trabajo a reglamento. A partir del 25 de abril, cuando fue aprobado el proyecto en la legislatura provincial, se convocaron *"asambleas de trabajadores auxiliares y técnicos en todos los hospitales y centros de salud de la Provincia"* en las que se reclamó que el aumento fuera *"para el conjunto de los trabajadores de salud"*. En estas asambleas decidieron continuar el plan de lucha con *"quites de colaboración y trabajo a reglamento, para finalizar con un paro total de actividades a partir de las 6 horas del día 27 de abril"* (ATE, 1998b).

---

22 Este aumento salarial finalmente nunca se concretó debido al desarrollo del conflicto gremial.

Los trabajadores técnicos y auxiliares realizaron un *"paro total con retención de actividades"* que tuvo un gran acatamiento y produjo dificultades para mantener los tres turnos de atención hospitalaria. El tiempo de trabajo en el hospital se divide en tres turnos de 8 horas,[23] mediante los cuales se cubre la atención de pacientes durante las 24 horas del día. Una jornada laboral normal de un trabajador se corresponde con una jornada de 8 horas, luego de las cuales el trabajador es relevado por un compañero que toma su lugar también durante las siguientes 8 horas. En el caso de que la segunda persona no se presente a su trabajo para relevar a su compañero, el primero puede estar obligado a permanecer *"recargado"* para cubrir ambos turnos (es decir, un recargo que en total suma 16 horas de trabajo continuo del primer trabajador). Esto ya implica una situación difícil, puesto que la calidad de la atención que puede brindar una persona trabajando en una guardia durante 16 horas está lejos de ser óptima, aún más considerando que muchas veces esto incluye trabajo nocturno. Pero el problema mayor surge si luego de 16 horas de trabajo (una jornada más un recargo), el siguiente trabajador no se presenta. En este caso, la primera persona ya no puede ser recargada y está habilitada a dejar la guardia sin tener a nadie que lo remplace. La realización de paros con retención de actividades con altos niveles de acatamiento durante 24, 48 o 72 horas en salud pública implica un riesgo concreto de desorganización de los servicios para la atención de pacientes.

Esto fue justamente lo ocurrió durante la huelga del año 1998. Al iniciar la huelga a las 6 de la mañana del día 27 de abril, fueron recargados los trabajadores del turno noche y debieron trabajar hasta las 14 horas. A esa hora, *"el gremio se presentó con un escribano en cada servicio labrando actas donde constaba que los trabajadores se retiraban después de 16 horas de trabajo y, al no haber reemplazo por estar adherido al paro todo el turno tarde, se 'hacían cargo' de los pacientes, equipamiento e insumos, los profesionales presentes"* (ATE, 1998b, p. 2). Una vez lanzada la medida, el paro fue total en los principales hospitales neuquinos, como el HPN y el Bouquet Roldán, y tuvo un alto acatamiento en las localidades del interior. Entonces, llegaron intimaciones de la Subsecretaría de Salud a los trabajadores en huelga y el Secretaria de Trabajo dictó la conciliación obligatoria, pero ambas fueron rechazadas por el gremio por presentar errores formales según lo establecido legalmente.

---

23 O cuatro turnos de 6 horas, dependiendo de los servicios. Hay servicios que tienen un régimen laboral de seis horas por la insalubridad de las tareas o el estrés que implican.

En años anteriores, los funcionarios de la subsecretaría de salud habían amenazado a los trabajadores con denunciarlos por *"abandono de personas"* cuando realizaban medidas de fuerza con retención de servicios. Esta vez, los trabajadores auxiliares y técnicos habían encontrado una estrategia para eludir esa acusación: bajo la supervisión de un escribano, habían certificado que no estaban *"abandonando los servicios"* sino dejándolos *"bajo la responsabilidad"* de los *"profesionales"*. Como fue publicado luego en el boletín de balance de la huelga, para el gremio *"quedó claro que legalmente esa figura* [de abandono de personas] *sólo comprende a los profesionales, los auxiliares no tienen ese tipo de responsabilidad y , por lo tanto, pueden adherir libremente a un paro de actividades"* (ATE, 1998b, p. 2). Como puede suponerse, este hecho marcó una fuerte fractura entre ambos grupos dentro de la vida hospitalaria.

La gran adhesión al paro con retención de actividades hizo que el día 28 de abril, un día después de comenzada la medida de fuerza, los representantes del gremio fueran convocados a la Legislatura Provincial. Al día siguiente, el 29 de abril, se sancionó una nueva ley que contemplaba una recomposición salarial para todos los trabajadores de salud de la provincia. Los miembros de ATE consideraron entonces que *"se ganó un conflicto"* y concluyeron que *"la mejor manera de defender el equipo de salud era peleando el aumento para todos"* (ATE, 1998b). La radicalidad de la medida hizo que esta huelga tuviera la victoria más rápida de la historia de los conflictos gremiales del sector, puesto que el paro duró únicamente 48 horas.

A partir del año 2004 la implementación de este tipo de medidas se hizo imposible, puesto que se sancionó a nivel nacional la ley 25.877 en la que se regula el derecho a huelga de los trabajadores de los denominados "servicios esenciales" y se determina para estos casos la obligación de garantizar la prestación de servicios mínimos que eviten su plena interrupción (Ley 25.877, 2004, artículo 24). Para ello, en estos casos existe una regulación especial para el ejercicio de derecho a huelga: por un lado, las huelgas nunca pueden ser totales puesto que un conjunto de trabajadores debe mantenerse en el espacio de trabajo para garantizar el funcionamiento del sector; por otro lado, el Estado mantiene la potestad del Ministerio de Trabajo de fijar unilateralmente la extensión de los servicios mínimos ante la falta de acuerdo entre las partes y se le otorga además la facultad de incrementarlos cuando, a su juicio, resultasen insuficientes.[24]

Las medidas de fuerza realizadas en el año 1998 dejaron fuertes marcas en la organización sindical del hospital hasta la actualidad. En primer lugar, por la radicalidad de las medidas de fuerza que hizo que el gobierno provincial tuviera que dar respuestas rápidas dado que corría riesgo la continuidad de la atención de los pacientes. En segundo lugar, porque fue el inicio de una división, oscilante pero permanente, entre los trabajadores *"profesionales"* y *"no profesionales"*. Más allá de que estas categorías reflejen la jerarquía del trabajo hospitalario, también son referenciales de identificación sindical. Por ende, en el estudio de la dinámica gremial del sector es importante analizar las prácticas y procesos políticos en los que se relacionan diferentes grupos.

Creación de la Junta Interna del HPN y la Rama Salud de ATE

Quienes entraron como representantes del HPN a la legislatura provincial en la huelga del año 1998 eran sólo las caras visibles de un colectivo mayor que luego terminó conformando un Cuerpo de Delegados dentro del hospital. En el año 1999, este grupo de militantes conformó la lista GranATE y comenzaron el proceso de creación de la Junta Interna de ATE en el HPN (en adelante JI).

Aunque formalmente la JI representaba únicamente a los trabajadores del HPN, por no haber una organización similar en otros hospitales, ocupó un rol articulador de las demandas generales. Las elecciones de la JI se realizan cada dos años por voto directo y secreto, por lista completa compuesta por seis integrantes: un delegado general, un delegado general adjunto, un delegado gremial, un delegado administrativo y de actas, un delegado de organización y un delegado de prensa. La primera lista que condujo la JI fue la lista GranATE, que resultó victoriosa durante dos períodos consecutivos (años 1999/2001 y 2001/2003). El Delegado General durante el primer período fue Oscar, un técnico de análisis clínicos que trabajaba en el laboratorio del hospital, y durante el segundo período fue Joaquín, un enfermero

---

24 De esta forma, la Argentina se aparta de la recomendación efectuada por la Comisión de expertos de la OIT en 2003, según la cual la determinación de los servicios mínimos no debería corresponder al Ministerio de Trabajo sino a un órgano independiente (CENDA, 2006).

de la guardia de adultos. La lista GranATE se construyó en oposición a la Lista Verde que conducía el gremio a nivel provincial y nacional:

"Ya veíamos que la conducción Verde como que estaba (...) como que no estaba empezando a escuchar los reclamos de los laburantes, cosa que siempre hizo. Y, fue dejando a salud de lado. Así que bueno, se empieza el primer movimiento por ganar la JI. (...) Fue una linda experiencia. Se les gana, se les gana bien". (Alberto, camillero, sector de terapia de adultos).

En el año 2000, durante el segundo período de conducción de la JI, los integrantes de la GranATE impulsaron la creación de la Rama Provincial Salud de ATE, nucleando gremialmente a los trabajadores de todo el sistema de salud público neuquino. A las elecciones para la conducción de la Rama se presentaron dos listas: la Verde, que obtuvo 532 votos; y la Celeste-GranATE, que salió victoriosa con 589 votos. El proceso de creación de la Rama Salud implicó conflictos entre ambas agrupaciones. Los integrantes de la lista GranATE acusaban a la conducción provincial del gremio de mantener una la *"inmovilidad"* política (Miembro de lista GranATE, 2002b).

"Queremos que ATE vuelva a ser un gremio combativo. (...) La pasividad que demostraron nuestros dirigentes en los últimos meses para llevar adelante los reclamos de los trabajadores estatales se debe a una decisión política y nosotros queremos terminar con esta actitud". (Miembro de lista GranATE, 2002a).

Desde la Rama Salud buscaron integrar redes políticas mayores para coordinar acciones conjuntas con otras organizaciones del arco político neuquino. Este fue el caso de la creación de la Multisectorial de Salud en el año 2002, dentro de la Coordinadora Regional del Alto Valle que se había creado en el año 2001. Se trataba de "un nucleamiento de sindicatos, comisiones internas, organizaciones sociales y partidos de izquierda iniciada y capitaneada desde el Sindicato de Obreros y Empleados Ceramistas de Neuquén" (Aiziczon, 2012, p. 379).

En este contexto, los integrantes lista GranATE decidieron conformar una lista para disputar la conducción provincial del sindicato a la Lista Verde en el año 2003. La elección fue muy conflictiva. Desde la lista GranATE afirmaron que había irregularidades en el proceso electoral: reclamaron que no les habían dado copia de los padrones de afiliados, no les habían dado fondos para la campaña y les habían otorgado sólo seis días para formalizar la presentación de su lista (*Diario Río Negro*, 2003). Finalmente, la Lista Verde ganó la elección con 2600 votos en tanto la lista GranATE alcanzó los 800 votos (*Periódico del PTS*, 2003).

Los esfuerzos organizativos y personales fueron cada vez mayores para los miembros de la GranATE, que afirmaron que las tensiones se tradujeron en amenazas, ahogo económico y boicot a las actividades de la Rama Salud. Debido a las dificultades que les implicaba compartir el edificio del sindicato con la conducción provincial de la lista Verde, decidieron trasladar la Rama Salud a un pequeño local en el estacionamiento de ambulancias del HPN. Pero lejos de facilitar sus actividades políticas, esta decisión terminó perjudicándolos:

> "*Ahí se terminó de desarmar. Nos encerramos en el hospital y era lo poco que podíamos hacer (…) los compañeros se acercaban de otros hospitales y le dábamos la poca banca que podíamos darle nosotros que era desde (…) ayuda gremial nada digamos, poco y nada. (…) Se nos desafiliaban compañeros, cada vez había menos participación en las asambleas (…)*". (Camilo, técnico, Sector de Informática).

La frustración política provocó que algunos fueran renunciando a sus cargos y volvieran a trabajar a sus puestos en el hospital.

> "*Nosotros nos habíamos generado más expectativas. Y muchos compañeros se pincharon, se pincharon, se pincharon, se fue desgranando sólo. (…) Porque aparte nos sentíamos al pedo, porque no teníamos movilidad, no teníamos nada (…) los últimos meses íbamos con nuestra plata, con mi auto, en colectivo a recorrer los hospitales con los compañeros. Y ya no, no daba para más, no daba para más así que volvimos a laburar todos los que estábamos en la Rama*". (Oscar, técnico de análisis clínico, sector de laboratorio).

Los integrantes de la Rama Salud renunciaron un año antes de terminar su mandato y la conducción provincial del gremio nunca no volvió a llamar a elecciones para cubrir los cargos. De esta forma, después de tres años de existencia, la Rama de Salud de ATE se desarticuló en el año 2003. Según sus relatos, este "*desgaste*" determinó que muchos de sus integrantes dejaran de militar activamente en el hospital y que con el correr de los años la lista GranATE se disolviese.

Cuando la lista GranATE se desarticuló, fue la lista Verde Morada la que comenzó a conducir la JI del HPN. Esta lista se inició como una iniciativa de José, luego de su renuncia al cargo que ocupaba en la conducción provincial del gremio dentro de la lista Verde. La lista Verde Morada condujo la JI durante diez años consecutivos (del año 2003 hasta el 2013), durante los cuales el cargo de Delegado General estuvo ocupado por José durante ocho años (del 2003 al 2011) y luego por Federico (entre 2011-2013 y nuevamente a partir del 2016).

También esta lista tuvo una relación conflictiva con la conducción provincial del sindicato y constantemente buscó diferenciarse de aquella. Una forma de manifestar esta oposición fue la creación del folletín informativo de la JI (que durante algunos años se hizo de manera conjunta con el Sindicato de Profesionales de la Salud Pública Neuquina), al que decidieron bautizar con el nombre "*La Guinda*". El título era seguido del epígrafe que explicaba su nombre: la guinda era un "*fruto morado para los que todavía están verdes*":

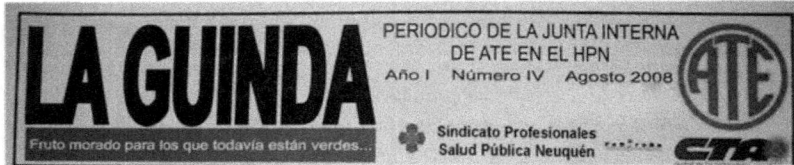

Portada de La Guinda, periódico de la JI de ATE en el HPN. Agosto del año 2008

De esta forma, la Guinda funcionaba como una metáfora sindical: "*los verdes*" que maduraban se transforman en "*verde-morados*", color que identificaba a la lista que conducía José. En el capítulo 2 me ocuparé de analizar la experiencia de la agrupación Verde Morada.

La huelga del año 2005. "*Trabajadores*", "*funcionarios*" y "*comunidad*"

En el año 2005 los trabajadores de salud pública protagonizaron una de las huelgas más importantes del sector, que dio lugar a la creación de nuevas organizaciones gremiales. Esta huelga es relatada como un punto de inflexión en las experiencias gremiales por los propios trabajadores.

Si bien es recordada como la huelga "*del 2005*", las medidas de fuerza comenzaron a finales del año 2004. La ATE venía realizando un plan de lucha en reclamo de una recomposición salarial y mejoras en las condiciones laborales para los trabajadores estatales de toda la provincia. A medida que pasaron los días, los trabajadores de salud fueron sumando sus demandas sectoriales: incremento salarial para el personal que realizaba residencias médicas y para los empleados que trabajaban más de 44 horas semanales; pase a planta permanente de todos los trabajadores contratados y "*en negro*"; aumento de cargos a tiempo pleno con dedicación exclusiva; rechazo a la tercerización del servicio de procesamiento con oxido etileno en el hospital Heller; exigencia de la cobertura de cargos de profesionales médicos generalistas para los hospitales de Villa Pehuenia, Villa La Angostura y Cutral Có (*Diario Río Negro*, 2005d). También demandaban la creación de un escalafón para los empleados de salud y la recomposición de la carrera sanitaria. Los trabajadores argumentaban que las categorías laborales del Estatuto del Personal Civil de la Administración Pública de la Provincia del Neuquén (E.P.C.A.P.) que afectaba a todos los trabajadores estatales no contemplaba algunas características de la carrera sanitaria, por lo que solicitaban la creación de un escalafón propio afectado por una ley de remuneraciones y un convenio colectivo de trabajo. La heterogeneidad de las demandas colocadas por los trabajadores muestra algunas particularidades de las acciones sindicales en ámbitos estatales de trabajo: hay una mixtura entre los intereses corporativos de los trabajadores y el conflicto por las políticas públicas de salud.

Los días de paro transcurrían sin que el gobierno de Sobisch convocara a una mesa de negociación. Esto se vincula con las particularidades del conflicto sindical en el Estado, pues a diferencia de los conflictos desarrollados en empresas privadas, aquí el gobierno debe regular el conflicto sindical y negociar él mismo las condiciones de contratación de los trabajadores públicos. Es decir, los organismos encargados de regular el conflicto sindical no son instituciones independientes del vínculo laboral, sino partes involucradas en el mismo. En las negociaciones sindicales, el gobierno es juez y parte del conflicto sobre las condiciones de contratación de los empleados públicos.[25]

El gobernador Sobisch afirmó que no discutirían las condiciones laborales de los trabajadores sino suspendían los paros con retención de actividades. Luego de cinco meses de conflicto, en el mes de febrero, presentó un proyecto de reforma de Ley de Paritarias que introducía 16 cambios en norma que estaba en vigencia —ley 1974— (*Diario Río Negro*, 2005f). El texto anterior establecía el acceso a la comisión paritaria por parte de los sindicatos de forma proporcional según la cantidad de afiliados, pero ahora garantizaba un mínimo de un representante por entidad sindical. Los gremios observaron esta modificación como un intento del gobierno por darle más lugar a los sindicatos con menor cantidad de afiliados y rechazaron la iniciativa.

---

25   El hecho de que el conflicto en ámbitos estatales de trabajo implique una particularidad por la presencia del Estado-empleador como parte de las relaciones laborales ha sido señalada también en otras investigaciones (Aspiazu, 2011; Baldi, 2012; Diana Menéndez, 2007).

Otro punto debatido del proyecto estuvo referido a los plazos fijados para la resolución de los conflictos y la anticipación de la notificación de realización de una huelga: según la propuesta de reforma, la realización de un paro de actividades se tenía que notificar con 60 días de anticipación. Una vez realizada la huelga, el poder ejecutivo podía convocar a una instancia de conciliación obligatoria a partir de los 15 días hábiles y la comisión sería presidida por el Subsecretario de Trabajo. Los gremios rechazaron esta modificación porque consideraban que la Subsecretaria de Trabajo no era actor "imparcial que podía oficiar de mediador en el conflicto, sino un miembro del gobierno" (*Diario Río Negro*, 2005e). Los sindicatos también criticaron que el proyecto no contuviera la cláusula que establecía que la convención colectiva no podía afectar las condiciones más favorables a los trabajadores que estaba reconocida por la Constitución Nacional y Provincial. Pese a la oposición, con una gran rapidez y gracias a tener mayoría automática en la legislatura provincial, el gobernador consiguió que el proyecto de reforma se aprobase en 15 días hábiles, con 19 votos a favor (14 votos del MPN y 5 votos de legisladores menemistas) y 10 en contra.[26] El proyecto se trató en una única sesión.

Es decir, a las dificultades en el proceso de negociación sindical propias de los ámbitos estatales de trabajo, aquí se sumó una dificultad adicional: los funcionarios del gobierno modificaron las regulaciones de las negociaciones paritarias para favorecer al Estado en tanto empleador. Si bien no es una práctica habitual, la modificación de las leyes que regulan el conflicto sindical existe como posibilidad en los ámbitos estatales de trabajo (y en cambio es impensable que los patrones modifiquen la regulación legal de la relación salarial durante una huelga en el sector privado).

El mes de marzo de 2005 se desarrolló la primera reunión convocada por las autoridades de gobierno, pero no hubo ninguna definición respecto de la solicitud de recomposición salarial. Los trabajadores decidieron profundizar las medidas, agregando un día de paro por semana hasta alcanzar los seis días continuos de medidas de fuerza. Esto implicó fuertes debates y angustias entre los trabajadores, debido a que podía resentir la atención de los pacientes:

> "*Es muy difícil. Dejar los sectores* [de trabajo] *es muy difícil. (…) Lo que se hace es, por ejemplo, siempre que hay emergencias, se entra y se sale. Entonces, por ejemplo, en el 2005 hubo un chiquito que tuvo un accidente y corría riesgo su vida.*

---

26 Correspondientes a los votos de los partidos PJ, ARI-Encuentro Neuquino, MID, Recrear, Frente y la Participación Neuquina, la UCR y Patria Libre.

Entonces se vino, se entró a trabajar para cubrir a ese paciente que corría riesgo su vida, hasta que se lo derivó, hasta que se consiguió cama para derivarlo. (...) Entonces, cuesta salir a pelear, porque cuesta dejar a los pacientes. Pero hay que salir". (María, administrativa, sector del depósito de insumos hospitalarios).

Los paros comenzaron siendo de 12 horas y luego se fueron extendiendo por 16, 24, 48 y 72 horas. En sus momentos más álgidos, la convocatoria tuvo un acatamiento cercano al 80% de los afiliados y, tanto en la capital neuquina como en el interior, los centros de salud estuvieron prácticamente paralizados. En los hospitales de la zona sanitaria metropolitana y en HPN, la atención quedó limitada a las internaciones y a las urgencias ingresadas por las guardias. Se suspendieron las actividades programadas –como intervenciones quirúrgicas, estudios de alta complejidad y de laboratorio– y los turnos diarios con médicos especialistas. En el HPN se cancelaron 35.000 turnos en 80 especialidades (*Diario Río Negro*, 2005b). Diversos sectores del HPN sintieron las dificultades. Se derivaron 50 pacientes del sistema público de salud hacia las clínicas privadas de la provincia, de los cuales 18 eran de bebés internados en neonatología,[27] 5 niños internados en pediatría, 16 de terapia intensiva adultos, y el resto eran pacientes de obstetricia, cuidados intermedios de adultos, traumatología, cirugía y clínica médica.

Los gremios afirmaron que diversos problemas se debían principalmente a la falta de insumos y recursos humanos. En el medio del conflicto laboral, el sindicato ATE declaró públicamente que la falta de personal de anestesiología en el HPN había llevado a la suspensión casi total de las intervenciones quirúrgicas, ya que sólo se encontraba en funcionamiento uno de los cuatro quirófanos que poseía el hospital. De acuerdo al organigrama laboral debía haber 13 anestesistas, pero sólo 4 cumplían funciones. ATE afirmó públicamente que existían 3.600 intervenciones quirúrgicas demoradas, de las 7.638 que se realizaban anualmente, por falta de personal en el sector de anestesiología (*Diario Río Negro*, 2005g). Como consecuencia, se realizaron cuantiosas listas de espera en la que les dieron prioridad a niños y mujeres. El director del hospital, José Russo, reconoció la existencia del problema y manifestó que la causa era que Federación de Asociaciones de Anestesiología de la República Argentina (FAAR) no per-

---

27   En una carta de lectores publicada en el diario local, los trabajadores de neonatología del HPN afirmaron que era habitual que se realicen traslados de pacientes por falta de insumos o infraestructura para su adecuada atención, y que esto no dependía de la realización de las medidas de fuerza. Afirmaron que durante el 2003 fueron derivados 74 pacientes y en el año 2004 29 al sector privado (*Diario Río Negro*, 2005c).

mitía que se matriculen los anestesistas que realizaban la residencia en este hospital y consecuentemente los inhabilitaba para ejercer la profesión (*Diario Río Negro*, 2005a). Había vacantes en los sectores de anestesiología tanto en los hospitales de la capital neuquina como en las ciudades Chos Malal, Centenario, Zapala, Cutral Co y San Martín de los Andes. En este contexto, el gobernador Sobisch se vio obligado a decretar la *"emergencia quirúrgica"* en el sistema público de salud.

El colegio profesional de anestesistas comenzó a negociar sus honorarios incluyendo un sistema de pago diferencial por cada intervención que se realizara en los momentos de guardias. Se trataba de una negociación que no había sido articulada con la demanda sindical de los otros trabajadores del sector. Los miembros de las organizaciones sindicales se opusieron al reclamo de los anestesistas al considerar que *"rompían los equipos de salud pública"* porque establecía *"salarios diferenciales"* por su especialidad profesional, quebrando *"la unidad del plan de lucha"*. Desde la dirección del hospital convocaron anestesiólogos de otras provincias por un sueldo de 4500 pesos (cuando la mayoría de los profesionales del hospital cobraban alrededor 3000). Una vez que estuvieron contratados, los trabajadores de salud votaron en una asamblea interhospitalaria obstaculizar el ingreso a quirófanos de estos nuevos anestesistas.[28]

La falta de respuestas al reclamo sindical hizo que se extendiera el conflicto, impactando incluso en los puestos de gestión hospitalaria. A comienzos de mayo, disgustados con las propuestas oficiales en la mesa de negociación salarial, renunciaron seis de los once jefes de servicio del HPN y casi la totalidad del hospital de Zapala. Como consecuencia de estos conflictos renunció el director del HPN, José Russo.

Frente a esta crisis, en el mes de abril el gobernador Sobisch anunció una propuesta de aumento de la masa salarial. El aumento no se calcularía sobre el salario básico sino que estaba sujeto a diversos ítems, como presentismo, ayuda escolar de quienes tenían hijos y adicionales por realización de guardias. Dicha propuesta fue rechazada por parte de los trabajadores ya que implicaba únicamente una suba promedio de 83 pesos. Sobisch aseguró que no cedería ante el reclamo y anunció que se realizarían descuentos salariales por los días de paro. Si bien hubo medidas judiciales que pusieron un freno a los descuentos, el poder ejecutivo realizó las quitas.

---

28 Este conflicto se resolvió recién en el año 2007 cuando obligaron a los anestesistas a cubrir horas como "carga publica" a través de resoluciones del Ministerio de Salud Neuquino (*Diario Río Negro*, 2007e).

Además, los miembros del poder ejecutivo realizaron una serie de denuncias judiciales a los trabajadores. Se iniciaron sumarios por *"abandono de personas"* a 80 enfermeros y una médica del HPN que se encontraban en huelga. Un emisario de la Justicia se presentó para evaluar si los huelguistas garantizaban la atención mínima y, tras recorrer todos los servicios, constató que se sí estaba garantizado la atención indispensable. Como respuesta a las denuncias realizadas por los miembros del gobierno, desde la JI y la AP denunciaron al Ministro de Salud y Seguridad Social y al jefe de Gabinete por calumnias e injurias.

A estas denuncias que había realizado el gobierno, se le sumó otra bajo el cargo de *"atentado bacteriológico"*, luego de una movilización en las que los trabajadores se acercaron a la casa de gobierno portando barbijos, guantes de látex y bolsas con líquidos pintados con tempera que colgaron de la gobernación en señal de protesta. Se acusaba a los trabajadores de realizar un atentado con residuos patógenos esparcidos sobre la vía pública que podrían derivar en la propagación de distintos virus (*Diario Río Negro*, 2005i). Al día siguiente de realizada la denuncia, una dotación de bomberos realizó la desinfección y se mandaron a destruir las pruebas sin que se les hiciera ninguna pericia, por lo que la denuncia penal quedó prácticamente anulada. Los trabajadores negaron la acusación y atribuyeron la denuncia a *"una nueva e irresponsable maniobra de este gobierno para intentar que la sociedad deje de darnos su respaldo"* (*Diario Río Negro*, 2005i).

Además de las presentaciones judiciales, los miembros del gobierno comenzaron una campaña mediática en la que buscaban enfrentar a los trabajadores de salud con *"la comunidad neuquina"*. En numerosas declaraciones a la prensa, el gobernador de la provincia acusó a los trabajadores de abandonar a los enfermos en los hospitales. En la ciudad capital aparecieron pintadas que acusaban a los trabajadores de aumentos de sueldos desmedidos y como prueba para justificarlo se empapeló el centro neuquino con los recibos de sueldo de los directores y jefes de servicio de los hospitales capitalinos. Si bien estas pintadas eran anónimas, los trabajadores responsabilizaron al gobierno provincial bajo el argumento que eran los únicos que tenían acceso a esa información.

Los trabajadores respondieron a estas denuncias de diversas maneras. Afirmaban que, contrariamente a lo que sostenía el gobierno en estas confrontaciones públicas, el *"abandono de personas"* no lo realizaban los trabajadores sino el gobierno provincial al des-financiar la salud pública:

"¿Quién hace abandono de personas cuando no proveen insumos básicos, como los monitores de saturación, cuando no hay infraestructura para atender la demanda, cuando falta personal de enfermería para la atención diaria de los pacientes, cuando no se consiguen turnos para cirugía, cuando se intentan privatizar servicios médicos y cuando se realizan derivaciones por todas las razones que nombramos? ¿Quién entonces incurre en el 'abandono de personas'?". (Discurso de la Comisión de Fondo de Huelga, 2005).

Hubo declaraciones de apoyo por parte de diversas organizaciones sociales y políticas. La CTA Seccional Neuquén convocó a un paro general de toda la administración pública y organizó una movilización a la que asistieron 5000 personas en la capital provincial. El Movimiento Ecuménico por los Derechos Humanos y el equipo de Pastoral Social del obispado de Neuquén manifestaron su apoyo a la huelga (*Diario Río Negro*, 2005h). Diversos diputados provinciales de partidos de la oposición al MPN solicitaron una audiencia con el ministro de salud Fernando Gore, pero no fueron recibidos. En la Ciudad Autónoma de Buenos Aires, el titular nacional de la CTA, Víctor de Gennaro, estuvo acompañado por Julio Fuentes y un grupo de militantes en una protesta frente a la Casa de Neuquén. El día 1° de mayo, al conmemorarse el Día Internacional del Trabajo, se organizó una gran movilización en la ciudad de Neuquén que concluyó en el HPN por tratarse de *"la más expresiva bandera de lucha de los estatales neuquinos"* según el secretario general de la CTA (*Periódico del PTS*, 2005b). Asimismo, se realizó un abrazo simbólico del hospital como manifestación de apoyo a la huelga. Unos días más tarde, el 13 de mayo, el premio Nobel de la Paz Adolfo Pérez Esquivel irrumpió en una asamblea para ofrecer su solidaridad y apoyo.

También se realizaron caravanas y bicicleteadas *"en defensa de la salud pública"*. Los trabajadores del sector hicieron teatralizaciones para representar el deterioro de la salud pública e intentaron generar lo que denominaron el *"terremoto hospitalario"*: se había publicado una noticia de un científico que postulaba que, si todos los habitantes del planeta diesen un salto al mismo tiempo, se podía producir un temblor suficiente para correr el eje de rotación terrestre; y los trabajadores del hospital retomaron esta idea para intentar modificar *"el eje"* del sistema de salud pública dando un salto simultaneo al finalizar una asamblea de unas 300 personas –de acuerdo con el relato de uno de los integrantes de la AP–. Hicieron una bandera que decía *"terremoto hospitalario"* que llevaron a algunas marchas, como se ve en la foto:

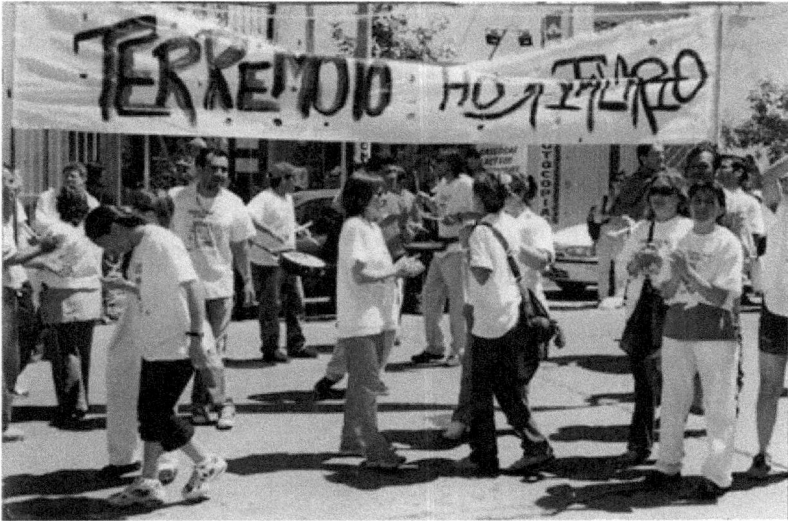

Los obreros ceramistas de FaSinPat bajo control obrero (ex-Zanón) colocaron un libro mural con poemas del periodista y poeta Juan Gelman en uno de los pasillos del HPN. Con este libro impreso en cerámicos, iniciaban una colección que incluía autores nacionales y regionales. Además, los obreros donaron partidas de estos cerámicos para que los empleados comercializasen y acrecentasen los ingresos de su fondo de huelga.

También realizaron siete *"Cabildos por la salud pública"*, en los que estaban invitados a participar diversos sectores de la población neuquina además de los delegados de centros de salud. De las discusiones de esos cabildos decidieron realizar talleres de discusión y cortes en todas las rutas de la provincia *"en defensa de la salud pública, frente a la falta de respuestas serias de parte del Ejecutivo"*, según consta en el documento final de uno de ellos. Todos los cabildos terminaban con peñas para obtener recursos para un fondo de huelga.

Vemos entonces que la articulación con *"la comunidad"* se volvió un aspecto central de la disputa con los *"funcionarios"* del gobierno. En el universo simbólico de estos trabajadores, el contacto directo con los pacientes implicaba una experiencia distinta del desarrollo de las políticas públicas de la que podían tener los *"funcionarios"*. Pero la atención directa a la población neuquina no aparecía únicamente como un rasgo de las labores cotidianas, sino como un estructurador de su experiencia política y sindical. Como vemos, los trabajadores del HPN tuvieron un vínculo muy fluido con otras organizaciones del arco político neuquino, con quienes realizaban actividades en forma conjunta. El hecho que diversas organizaciones participaran activamente de los conflictos de trabajadores estatales ha sido señalada también por Diana Menéndez (2007), quien destaca que en estos conflictos hay una suerte de 'competencia' de toda la población en la 'cosa pública', una especie de intervención política de la comunidad, como mínimo desde su carácter de contribuyente. En salud pública esto adquiere una particularidad más: dado que se trata de un servicio esencial que no puede ser suspendido por las consecuencias que puede tener sobre la vida de los pacientes, cuando las huelgas se masifican, la relación con "*la comunidad*" se vuelve decisiva.

A través del vínculo con "*la comunidad*", los trabajadores intentaban delimitar fronteras entre distintos espacios y tiempos del Estado, creando identidades sociales a partir de las cuales se definían a sí mismos y se diferenciaban de otros (uniendo simbólicamente los "*trabajadores*" a la "*comunidad*", y diferenciándose de los "*funcionarios de gobierno*"). Que "*la comunidad*" apareciera en la disputa implicaba a su vez un proceso *performativo*,[29] en el sentido que pretendía hacer suceder aquello que nombraba. "*La comunidad*" aparecía como un colectivo abstracto que ellos mismos intentaban construir.

Pero a pesar del mantenimiento de las medidas de fuerza y de la articulación de una extensa red de solidaridad y apoyo, el final de la huelga del 2005 fue vivida por los trabajadores como una "*derrota*". El día 16 de junio Sobisch otorgó por decreto un incremento en los salarios de salud de $122 de bolsillo, condicionado al presentismo y a indicadores de productividad (evaluación del personal, implementación de consultorios vespertinos, porcentajes de consultas por guardias, porcentajes de coberturas de vacunas y cantidad de controles a embarazadas). Se realizaron además los descuentos de la totalidad de los días no trabajados por la participación en la huelga.

Las fracturas en el colectivo de trabajadores se agudizaron entre quienes planteaban la necesidad de volver a trabajar y los que consideraban que debían agudizar las medidas y sostenerlas en el tiempo. La mayoría pensaba que el gobierno no daría el brazo a torcer y que era necesario volver a los puestos de trabajo a pesar de no haber logrado una respuesta satisfactoria a sus demandas. En un "*Cabildo Abierto*" realizado en el mes de julio en la ciudad de Cutral Có se propuso

---

29   Los enunciados performativos son actos del habla en el sentido que la acción se realiza en el propio acto de enunciación (por ejemplo, afirmar "yo juro").

disminuir la intensidad de la protesta. Finalmente, en una numerosa asamblea desarrollada en el HPN se decidió levantar el paro con retención de servicios, después de 10 meses de medidas de fuerza. La huelga finalizó con numerosos sumarios laborales, importantes descuentos salariales por los días de huelga y un aumento salarial sancionado por decreto que no fue puesto en discusión con los representantes sindicales.

Las discusiones en el interior del HPN llevaron a una creciente fragmentación del colectivo de trabajadores, que tuvo consecuencias en la posterior organización sindical. A continuación, se presentan brevemente algunos nucleamientos surgidos de este proceso que serán analizados en los siguientes capítulos.

a. La lista GranATE y los auto-convocados

Durante la huelga, un grupo de afiliados a la ATE, dirigidos por los ex integrantes de la agrupación GranATE y compuesto principalmente por enfermeros comenzó a reunirse como "auto-convocados". Realizaban sus propias asambleas en uno de los pasillos del hospital, donde tomaban definiciones sobre la huelga y luego las debatían en las asambleas generales que se realizaban en el "hall central" del HPN y que eran conducidas por la Lista Verde Morada y la AP. Estos grupos se fueron distanciando cada vez más respecto a sus formas de visualizar el conflicto y las acciones de protesta. Las asambleas se polarizaron y ambos grupos reforzaron su identidad política en oposición al otro:

"Nos empezaron a tratar de divisionistas, porque hacíamos asambleas (…) no querían permitir que hagamos asambleas [de auto-convocados] *antes de las asambleas generales. (…) Nosotros decíamos 'compañero, la división existe. No podemos ocultarla'. No es una división personal, es una división de cómo se ve el conflicto, de qué lado te parás para verlo, de qué política tenés para enfrentarlo".* (Oscar, técnico de análisis clínico, sector de laboratorio).

El sector mayoritario dentro de los "auto-convocados" estuvo conformado por enfermeros. Esto planteó inconvenientes en los sectores de trabajo, porque enfermeros y médicos no pudieron consensuar el régimen laboral durante la huelga. Las tensiones existentes en la asamblea general (entre la JI, AP y los "auto-convocados") se polarizaron como si se tratara de conflicto entre enfermeros y médicos:

"Yo me acuerdo que hubo una pelea muy grande en el hall central. Re grandes las asambleas, muchos, muchos participaban. Y la pelea era siempre enfermeros

contra los médicos (…) esa fue la pelea. (…) Y la bronca era contra la JI porque decían que apoyaba a los médicos, por eso fue (…)". (Verónica, administrativa, sector de estadísticas).

Cuando se levantó la huelga, muchos de quienes integraban el grupo de *"auto-convocados"* se desafiliaron de ATE, ya que se sintieron abandonados por el sindicato. Las trayectorias posteriores de estos militantes fueron diversas: algunos se afiliaron posteriormente a UPCN, otros participaron de la conformación de la agrupación opositora Violeta Negra, otros se vincularon al Sindicato de Enfermeros de Neuquén. También hubo quienes dejaron de participar de la vida gremial del HPN.

b. Creación de la Seccional Salud de UPCN

UPCN es una entidad gremial de primer grado, que integra la CGT y que tiene regionales en todo el territorio nacional, incluyendo la provincia de Neuquén. Si bien este gremio tenía presencia en otras dependencias de la administración pública provincial, no sucedía lo mismo con el sector de salud, donde era una organización inexistente.

UPCN comenzó a organizarse en el hospital al calor de la huelga y sobre todo a costa de su *"derrota"*. Luego del paro, algunos integrantes de la mesa directiva provincial se acercaron al hospital para establecer contacto con sus trabajadores. La afiliación masiva a este gremio se debió en gran parte a que ofrecía créditos del Banco Provincia con intereses muy bajos para los afiliados, en un contexto en donde muchos trabajadores acababan de sufrir un descuento de tres meses en sus salarios. Desde ATE afirmaban que se trataba de una estrategia planificada por el gobierno provincial.

"¿Qué es lo que te deja cada conflicto? Descuentos. Vos tenés un sueldo para vivir, entonces qué vas haciendo, sacás un crédito, en el otro mes estás en la misma, tenés que sacar otro crédito, y vas haciendo una cadena. Y bueno, UPCN te ofrecía unos créditos accesibles y qué sé yo, vos tenías que estar afiliado. Y ahí sí (…) fue una reverenda cagada, pero tuve que afiliarme". (Jimena, mucama, sector de salud mental).

"Nos encontramos con otra mala jugada del Gobierno. Un nuevo sindicato formado por él, UPCN, que daba créditos a muy bajo interés, a todo aquel trabajador con la condición de la renuncia a ATE". (ATE, 2006).

Desde la ATE, repudiaban la cercanía que UPCN había tenido con el gobernador Sobisch, fundada en el vínculo personal de este gobernador con el secretario general del sindicato Osvaldo Lorito. Lo caracterizaban como el *"brazo gremial del MPN"* y despreciaban el protagonismo que había tenido en la restructuración del Estado en los años noventa.

UPCN tenía una estructura organizativa fuertemente centralizada en la comisión directiva provincial del gremio y no mantenía prácticas gremiales activas en el espacio hospitalario. A lo largo del trabajo de campo realizado para esta investigación, no se registraron asambleas de afiliados en el hospital ni procesos electorales: la comisión directiva de la seccional de salud era designada por la mesa directiva provincial. De acuerdo con Armelino (2015) a partir de los años noventa, UPCN estilizó una forma cerrada de la gestión sindical, caracterizada por el gobierno firme de su conducción sobre el conjunto de su estructura interna, y ha consolidado un poderío organizativo y económico mediante una predisposición a la colaboración con la política gubernamental.

El cargo de secretaria general de la Seccional Salud de UPCN de Neuquén lo ocupaba una mujer, Fernanda. A los pocos años de haber creado esta seccional, consiguieron que les otorguen un espacio físico en el HPN donde poder funcionar a partir del año 2008; pero a partir del año 2013 esta sala permaneció cerrada y Fernanda dejó el puesto de secretaria de salud, sin ser remplazada.

Dado que a lo largo del trabajo de campo no tuve oportunidad de registrar prácticas sindicales de UPCN en el hospital, he decidido no incluir en este libro el análisis de esta organización. Su participación estaba fuertemente circunscripta a la participación en las mesas de negociación con las autoridades del gobierno y las decisiones relativas a este proceso eran tomadas por la comisión directiva provincial del gremio.

c. *La agrupación Violeta Negra*

La agrupación Violeta Negra fue creada en el año 2005. Todos sus primeros integrantes habían participado dentro del colectivo de trabajadores *"auto-convocados"* durante la huelga y tenían una relación de confianza política con los miembros de la Lista GranATE. Desde sus comienzos, la agrupación Violeta Negra estuvo vinculada e impulsada por militantes del Partido Socialista de los Trabajadores (PTS) y aglutinó también a trabajadores denominados *"independientes"*.

En el boletín de difusión de la creación de la lista, sus integrantes presentaron sus principales objetivos. Estaban en desacuerdo con el proceso de desafiliación de los trabajadores de ATE, pues consideraban que los enojos con la dirigencia no debían traducirse en un descreimiento de la organización gremial. Se proponían *"recuperar el sindicato"* y resaltaban la importancia de mantener la *"tradición de lucha contra la explotación de la clase"* que podía canalizarse en el sindicato. El *"programa"* de la agrupación estaba articulado con el del Partido y muchas de las actividades de la Lista Violeta Negra eran coordinadas allí.

Esta lista se mantuvo desde el año 2005 hasta la actualidad, y condujo la JI del HPN desde fines del año 2013 hasta fines del año 2015. Analizaré la experiencia de esta agrupación en el capítulo 3.

d. El Sindicato de Profesionales de la Salud Pública Neuquina

El sector de trabajadores profesionales del HPN se había aglutinado tempranamente en la Asociación de Profesionales (AP) en el año 1982. Esta asociación fue muy influyente en la dinámica sindical de los profesionales de la salud pública neuquina, pero formalmente representaba únicamente a los trabajadores del HPN. A la vez, se trataba de una asociación civil, por lo que formalmente no era reconocida por las autoridades del gobierno como una organización sindical, cuestión que limitaba sus posibilidades de acción. Esto había condicionado que muchos de sus integrantes decidieran afiliarse a la ATE para poder participar de las discusiones sindicales del sector, pero consideraban que debían mantener sus demandas en tanto profesionales, cuestión generaba tensiones con el sector de trabajadores *"no profesionales"* también representado en ATE. Estos grupos tenían diversos desacuerdos relativos a las formas de organización gremial y las metodologías de lucha. Momentos importantes en la ruptura entre los dos sectores fueron las huelgas de los años 2005, 2007 y 2011.

Luego de la huelga del año 2005, los miembros de la AP se propusieron crear su propia organización sindical e impulsaron la creación del Sindicato de Profesionales de la Salud Pública de Neuquén (SiProSaPuNe) dentro de la Federación Sindical de Profesionales de la Salud de la República Argentina (FeSProSa).[30] Con esto se buscó superar las limitaciones de la asociación civil: por un lado, nuclearon a trabajadores profesionales de otras instituciones del sistema público

---

30 FeSProSa es una entidad de segundo grado constituida en el año 2005 a partir de la reunión de varias Asociaciones de Profesionales por establecimientos provinciales, regionales y nacionales.

provincial de salud y no únicamente al HPN; y por el otro lado, buscaron obtener la personería gremial de su organización –aunque hasta la actualidad no la habían conseguido–.[31]

En el año 2016 este sindicato incluía a profesionales de diversos hospitales y centros de salud de la provincia, representando a 582 de los 2700 profesionales con los que contaba el sistema de salud público neuquino aproximadamente (del total de 8000 empleados). El 71% de los profesionales afiliados a SiProSaPuNe eran médicos (416), quienes representaban a su vez el 42% de los médicos que trabajan en el sistema público de salud en la provincia (416 médicos afiliados sobre un total de 980 médicos del sistema de salud público provincial). De este grupo, la mayoría eran de las especialidades de medicina general (160), tocoginecología (55), pediatría (54) y clínica médica (52), que en conjunto representaban el 77% de médicos afiliados. Este sindicato tenía un espacio físico en el hospital para desarrollar sus actividades, ubicado en la planta baja del HPN. En el capítulo 4 se analizará la experiencia sindical de SiProSaPuNe.

La creación del escalafón de salud pública

En el año 2007 se desarrollaron las primeras elecciones de JI luego de la huelga del año 2005 y las listas GranATE y Violeta Negra se unieron para disputar a la Verde Morada la conducción de esta organización (PTS, 2007). Sin embargo, la lista Verde Morada, con José como candidato a Delegado General, ganó las elecciones y continúo conduciendo este espacio gremial.

Luego de dos años de reacomodamiento interno después de la "*derrota*" que representó la huelga del año 2005, en el año 2007 volvieron a realizar un plan de lucha en demanda de aumento salarial. He dicho ya que este año fue especialmente conflictivo en la provincia de

---

31 Como se sabe, la legislación argentina regula dos tipos de asociación sindical: "la asociación sindical simplemente inscripta", y la "asociación sindical con personería gremial". El sindicato con simple inscripción es aquel que se ha inscripto en el registro especial que tiene a su cargo el Ministerio de Trabajo, y obtiene su personería jurídica (pero no la personería gremial). Tal como explica Alfie (2010, pp. 44-45), conforme al sistema argentino, "sólo un sindicato de todos aquellos inscriptos (siempre con relación a un determinado ámbito personal y territorial) va obtener la personería gremial. ¿Cuál? El más representativo, que es aquél que cuenta con el mayor número promedio de afiliados cotizantes sobre la cantidad de trabajadores que intente representar". De esta forma, el Estado otorga personería gremial a aquel sindicato que cumpla con el requisito de mayor representatividad (que debe ser como mínimo 20% de los trabajadores que pretende representar) y que haya actuado como asociación simplemente inscripta por lo menos seis meses.

Neuquén: se trataba del último año de gobierno de Sobisch, que ya se había candidateado para las elecciones presidenciales, y los sindicatos ATE y ATEN comenzaron un plan de lucha en reclamo de un aumento salarial. En un clima altamente confortativo, el gobernador mandó a despejar la ruta durante una protesta que realizaba el gremio docente y durante el operativo un policía disparó una granada de gas lacrimógeno a la cabeza del maestro Carlos Fuentealba provocándole la muerte. El asesinato de este maestro conmovió a la sociedad neuquina y al país en su conjunto.

Los trabajadores del HPN vivieron este hecho de una manera muy particular, dado que Carlos Fuentealba fue trasladado de urgencia a este hospital luego del disparo. Los días que estuvo internado, cientos de personas se congregaron en la puerta de entrada del nosocomio, donde se colgaron las banderas de los sindicatos, esperando los partes médicos que el equipo de salud entregaba a los familiares. Esta experiencia marcó profundamente a los trabajadores del hospital. Por ejemplo, Fiorella, que algunos años más tarde fue la Delegada General de la JI por la lista Violeta Negra, no elude contarme sobre esta situación al relatar cómo fue el proceso de ingreso al trabajo hospitalario:

> *"El año que yo ingresé fue un año difícil: ese año estuvo la represión a docentes e ingresó Carlos Fuentealba acá al hospital cuando yo estaba trabajando. (…) Y la verdad que me llamó mucho la atención el sentimiento que había de los laburantes acá en el hospital de que era un compañero el que estaba ahí en quirófano. Que tenía muchas consecuencias políticas, pero a la vez era un compañero que había peleado y bueno (…) lo habían asesinado (…) qué sé yo, fue una experiencia bastante fuerte, bastante fuerte".* (Fiorella, administrativa, sector de estadísticas hospitalarias).

Como afirma Burton (2012), porque se trataba de un acontecimiento del que no había vuelta atrás e involucraba emocionalmente a muchas personas, la muerte marcó un límite y le imprimió un giro al conflicto gremial. La huelga de trabajadores estatales se volvió masiva y la confrontación con el gobernador fue en aumento. El conflicto adquirió entonces dos niveles: por un lado, los gremios incorporaron la demanda de justicia y el pedido de castigo a los autores materiales e intelectuales del crimen, incluyendo la renuncia del gobernador; y por el otro lado, mantuvieron sus reclamos sectoriales.[32]

Los sindicatos del sector de salud pública afirmaron que no iban a concretar ninguna mesa de negociación con el gobierno hasta que no

---

[32] Para una reconstrucción de cómo se desarrolló este conflicto en el gremio docente, ver Burton (2012).

estuviese solucionado el conflicto educativo (*Diario Río Negro*, 2007b) y organizaron movilizaciones conjuntas *"en defensa de la salud y la educación pública"* (*Diario Río Negro*, 2007c). El gobierno decidió entonces realizar una mesa de negociación únicamente con el gremio UPCN y, en ausencia de ATE y SiProSaPuNe, firmaron un acta acuerdo de aumento salarial que fue rechazado por estas organizaciones (*Diario Río Negro*, 2007d).

El plan de lucha continuó con paros y movilizaciones, pero a medida que pasaban los días se fueron sumando nuevas acciones. Como medida de protesta, renunciaron los miembros de la conducción en pleno del HPN y 16 directores de centros de salud periféricos de la ciudad de Neuquén, sumando más de 60 renuncias de médicos con cargos de conducción en el sistema de salud pública que reclamaban una actualización salarial (*Diario Río Negro*, 2007a). Los sindicatos organizaron un *"Congreso Provincial de Trabajadores de la Salud"* en la Universidad Nacional del Comahue, del que participaron más de 500 trabajadores, donde discutieron la situación del sector y decidieron demandar la creación de una ley de escalafón que regulase la *"carrera sanitaria"* (*Diario Río Negro*, 2007f). Allí decidieron intensificar las medidas de fuerza, agregando un día de paro con retención de servicios por semana hasta completar la semana entera. Esta fecha coincidiría con el desarrollo de las elecciones provinciales el día 3 de junio de ese año.

A la conflictiva situación gremial se sumó una crisis institucional. En el medio del conflicto, un juez de instrucción de la provincia pidió el desafuero del Ministro de Salud, Fernando Gore, para ser indagado en una causa que investigaba irregularidades en la contratación de una obra de ampliación del hospital de la ciudad de Zapala. Los gremios demandaron la renuncia del Ministro Fernando Gore y del subsecretario Alejandro Vottero (*Diario Río Negro*, 2007g).

A pesar de la masividad de la huelga, la apertura de una mesa de diálogo con las autoridades del gobierno no se realizó sino hasta el mes de septiembre. La posibilidad surgió luego de una reunión realizada en la propia casa del diputado Oscar Gutiérrez (MPN), una de las figuras centrales del gobierno sobischista, en la que convocó a las organizaciones gremiales SiProSaPuNe y ATE (*Diario Río Negro*, 2007h). En esta reunión se acordó comenzar con una mesa de negociación que no incluyera únicamente a las autoridades del Ministerio y Subsecretaria de Salud sino también a los diputados provinciales, y el 21 de septiembre se realizó la primera reunión en la Legislatura Provincial. La agenda de temas consensuada para las reuniones incluyó la compra de insumos hospitalarios y gastos de funcionamiento; la revisión de las cargas horarias del personal; la recomposición salarial y la delimitación de la "*carrera sanitaria*" –una de las demandas históricas del sector–.

En estas reuniones se dio origen a una nueva Ley de remuneraciones de la Subsecretaría de Salud (Ley 2265, 2007), en la que se creó un escalafón propio y se dio la posibilidad de definir en un futuro un convenio colectivo para este sector. Con el nuevo escalafón se crearon nuevos "*agrupamientos*" para organizar al personal según la función y capacitación específica de cada puesto de trabajo. Se reguló la carga horaria de la jornada laboral y las unidades salariales correspondientes a cada uno. Los "*agrupamientos*" establecidos fueron cuatro: 1) Profesionales, "*personal cuya función o actividad laboral específica requiere acreditar formación universitaria de grado o superior*"; 2) Técnicos, "*requiere acreditar formación de pregrado (universitaria o no)*"; 3) Auxiliares técnicos o administrativos, "*requiere acreditar alguna formación de nivel medio y capacitación específica certificada por autoridad educativa o reguladora reconocida*"; 4) Operativos, "*requiere acreditar alguna formación de nivel medio o primario, pero no requiere certificaciones específicas sobre la capacitación inherente al puesto de trabajo*" (Ley 2562, 2007).

Esta ley reconoció las particularidades del trabajo en salud pública. Por un lado, porque contempló (en el artículo E2) el pago de adicionales por antigüedad, título, compensación por turnos rotativos, nocturno y semana no calendario, actividad técnico asistencial/sanitaria (ATAS), disponibilidad permanente para agentes sanitarios rurales, realización de guardias activas y pasivas, régimen de residencias médicas, riesgo por insalubridad. Se concedió una quita en las horas de trabajo, por medio de la cual unos 2000 empleados pasaron a tener jornadas laborales de 40 horas semanales en lugar de las 44 que tenían hasta ese momento (*Diario Rio Negro*, 2007k). Por otro lado, porque habilitó el establecimiento de mesas específicas de negociación de las condiciones laborales en el sector de salud.

También en esas reuniones de negociación se fijó la "transferencia de 26.000.000 pesos para licitar medicamentos y tecnología" (*Diario Río Negro*, 2007i), como la compra de un tomógrafo y la realización de la instalación eléctrica de la ampliación de la guardia de adultos del HPN, entre otros gastos. Asimismo, se resolvió rechazar las renuncias que habían sido presentadas por los jefes de departamentos del HPN (*Diario Río Negro*, 2007j) y se buscaron soluciones a sus demandas laborales. En suma, estas reuniones de negociación ponían un cierre parcial al severo conflicto del sector de salud pública neuquino que había comenzado a finales del año 2004.

Sin embargo, los sindicatos tuvieron fuertes discusiones sobre cómo debía repartirse el aumento salarial entre las distintas categorías del escalafón (*Diario Río Negro*, 2007l). En una acalorada asamblea desarrollada en el HPN, algunos afiliados increparon a ATE y a SiProSaPuNe porque no estaban conformes con las subas salariales que desencadenaba el acuerdo (*Diario Río Negro*, 2007l). Tal como fue descripto en el periódico local, "para los representantes de la AP y la JI, la asamblea fue muy dura. Durante todo el debate recibieron cuestionamientos de una parte de los empleados entre quienes el incremento será apenas mayor a los $100. Sin embargo, a la hora de la votación quedó en evidencia la postura mayoritaria por el sí al acuerdo" (*Diario Río Negro*, 2007l). La aceptación de este aumento generó malestar entre distintos grupos.

En el acta de las negociaciones quedó estipulada la convocatoria para las reuniones paritarias a partir del primero de marzo del 2008 (*Diario Río Negro*, 2007m). Sin embargo, estas las paritarias quedaron en suspenso durante los años subsiguientes por un recurso judicial que presentó ATE solicitando el recuento de los padrones sindicales, porque consideraban que les correspondía tener más representantes paritarios. En los años posteriores, durante el gobierno de Jorge Sapag, se establecieron mesas generales de diálogo con las autoridades del gobierno, aunque sólo se convocaron a los sindicatos con personería gremial (ATE y UPCN). No se avanzó en modificaciones en la Ley de Remuneraciones sino hasta el año 2011.

En el año 2011 se modificó dicha ley, incorporando algunas especificaciones en la organización de los agrupamientos y las unidades salariales asociadas a cada uno de ellos. Allí se aumentó el pago del ítem de "*dedicación exclusiva*" al sistema de salud pública, el adicional salarial por turnos rotativos y el pago de las guardias pasivas. Sin embargo, se incorporaron varias modificaciones que fueron rechazadas, sin éxito, por los sindicatos: por un lado, se impuso la disminución del valor relativo de las guardias "*no profesionales*" (cuestión que aumentó la confrontación entre "*profesionales*" y "*no profesionales*") y por otro lado se generó una división del agrupamiento "*profesional*" en tres subcategorías (cuestión que genero tensiones al interior del grupo "*profesional*"). A partir de esta reforma, el agrupamiento "*profesional*" quedó dividido en tres sub-categorías: 1) la categoría "*M*", que incluía a médicos y odontólogos; 2) la categoría "*S*" que eran todas las otras disciplinas vinculadas directamente con salud, como bioquímicos, farmacéuticos, veterinarios, ingenieros biomédicos, psicólogos y asistentes sociales; 3) la categoría *"P"*, que incluía a otras profesiones que no tenían que ver directamente con salud, como contadores, abogados e ingenieros (Ley 2783, 2011).[33] Estas modificaciones se mantuvieron hasta el año 2016, fin del período de análisis.

Sindicato de Enfermeros de Neuquén

El Sindicato de Enfermeros de Neuquén (SEN) comenzó a gestarse en el año 2009. Querían lograr el reconocimiento de la enfermería como labor profesional y tener sus propios representantes en las negociaciones paritarias.

La consolidación del sindicato fue un proceso largo, pero el momento de mayor crecimiento se dio recién a partir del año 2013. En el año 2016 el SEN representaba a un cuarto del total de los enfermeros de la provincia (contaba con 513 afiliados sobre un colectivo de 2200 enfermeros) y tenía delegados formalmente elegidos en diversos centros de salud y hospitales de la capital y del interior de Neuquén. Si bien todavía se estaban haciendo los trámites para conseguir la personería gremial, ya contaban con la *simple inscripción* como organización sindical en el Ministerio de Trabajo de la Nación.

Esta organización se propuso articular las demandas de los enfermeros en un único sindicato. De acuerdo al nuevo escalafón de salud pública, los enfermeros habían quedado divididos en tres agrupamientos debido a que existían ayudantes de enfermería, técnicos de enfermería y enfermeros profesionales. Se trata pues de uno de los sectores de trabajadores del hospital que presenta mayores complejidades para pensar la acción sindical. Un reclamo que incluya únicamente al sector *"profesional"* favorece a una parte de los enfermeros y excluye a dos de sus categorías (operativos y técnicos) y viceversa. Este sindicato se construyó pues diferenciándose tanto de la ATE como de SiProSaPuNe, ya que consideraban que los acuerdos sindicales de estas organizaciones los habían perjudicado.

El SEN no es una organización gremial que ataña únicamente a los miembros del HPN, sino que tiene un alcance provincial; es decir, pueden afiliarse todos los enfermeros del sistema público de salud neuquino. Sin embargo, la mayoría de los militantes que conforman la

---

33 Esta división del agrupamiento profesional es rechazada por los miembros de SiProSaPuNe ya que fragmentaba al colectivo de profesionales y establecía para cada grupo cierta divergencia en las condiciones laborales.

lista de la conducción pertenecen a los hospitales de la ciudad capital (tanto el HPN como del Heller y del Bouquet Roldan). Analizaré la experiencia de este sindicato en el capítulo 5.

Conclusiones parciales

Los trabajadores públicos fueron actor central en los conflictos políticos de la provincia de Neuquén y dentro de ellos los trabajadores del sistema de salud han sido protagonistas indiscutibles. A partir de su participación gremial, los trabajadores del HPN establecían un campo de relaciones conflictivas *contra y a favor* del Estado: por un lado, se planteaban conflictos en torno a la política estatal, y por otro lado, esta lucha era vivida como una defensa de la estatalidad sanitaria. Asimismo, eran luchas *hacia y desde* el Estado provincial, pues los sujetos que le demandan respuestas al Estado eran al mismo tiempo parte del entramado estatal. Por ende, para analizar la participación política de los trabajadores del HPN no se pueden observar los momentos de conflicto como un fenómeno diferente de las acciones cotidianas del entramado hospitalario.

En esta investigación fue necesario analizar al Estado atendiendo a los cambios históricos y los conflictos que implicaron. Hemos visto que Neuquén es una provincia muy joven, cuyos primeros gobiernos mantuvieron un modelo de gestión fuertemente estatista, intervencionista y planificador. Felipe Sapag difundió una visión paternalista del Estado, que reservaba al gobierno el papel superior de calmar las tensiones del organismo social, presentándose como un árbitro neutral del interés público y sosteniendo su aparente trascendencia de los intereses sociales particulares (Nugent & Alonso, 2002). Esta *experiencia específica del Estado* (Das & Poole, 2008) fundamentó luego la oposición de los trabajadores a los cambios en la política pública para el sector implementados durante la gestión del gobernador Jorge Omar Sobisch. La apelación a una *tradición selectiva* del pasado del gobierno provincial ofrecía *narrativas retóricas* (Shore, 2010) que les servían a los actores para condenar el presente. En este sentido, confirmamos la tesis de Michel Rolph Trouillot (2001) respecto a que el poder del Estado no tiene una fijeza institucional consolidada sobre bases teóricas ni históricas, sino que debe ser analizado en su fluidez.

En este capítulo he revisado algunos elementos que permiten conceptualizar el desenvolvimiento del conflicto en los ámbitos estatales de trabajo. Aquí se vuelve necesario atender tanto a las demandas corporativas de los trabajadores respecto de sus propias condiciones laborales como a los sentidos que le adjudican al trabajo público y al Estado. En este sentido, he conceptualizado distintos elementos y procesos del conflicto gremial que quisiera sistematizar a continuación:

a) *Mixtura de los aspectos estatales con otros no-específicamente estatales.* Los trabajadores del HPN denunciaron que existía una mixtura cada vez mayor entre la lógica estatal y la no estatal en los modelos de gestión de la salud pública, debido a la implementación de diversos mecanismos de privatización y tercerización. Este señalamiento evidencia la imposibilidad de pensar el hospital como una esfera autónoma con legalidad propia y distinta a otras esferas sociales. No había aquí reglas de funcionamiento diferenciales que fueran reconocidas como válidas por todos sus participantes, sino una coexistencia conflictiva entre distintas creencias de lo que debería ser la salud pública. El análisis de los ámbitos estatales de trabajo precisa pues de una mirada atenta a las múltiples interpretaciones en conflicto entre diversos actores, puesto que —como indica Shore (2010)— la formulación de políticas públicas es una actividad sociocultural inmersa en los procesos sociales cotidianos y en los mundos de sentido.

Estos procesos muestran que la implementación de políticas públicas no es un proceso lineal que vaya desde el diseño en las altas capas de la burocracia estatal hasta los trabajadores que las implementan. El Estado es más bien un *campo de fuerzas* que es el resultado de múltiples presiones (Manzano, 2008). Como señalan Sabina Frederic y Germán Soprano (2008) la disputa por el control de los recursos materiales y simbólicos conlleva a que el diseño y ejecución de políticas públicas sea un resultado negociado entre actores sociales con desigual poder, pero igualmente implicados. En este sentido, sería conveniente pensar los ámbitos estatales de trabajo como espacios donde se relacionan y se expresan múltiples grupos (Bohoslavsky & Soprano, 2010).

Con sus acciones, los trabajadores marcaban una segmentación entre distintos grupos dentro del Estado que les permitía cuestionar el desempeño de los funcionarios y disputar con ellos los modelos de gestión de la política pública de salud en la provincia. A diferencia de los procesos de movilización social y protesta de otros sectores de la población neuquina, en este caso los trabajadores no sólo se relacionan con lo público en la medida en que orientan sus demandas al Estado provincial sino porque también forman parte de las estructuras estatales en términos estrictos.

b) *Articulación entre los trabajadores y "la comunidad"*. A partir de esta reconstrucción histórica ha sido visible que las huelgas de salud pública implican dificultades específicas derivadas del hecho de que allí se atienden pacientes. La articulación con *"la comunidad"* se volvió un aspecto central de la disputa con los *"funcionarios"* del gobierno.

Las demandas de los trabajadores eran presentadas como una *"defensa de los derechos sociales de los neuquinos"*. Se trata de un mecanismo mediante el cual ciertos intereses o demandas particulares son presentados como universales (una dinámica básica del funcionamiento de lo político señalada por Gramsci (1993) mediante la cual se busca construir una voluntad colectiva a partir de ciertos intereses específicos). Al presentarse como una lucha por los derechos de la población, las demandas de los trabajadores se volvieron puntos articulatorios en el conflicto con el gobierno. Los reclamos de los trabajadores eran expresivos tanto de la particularidad que encarnaban como de la significación más universal de la que eran portadores, en tanto estaba en discusión la forma de gestión de un servicio público del Estado Provincial. Los trabajadores ponían en juego tanto sus demandas corporativas como sus concepciones de lo que debería ser el Estado provincial y los deberes de los gobernantes.

c) *Jerarquización y disputa entre "trabajadores" y "funcionarios"*. Las prácticas de los trabajadores del HPN derivaban en un proceso de separación y jerarquización de las personas dentro del Estado, que aparecía fragmentado entre *"trabajadores"* y *"funcionarios"*. Esta distinción no se establecía únicamente sobre aspectos contractuales del trabajo de cada uno de ellos, sino que implicaba un proceso de construcción social y cultural: eran categorías significativas para procesar la disputa social.

Abundan las investigaciones que han analizado los procesos de organización sindical de trabajadores del sector privado. En estas situaciones, el gobierno aparece en su rol de mediador de la relación salarial entre el sector del capital y los trabajadores. Contrariamente a lo que sucede en estos casos, en un ámbito estatal de trabajo los funcionarios gubernamentales no son interpelados como mediadores, sino como patrones. En las negociaciones sindicales, el gobierno es juez y parte del conflicto sobre las condiciones de contratación de los empleados públicos.

d) *Segmentación de grupos laborales y gremiales*. A lo largo de este capítulo vimos el proceso de segmentación en el interior del colectivo de trabajadores, y específicamente la importancia que adquirió el dia-crítico *"profesionales"* y *"no profesionales"* en la construcción de grupos laborarles y gremiales. En el HPN se conformaban distintos grupos y segmentos en un proceso abierto y conflictivo.

En suma, el entramado de experiencias sindicales del HPN no sólo ponía en relación diversas organizaciones sindicales, sino que nos muestra la permeabilidad de las fronteras estatales con actores no-estatales y los procesos de jerarquización y segmentación entre diver-sos grupos dentro de las propias estructuras del Estado Provincial.

LO SINDICAL EN SU MULTIPLICIDAD

CAPÍTULO 2

LA LISTA VERDE MORADA DE ATE: SOCIABILIDAD Y CONTENCIÓN EN LAS EXPERIENCIAS SINDICALES

En este capítulo y el siguiente analizaré a cada una de las agrupaciones que competían por la conducción de la Junta Interna (JI) de ATE en el Hospital Provincial de Neuquén (HPN) en el período 2005-2016: la Verde Morada y la Violeta Negra. La descripción estará al servicio de mostrar qué aspecto de la experiencia gremial se ponía en primer plano en cada una de estas organizaciones, en función de argumentar a favor de un enfoque no-esencialista de las prácticas sindicales. En este capítulo analizaré la experiencia de la agrupación Verde Morada, mostrando que sintetizaba tanto una forma de canalizar las demandas de los trabajadores *"no profesionales"* como la construcción de una extensa red de relaciones de sociabilidad, afectividad y politicidad.

Como hemos visto precedentemente, la agrupación Verde Morada se había iniciado como un desprendimiento de la lista Verde, luego de que uno de sus dirigentes (José) rompiera con este espacio. Él integraba la lista Verde encabezada por Julio Fuentes en la provincia pero, debido a diferencias internas, decidió crear una lista opositora que disputase, sin éxito, la conducción provincial de ATE en las elecciones del año 1995. Ante la derrota en esta elección, José volvió a su lugar de trabajo en el HPN y organizó junto con otros compañeros la agrupación Verde Morada, que algunos años más tarde ganó las elecciones para conducir la JI frente a la lista GranATE. Finalmente, la lista Verde Morada condujo la JI durante diez años (del año 2003 hasta 2013), durante los cuales José ocupó el puesto de Delegado General durante ocho (de 2003 a 2011) y luego fue sucedido por Federico entre los años 2011-2013 y nuevamente a partir de 2016. Cuando Federico asumió la conducción de esta agrupación, la lista modificó parcialmente su nombre, invirtiendo el orden de los colores, y pasó a llamarse Morada Verde. Durante todos estos años hubo tres personas con licencia de sus puestos de trabajo para dedicarse de manera exclusiva a las tareas gremiales: el Delegado General, el Delegado Adjunto y el Delegado Gremial. Desde el año 2003 a 2011 esas personas fueron José, Federico y Daniel; de 2011 a 2013 fueron Federico, Daniel y Octavio; y en 2016 fueron Federico, Camilo y Sonia.

En este capítulo argumentaré que las diversas prácticas de sociabilidad, contención y cuidado mutuo que se ponían en juego en esta agrupación favorecían la militancia sindical. En la agrupación Verde Morada tenía lugar un conjunto variado de interacciones interpersonales que permitían la fluidez de las actividades gremiales. El capítulo se organiza en cinco apartados. En el primero, mostraré la estrecha relación de esta agrupación con el sector de trabajadores *"no profesionales"* del hospital. En el segundo apartado argumentaré que la referencia política de esta agrupación no se desprendía mecánicamente del sector de trabajadores al que representaba, sino que sus integrantes trabajaban arduamente de manera cotidiana para construir al colectivo político de trabajadores *"no profesionales"*. En el tercer apartado examinaré el proceso de distinción que los miembros de la agrupación Verde Morada realizaban de las actividades desarrolladas en *"políticas"* y *"gremiales"*, mostrando que no se trataba de una elección abstracta sobre los principios ideológicos de la acción política en el hospital sino de un diacrítico a partir del cual se diferenciaban de otras organizaciones dentro del entramado sindical del hospital. En el cuarto apartado analizaré las trayectorias de militancia de los dirigentes en el marco de las normas morales y políticas construidas colectivamente, a partir del análisis de la experiencia de uno de los referentes de la agrupación. En el quinto apartado, mostraré algunos elementos centrales para analizar la conformación de la lista para las elecciones del año 2015, argumentando que incluso los eventos más institucionalizados de la vida sindical deben ser analizados desde una perspectiva que reponga la particular politicidad y sociabilidad que allí se articula.

A lo largo del capítulo me referiré a la Verde Morada como una *"agrupación"*, tal como la denominaban sus integrantes, y como *"lista"* cuando referencie la constitución formal de listas electorales para la conducción de la JI.

Alterar parcialmente la subordinación del sector *"no profesional"*

Para los integrantes de la Verde Morada, la participación sindical era vivida como una forma de forjar un respeto y prestigio para los trabajadores "*no profesionales*", que les permitía ponerse en pie de igualdad con otros grupos y alterar parcialmente la jerarquía presente en el trabajo cotidiano frente a los trabajadores "*profesionales*".

El hospital, en tanto espacio laboral, se encuentra altamente profesionalizado. Diversos grupos profesionales intervienen en la elaboración de diagnósticos, realización de estudios, elaboración de tratamientos e intervención sobre los cuerpos de los pacientes. Pero estas tareas se realizan de manera conjunta con un gran cuerpo de trabajadores "*técnicos*", "*auxiliares*" y "*operativos*". En diversos momentos de la historia del HPN esta segmentación laboral se reflejó en las prácticas gremiales.[34] Si bien ATE era un gremio que se proponía representar a todos los trabajadores estatales, lo cierto es que la JI estuvo compuesta principalmente por trabajadores del sector "*no profesional*".

La participación en la agrupación Verde Morada fue vivida por sus integrantes como una forma de organizar sindicalmente a los trabajadores "*no profesionales*" del hospital.[35] En sus diversas versiones a lo largo de los años, esta lista estuvo compuesta completamente por trabajadores de los sectores de enfermería y servicios generales (camilleros, mucamos y mantenimiento hospitalario) y quienes ocuparon cargos de conducción fueron principalmente varones del sector de mantenimiento hospitalario y enfermería. José era chofer de ambulancias, Federico era enfermero, y Daniel, quien fue Delegado Gremial y apoderado legal durante 10 años, era carpintero. Los sectores de trabajo "*no profesionales*", especialmente el sector de mantenimiento, eran espacios centrales en el proceso de construcción de confianza con los trabajadores: "*Siempre era Mantenimiento a la cabeza con toda la organización, inclusive de la mesa directiva de ATE, a las marchas y todo. Y después enfermería*" (Daniel, auxiliar técnico, sector de mantenimiento).

Para este grupo, la participación en el sindicato era una forma de revertir la estratificación presente en el trabajo cotidiano. Si en el trabajo hospitalario los "*no profesionales*" parecían relativamente intercambiables e indeterminados, en el entramado sindical se posi-

---

34 Como hemos visto en el capítulo 1, en el año 1982 los trabajadores "profesionales" del hospital decidieron crear una asociación civil para nuclear gremialmente a este grupo y en el año 2005 conformaron finalmente un sindicato. En el año 1998 el gobierno provincial otorgó un aumento salarial únicamente al sector de trabajadores "profesionales" provocando una de las mayores huelgas del sector protagonizada por los trabajadores "no profesionales". En las huelgas del año 2005, 2007 y 2011 la segmentación entre estos grupos se profundizó por diversos desacuerdos respecto del reparto de la masa salarial.

35 Para las otras listas, como la lista GranATE y la Lista Violeta Negra, la articulación con el sector "no profesional" no constituía un rasgo identitario, como sí aparecía en la experiencia de la lista Verde Morada.

cionaban como un actor ineludible, colocándose en un plano de igualdad frente a los trabajadores *"profesionales"*. Consideraban que el sindicato era un lugar donde adquirir conocimientos específicos que les brindaban una experticia. Tal como me explicó Daniel, aunque algunos *"profesionales"* pensaran que José *"no sabía nada"* porque no tenía credenciales educativas, él había construido un lugar de respeto al adquirir un conocimiento específico sobre la organización gremial:

> *"Yo he escuchado muchos comentarios, y a mí me choca eso. Hablan de José menospreciando la función del delegado general. Dicen 'si este no sabe nada', 'José a mí no me representa si es chofer, yo soy (...)' por decirte 'yo soy médico, o soy técnico' (...) se ponen la chapa de estudio. Pero en lo gremial hay que sacarse el sombrero con José. Acá hay médicos, hay profesionales que no saben nada, ni dónde están parados, con el tema de los decretos, las leyes, no saben nada. (...) Y José sabe mucho de eso".* (Daniel, auxiliar técnico, sector de mantenimiento).

El conocimiento que habían adquirido les otorgaba un lugar de prestigio. Esto se sumaba a que la representación del sector de trabajadores *"no profesionales"* implicaba, en términos numéricos, una gran *"capacidad de movilización"* debido al tamaño de este grupo en el hospital. Sobre estos pilares, la agrupación Verde Morada construyó su respetabilidad frente a las otras organizaciones gremiales.

Una buena manera de visibilizar esta cuestión es a través del análisis de la dinámica de las *"movilizaciones"* de los trabajadores de salud pública. Si bien las diversas organizaciones podían convocar de forma conjunta para lograr que un mayor número de trabajadores participara, cada una se posicionaba públicamente frente a la otra mostrando su fuerza relativa. Se producía una organización simbólica del espacio que reflejaba el mapa de jerarquías entre las organizaciones que convivían en el hospital.

Durante todo el tiempo que realicé el trabajo de campo, para las movilizaciones la gente se *"concentraba"* en el HPN para luego recorrer los puntos de la ciudad considerados políticamente relevantes para los reclamos sindicales. Una vez que se hacían presentes los trabajadores de otros hospitales y centros de salud, se organizaba la *"columna"* para dar comienzo a la movilización: las organizaciones que iban al frente eran las más antiguas, las que mayor cantidad de afiliados tenían y/o las que estaban inmersas en redes de militancia mayores (sindicatos nacionales, centrales o federaciones). Todas las organizaciones participaban del colectivo manteniendo su identidad particular, visibles en las banderas que cada uno portaba. Quienes encabezaban la columna oficiaban de organizadores: se adelantaban al paso de la columna para ir haciendo "*cordón de seguridad*" en las intersecciones de las calles y portaban redoblantes y megáfonos para guiar los cánticos y consignas. Pero me interesa señalar un elemento fundamental: la jerarquía entre las diversas organizaciones sindicales también estaba condicionada por la base de representación que tenía cada una de ellas en los sectores de trabajo del hospital. Los sindicatos cuya base estaba compuesta por trabajadores "*profesionales*" altamente calificados y difícilmente reemplazables (como SiProSa-Pune) tenían mayor posibilidad de negociar sus reivindicaciones con el gobierno provincial, mientras que las organizaciones que representaban a trabajadores menos calificados tenían más dificultades para hacerlo (como la agrupación Verde Morada). En las movilizaciones, los trabajadores "*no profesionales*" compensaban esta falencia a partir de la demostración de su "*capacidad de movilización*". Las movilizaciones eran pues un evento que les permitía mostrar su importancia frente a otras organizaciones sindicales.

Durante los años en que la JI estuvo conducida por la agrupación Verde Morada, el orden de las organizaciones en las movilizaciones era el siguiente: su bandera iba al frente, seguida por la AP (luego devenida en SiProSaPuNe), luego por las banderas de las organizaciones de los otros hospitales y de los otros sindicatos (como el SEN) y finalmente listas opositoras (como los miembros de la Lista Violeta-Negra, que participaban de las movilizaciones portando pancartas del color que identifica a su lista). La organización del espacio resultaba importante por el sentido que los propios actores le atribuían. Por un lado, al encabezar las movilizaciones, la agrupación Verde Morada revertía parcialmente la estratificación de los trabajadores "*no profesionales*" respecto de los "*profesionales*" que estaba presente en el trabajo hospitalario. Las movilizaciones no eran para ellos sólo una forma de hacer visible el sindicato frente a su empleador –el gobierno provincial–, sino que también eran una forma potente de hacerse visibles frente a las otras organizaciones sindicales y grupos de trabajadores. Por otro lado, la organización del espacio en las movilizaciones también mostraba la importancia de la agrupación para sus propios integrantes. Era un momento en el cual los propios trabajadores "*no profesionales*" percibían su fuerza colectiva y su importancia dentro del entramado sindical del HPN. Por ende, esta demostración callejera era un evento importante de la constitución de la colectividad política de este sector.

La construcción de este lugar de jerarquía les permitió situarse como actores ineludibles de la dinámica sindical del hospital y cons-

truir relaciones de alianza con los trabajadores *"profesionales"* nuclea-
dos en SiProSaPuNe. Aunque hubo algunos vaivenes en esta relación,
marcados por las discusiones gremiales, el vínculo político entre la
agrupación Verde Morada y SiProSaPuNe se mantuvo desde el año
2003 hasta 2011. El boletín informativo *"La Guinda"* que elaboraban
en la JI y los carteles realizados para convocar a actividades sindicales –que se hallaban pegados en el hospital–, se encontraban firmados
por ambas organizaciones, dejando testimonio escrito de sus nexos.
Esto también era visible en las actividades gremiales del sector: en
las asambleas, había *"oradores"* de ambas organizaciones y al terminar las movilizaciones, los secretarios generales de cada una dirigían
sus palabras a los afiliados. Asimismo, habían acodado repartir los
puestos de representantes paritarios cada vez que eran convocados
por el gobierno para discutir las condiciones laborales (y sobre todo
salariales) del sector de salud pública. Dado que el SiProSaPuNe
no contaba con personería gremial, estaba inhabilitado de participar
formalmente de las mesas de negociación con el gobierno provincial;
pero ingresaban a las mesas paritarias como *"invitados"* de la JI
para debatir de manera específica la situación de los profesionales del
sector, otorgándoles voz y voto en las decisiones que allí se tomaran.
Para la agrupación Verde Morada era una manera de ampliar su red
de alianzas y representación en el hospital: *"La idea era tener un
compañero profesional para que convocara al resto, porque por ahí el
compañero se siente más identificado con el compañero que tiene su
función"* (Daniel, auxiliar técnico, sector de mantenimiento).

El hecho de haberse convertido en un actor de importancia dentro
de la vida sindical, les permitió a los trabajadores *"no profesionales"*
que participaban de la agrupación Verde Morada generar un espacio
de respeto y prestigio que los puso en una relación de mayor equi-
valencia con los *"profesionales"*. Con el correr de los años la alianza
entre la lista Verde Morada y SiProSaPuNe se vio socavada, principalmente por desacuerdos respecto de las negociaciones salariales
con las autoridades del gobierno. Luego de esta ruptura, la lista Verde
Morada reforzó su militancia orientada al sector de trabajadores *"no
profesionales"* del hospital.

La agrupación como red de sociabilidad y contención

En la bibliografía argentina existe consenso en afirmar que el
período de la post-convertibilidad, a la vez que implicó una creciente
centralización sindical a nivel de cúpulas, mostró una gran participa-

ción de las comisiones internas sindicales localizadas en los espacios de trabajo (Lenguita, 2011; Scolnik, 2009; Varela, 2013). Ghigliani y Belkin (2010) realizan una advertencia que considero pertinente para el estudio de estas organizaciones: los cientistas sociales no deben asumir que las comisiones internas de los sindicatos representan a una base que posea un interés prefijado, a veces denominado "anti-burocrático" o "democrático". Los trabajadores en tanto clase no tienen un interés a priori que sea independiente del contexto ni pre-existente. Por el contrario, según estos autores, es necesario explicar justamente cómo se construye el interés de determinados grupos y por qué se incorporan a participar activamente en las organizaciones sindicales. A esta advertencia que nos realizan Ghigliani y Belkin (2010), quisiera agregar en este libro que no se trataba únicamente de la construcción de un *interés político* determinado sino que también implicaba diversos elementos de *sociabilidad, afectuosidad y cuidado mutuo* que compartían los trabajadores.

El hecho de representar al sector de trabajadores *"no profesionales"* no hacía que la agrupación Verde Morada fuera el reflejo de una *base* de trabajadores preconstituida y portadora de *intereses* dados, ni tampoco que las alianzas o disputas que establecían estos trabajadores estaban motivados *per se* por dichos intereses. No había aquí una identidad *esencial* de estos trabajadores que se desprendiera de la naturaleza de los trabajos que realizaban. Los *"no profesionales"* realizaban muy diversas tareas que no tenían necesariamente similitudes entre sí: había quienes trabajaban en contacto con los pacientes y quienes no, quienes necesitaban maquinaria y quienes no, quienes tenían que comprobar una formación específica para el puesto y quienes no. Camilleros, cocineros, mucamos, enfermeros, técnicos de análisis clínicos, administrativos, choferes, camareros, carpinteros, plomeros, albañiles, gasistas, cerrajeros, técnicos radiólogos eran algunos de los trabajos que se desempeñaban en este diverso grupo. Los *"no profesionales"* no existían como una categoría laboral formal dentro del organigrama hospitalario, sino que era una categoría construida a partir de la cual el heterogéneo grupo de trabajadores *"operativos"*, *"auxiliares"* y *"técnicos"* se presentaba como un grupo unificado. Su unificación simbólica como trabajadores *"no profesionales"* no era el resultado de la segmentación de labores en el trabajo hospitalario sino de un trabajo de identificación que se realizaba a partir de la participación gremial. Este diverso grupo de trabajadores se construía como un Nosotros capaz de enfrentarse a un Otro-profesional cuyas labores sí se encontraban más claramente delimitadas por la división de tareas que implicaba el trabajo hospitalario.

Por ende, la agrupación Verde Morada no se desprendía mecánicamente del sector de trabajadores al que representaba sino que la constitución de su grupo era el resultado de un trabajo grupal cotidiano en el que se forjaba el sentimiento de pertenencia común. No existía una comunidad de trabajadores *"no profesionales"* constituida de manera previa a la participación política, sino que más bien era el resultado de un arduo esfuerzo que realizaban los miembros de la agrupación Verde Morada por unificar gremialmente a estos trabajadores e integrarlos a la militancia.

A continuación, analizaré pues la *producción cotidiana del grupo* de la Morada Verde, mostrando la importancia de considerar no sólo las actividades de militancia propiamente gremiales (como la realización de asambleas, movilizaciones, reuniones, elecciones de delegado) sino las redes de sociabilidad y afecto que eran construidas de manera colectiva. Para sustentar este argumento, mostraré evidencia empírica de tres prácticas y procesos que tenían lugar en esta agrupación: en primer lugar, el hecho de que el local de la JI fuera usado como un espacio de encuentro y sociabilidad; en segundo lugar, la organización de actividades lúdicas −como torneos de truco y fútbol− en la construcción de la cohesión grupal; y finalmente, la contención que se brindaban en momentos difíciles de sus vidas personales.

I. La Junta Interna como espacio de encuentro y sociabilidad

El espacio de la JI se encontraba en el subsuelo del HPN, ocupando un espacio que anteriormente correspondía al depósito de la cocina del hospital. Era una sala de 3x4 metros aproximadamente que tenía una puerta y una ventana orientadas hacia uno de los pasillos de circulación del hospital que era usado principalmente por los trabajadores −y no por los pacientes− porque derivaba a sectores de trabajo que no implicaban atención (sector de esterilización de materiales hospitalarios, central telefónica, espacio de guardado de elementos de limpieza, estacionamiento de ambulancias, talleres de climatización, mantenimiento y electromedicina). La ventana tenía una reja pintada en color verde con el logo de ATE realizado en hierro.

La JI era un espacio de encuentro para discutir cuestiones gremiales de ATE, situación que era favorecida por varias razones. En primer lugar, era un espacio físico al que las personas se acercaban a hacer consultas, debatir novedades sindicales, realizar reuniones. Allí siempre había alguien para orientar a los afiliados respecto de los descuentos en sus recibos de sueldos, derechos y obligaciones establecidas en sus contratos laborales, inscripciones a concursos o conflictos con los compañeros o jefes. En segundo lugar, allí se guardaban todos los objetos de este sindicato (como las actas de reuniones, equipo de sonidos, redoblantes, bombos, megáfonos, banderas), lo que convertía a la JI en el espacio de organización de las tareas preparatorias para cualquier actividad gremial. En tercer lugar, allí se centralizaba la *comunicación gremial*: tenían un teléfono fijo para conversar con los medios de comunicación, se mandaban novedades por mail o Facebook, se organizaban las *recorridas por los sectores*, se hacían reuniones con los delegados. Pero además de ser epicentro de las cuestiones gremiales, la JI era un espacio importante de *sociabilidad* para los afiliados. Allí se forjaban pertenencias gremiales más allá de la construcción de demandas e intereses sindicales.

En el año 2010, cuando inicié el trabajo de campo, la lista Verde Morada conducía la JI y José era el Delegado General. En ese momento el lugar físico se encontraba sub-dividido con una biblioteca que, aunque no terminaba de separar completamente el espacio, formaba dos ambientes con cierta autonomía. Apenas uno ingresaba por la puerta, había un escritorio con sillas a ambos lados donde se recibía a las personas que querían hacer consultas gremiales; y el segundo espacio, detrás de la biblioteca, era un lugar con cierta privacidad pues quedaba más separado de la puerta de entrada. Allí había un escritorio, un equipo de mate y una computadora. Aquel era un espacio de encuentro entre amigos y compañeros de trabajo.

Daniel (por entonces Delegado Gremial de la JI) era el que primero llegaba todos los días y ponía a calentar una pava con agua para hacer mate. Enseguida comenzaban a llegar sus compañeros de lista y otros afiliados. Por la puerta, que se mantenía constantemente abierta de par en par, las personas entraban y salían sin pedir permiso y saludaban con un beso o dándose la mano. Las conversaciones eran muy informales y se llevaban a cabo en un ambiente distendido y jocoso donde las personas se superponían e interrumpían al hablar. Entre ellos había una relación de mucha confianza y abundaban los chistes sobre cuestiones laborales, fútbol y mujeres. Todos se trataban de *"compañeros"* y la mayoría tenía apodos (Mono, Chato, Enano, Perico, Zapata, Capocha, Fraca, El chúcaro, Cachito) que hacían referencia a sus apellidos, características físicas o lugar de proveniencia. Muchos trabajadores identificaban a los integrantes de la agrupación Verde Morada a través de estos sobrenombres y desconocían el nombre real, por lo que cuando había elecciones, en las boletas oficiales los candidatos aparecían referenciados por su nombre, apodo y apellido (cuestión que no sucedía en otras listas).

En la JI, todos los días compraban los dos periódicos locales *Rio Negro* y *La Mañana de Neuquén*, que estaban a disposición para ser leídos por quienes quisieran. Entre todos comentaban las noticias que les llamaban la atención, que en general eran de política nacional y de fútbol, y buscaban especialmente las notas donde se hacía referencia a los trabajadores de salud o a la JI. Allí había un televisor, que generalmente estaba prendido mostrando un canal de noticias en silencio, y una radio donde se escuchaban las novedades locales.[36] Además había una computadora con acceso a Internet. Octavio era el encargado de revisar las cuentas de e-mail y el Facebook de la JI, y enviar información a través de estos medios; pero cuando realizaba esta tarea, también aprovechaba para revisar su usuario personal en estas redes sociales (cuestión que hacían también otros afiliados que circulaban por este espacio).

Diversos vendedores ambulantes pasaban diariamente por la JI ofreciendo cosas para comer, y los integrantes de la agrupación solían juntar plata entre todos para comprar algo para acompañar el mate dulce –en general compraban tortas fritas–. También en el horario del almuerzo varios trabajadores se acercaban para comer e incluso a veces conseguían comida de la propia cocina del hospital si es que habían sobrado porciones luego de la entrega a los pacientes. En el escritorio de la JI reunían la comida, la cortaban, la organizaban (por ejemplo, en un plato ponían tomate cortado, una bandeja con milanesas y una bolsa de pan) y comían entre todos.

Los integrantes de la agrupación Verde Morada también se juntaban a comer durante los fines de semana, festejaban los cumpleaños e incluso algunos viajaban juntos para las vacaciones. Los lazos de amistad y la sociabilidad de la JI no se restringían entonces a los momentos compartidos en el espacio del hospital, sino que también se extendían espacial y temporalmente hacia los encuentros durante los fines de semana:[37]

"Cumple años su hijo o hija, y todos decimos 'sabés que es el cumpleaños de tal' y vamos. Siempre nos estamos juntando, comiendo algo, o vamos al río. Estamos haciendo reuniones de mujeres nosotras las chicas. Siempre hicimos reuniones

---

36 Es usual que las personas de Neuquén usen la radio para enterarse de las novedades locales, y la televisión para actualizarse sobre la realidad nacional (puesto que la mayoría de las productoras televisivas transmiten información sobre Buenos Aires).

37 En su investigación, también Farece (2016) ha registrado que las acciones de los militantes sindicales transcendían el espacio laboral como ámbito exclusivo de la intervención gremial, mostrando cómo la realización de fiestas permitía la construcción de membresías sindicales ligadas a valores y prácticas específicas.

LO SINDICAL EN SU MULTIPLICIDAD

de mujeres, solas, nuestro espacio, siempre". (Catalina, administrativa, sector contable de la dirección del hospital).

Entre ellos habían instaurado una práctica que ya era casi una tradición: organizaban torneos de truco durante los fines de semana y el equipo que perdía estaba obligado a invitar una cena para el resto de los competidores. Daniel era especialista en hacer pollos al disco, por lo que cada vez que perdían con su equipo, cocinaban esta comida para todos. En los días posteriores en la JI todos alagaban sus habilidades culinarias y rememoraban anécdotas del torneo.

La organización de fiestas solía ser uno de los temas sobre los que se conversaba en la JI. En mayo del año 2013, por ejemplo, las trabajadoras del sector de mucamas organizaron una fiesta que fue el principal tema de conversación durante varias semanas en la JI: organizaban los detalles, se imaginaban qué música iban a bailar, convencían a los compañeros que todavía no habían confirmado su asistencia. Para dicha fiesta, entre todos habían juntado plata para alquilar un salón de fiestas y organizar una cena, y los invitados debían pagar una entrada de $120 para colaborar con los gastos. Tenían como objetivo *"hacer una fiesta bien bolichera"*, para lo cual habían establecido una consigna que todos los invitados debían cumplir: sería una fiesta *"retro"*, es decir, todos debían ir vestidos de acuerdo a la moda pasada algunas décadas atrás. Quiero resaltar que estas fiestas no sólo eran un evento para divertirse, sino que a mediano y largo plazo acababan convirtiéndose en momentos importantes de la construcción de la confianza mutua entre los integrantes de la agrupación e incluso de reclutamiento sindical de nuevos militantes: por ejemplo, como veremos más adelante, el grupo de mucamas ganó protagonismo dentro de la agrupación y permitió el reclutamiento de nuevas militantes. Catalina, que años más tarde ocupó el cargo de Secretaria Administrativa de la lista, comenzó a participar de la lista a partir de su amistad con este grupo:

> *"Empecé a participar de la lista por unas amigas del servicio de mucamas y amigas de adentro del hospital de cuando yo venía de la empresa.*[38] *Ellas ya participaban, y un día me dicen, vamos a escuchar a ver cuál es la propuesta y vemos. (...) Hace como 11 o 12 años que nos conocemos, nos conocemos todo lo que hablamos, lo que pensamos, lo que opinamos. Opinamos casi lo mismo"*. (Catalina, administrativa, sector contable de la dirección del hospital).

---

38 Catalina ingresó al trabajo hospitalario a partir de la empresa tercerizada que realizaba la limpieza de pasillos y salas de espera.

Si bien la mayoría de los integrantes de esta agrupación eran varones, por la JI también pasaban varias mujeres (la mayoría mucamas o trabajadoras del sector de la cocina). Para demostrarme el vínculo de amistad que los unía, Daniel me explicó que muchas de esas mujeres eran *"un varón más"* para ellos y que incluso había algunas que pertenecían al *"club de losbo"*. *"Losbo... los borrachos"*, se vio obligado a ampliar Daniel para que yo entendiera a qué se refería, y continuó entre carcajadas explicándome que *"también tenemos un sindicato, la UTT: Unión tomadores de tinto"*. Entre ellos también abundaban las bromas: por ejemplo, los varones les sacaban las hebillas a las mujeres y las escondían; las mujeres solían molestar a los varones dándoles un beso en la mejilla y dejándoles el color de su lápiz labial marcado.

El clima jocoso que construían los integrantes de esta agrupación no se limitaba a las actividades extra-sindicales, sino que permeaba también su manera de tratar las cuestiones gremiales. En un momento en el año 2010, Marcos llegó a la JI para conversar con sus compañeros sobre un conflicto gremial que estaban teniendo en su sector de trabajo, la cocina del hospital. Habían tenido una reunión con su jefa para conversar sobre la organización de los turnos de trabajo, pero luego habían surgido otros problemas que generaban malestar y terminaron discutiendo entre todos. Al relatar la escena, Marcos se veía preocupado y manifestaba que estaba *"con mucha bronca"*. A pesar de la seriedad con que relataba esta situación, sus compañeros estallaron en risas diciéndole que era imposible tomarlo en serio *"hablando de cuestiones sindicales con ese gorro en la cabeza"*, pues su uniforme laboral constaba de un pantalón, chaqueta y gorro de cocinero. Incluso en los momentos de discusión de cuestiones sindicales, sus compañeros no perdían oportunidad de hacerle bromas al respecto.

Por todas estas razones, Daniel me explicó que la agrupación era *"como una familia"* para él.[39] Consideraba que la JI era un espacio que compensaba *"los problemas"* con los que trabajaban: *"en la militancia uno se gana más problemas que amigos, pero en la JI intentamos darle lugar no sólo a lo político sino también [a] lo social"*. También Federico pensaba que *"la gente es muy ingrata (...) nosotros intentamos solucionarle los problemas a todo el mundo, pero hay gente que después anda*

---

39 También Abal Medina (2014) registró, en el análisis sindical en empresas supermercadistas, que los delegados y dirigentes sindicales se referían a las organizaciones sindicales con metáforas hogareñas. Ella identifica la *metáfora de la casa* a partir de la cual los dirigentes se referían a los afiliados del sindicato (*"estar bien con los de la propia casa, con los de adentro"*) y construían un límite con *"los de afuera"*.

hablando mal por detrás". Por contraste, buscaban que la JI fuera un lugar agradable. Compartir la comida y la bebida, organizar torneos de truco, hacerse bromas, festejar los cumpleaños y organizar fiestas durante los fines de semana eran todas prácticas a través de las cuales los miembros de la agrupación construían su grupo más allá de forjar un interés estrictamente gremial.

Estos procesos también muestran la centralidad que ocupaba la *dimensión espacial* en la construcción gremial. Por un lado, el entrelazamiento de esta red de sociabilidad se daba en el espacio de la JI, y simultáneamente esta particular construcción de relaciones sociales producía un espacio particular. El espacio no era sólo el lugar donde se desarrollaban estos procesos sociales sino que también era parte de la explicación de los mismos: al ser un lugar resguardado de los trajines cotidianos del trabajo hospitalario, que se encontraba siempre con la puerta abierta, con una pava de mate y los diarios disponibles para ser leídos, el local de la JI no sólo albergaba la disputa sindical sino también una importante red de relaciones de sociabilidad entre los trabajadores. Se articulaban las cuestiones gremiales con la construcción de relaciones de amistad y afecto. Vemos pues que, como indica Doreen Massey (2012, p. 104) "no sólo lo espacial está socialmente construido, lo social también está espacialmente construido".

II. Las prácticas lúdicas

Diversas actividades lúdicas contribuían a construir la sociabilidad de la agrupación –como la realización de torneos de truco los fines de semana–, pero el fútbol ocupaba sin dudas un lugar muy importante. En la JI era usual que se conversase sobre los torneos de la liga nacional y que los integrantes de la agrupación Verde Morada se hicieran bromas referidas a los equipos con los que se identificaban. Pero, más allá de estas conversaciones, la conformación de equipos y la organización de torneos de fútbol fueron centrales en la construcción de la grupalidad de esta agrupación. Para analizar esta cuestión, describiré a continuación la participación de la agrupación en la organización del *"torneo de fútbol de los 100 años del hospital"*.

En el año 2013 el Hospital Provincial Neuquén cumplió 100 años, evento que fue vivido de una manera muy festiva en toda la institución. Para celebrar este centenario se organizaron diversas actividades: se realizó un acto en el teatro más grande de la ciudad y se entregó un reconocimiento a los 63 jubilados y 88 agentes con 25 años de antigüedad de trabajo; se elaboró un documental y dos libros con la historia del hospital (Mases *et ál.*, 2015; Pulita, 2015); se realizaron diversas actividades artísticas, se organizó un torneo de fútbol para los trabajadores; y finalmente, se cerró el año con una gran cena y fiesta. La Dirección de hospital propuso armar comisiones de trabajo voluntarias para quienes quisieran sumarse a la organización de cada uno de los eventos. Varios de los integrantes de la agrupación Verde Morada participaron de estas actividades: Octavio, que bailaba folclore hacía muchos años en el club de su barrio, se propuso para hacer un espectáculo con su grupo en la fiesta de fin de año; Walter, que tenía una banda de rock, participó de una serie de conciertos que se organizaron en el HPN. Pero el evento de más envergadura fue el *"torneo de fútbol de los 100 años"*, para cuya organización el director del hospital convocó especialmente a la JI. Entre los miembros de la agrupación decidieron que fuera Daniel el encargado de organizar esta actividad, porque tenía experiencia previa.

La organización de este torneo ocupó gran parte de la escena de la JI. Daniel llegaba temprano a la JI y comenzaba a trabajar en ello: entre las planillas de inscripciones de equipos, notas para solicitar canchas y esquemas preliminares de partidos, el escritorio donde trabajaba estaba plagado de papeles. Sobre hojas blancas pegaba cuadrados de cartulina para armar los posibles *"fixture"*, es decir, la programación del enfrentamiento de equipos en cada partido. Se habían anotado 30 equipos, de los cuales 10 eran de mujeres. Daniel consideraba que varones y mujeres no podían jugar juntos porque *"los varones juegan muy fuerte, les van a pegar (...) tenemos que cuidar a las compañeras, que le ponen todas las pilas, pero no juegan igual"*.[40] Por ende, él estaba armando dos torneos paralelos –uno femenino y otro masculino–. Además de armar el esquema de partidos, Daniel se ocupaba de buscar canchas y gestionar la compra de trofeos para los ganadores. Para ello, usaba el teléfono de la JI e imprimía allí la información que necesitaba.

El torneo comenzó el día 29 de mayo de 2013, en un predio que finalmente alquilaron cerca del Rio Limay. Allí había tres canchas, por lo que se jugaban tres partidos simultáneos que comenzaban a las 15:00 horas. El primer día jugaron en total 12 equipos, de los cuales 4 eran femeninos. Algunos de los nombres de los equipos eran simplemente el nombre del sector de trabajo (por ejemplo *"anatomía patológica"*, *"UCIP"* –unidad de cuidados intensivos pediátricos–,

---

40 La identificación de la organización gremial como un espacio de *cuidado* era central en la agrupación Verde Morada, cuestión que analizaré más adelante.

"*traumatología*" y "*salud mental*"), pero otros equipos eligieron nombres en función de algunas características que tenían en común sus integrantes, como algún gusto compartido, algún aspecto del trabajo que desempeñaban o alguna demanda colectiva. Por ejemplo, uno de los equipos tenía por nombre "*Los caníbal*" porque "*eran todos ricoteros*";[41] el equipo masculino de mucamos se llamaba "*Ayudín*" para "*hacerle honor a la lavandina*", según afirmaban entre risas; y el equipo femenino del sector de estadísticas hospitalarias se llamaba "*¡Pase a planta ya!*", en referencia a la demanda gremial que estaban sosteniendo para que las contratadas del sector sean nombradas como planta permanente en el Estado.

Las mujeres del sector de mucamas armaron dos equipos de fútbol: "*MUK*" (como abreviatura de "mucamas") y "*Las Rústicas*". Armaron banderas de sus equipos, para lo cual utilizaron unos ambos viejos color naranja del quirófano del hospital, sobre los que pusieron los nombres de los equipos y el de cada una de las integrantes. Los días que jugaron partidos, llevaron las banderas y las pusieron al costado de la cancha. Estos equipos ganaron centralidad en el torneo: en primer lugar, porque los integrantes de la agrupación Verde Morada "*hinchaban*" por ellas frente a sus adversarias; en segundo lugar, porque habían estado entrenando juntas durante el año para este evento y terminaron ganando el torneo femenino; en tercer lugar, porque "*jugaban duro*", según la descripción de Daniel, cuestión que les valió varios conflictos con los otros equipos.

Algunos de los equipos formados para este torneo ganaron progresiva centralidad en la agrupación Verde Morada. Si bien esos equipos se habían armado en función del torneo, algunos se mantuvieron y participaron en otros torneos de la ciudad neuquina. Es el caso del equipo de mucamas, que se transformó en un grupo con mayor cohesión y obtuvo gran protagonismo dentro de la agrupación. Como veremos más adelante, a partir del año 2016 una de las integrantes de estos equipos –Sonia– se convirtió en Delegada Adjunta de la lista Verde Morada en la conducción de la JI.

En distintos aspectos de este encuentro se hicieron visibles las relaciones de amistad entre los grupos de trabajadores, que alcanzaban a las familias de cada uno. Como árbitros de los partidos, habían convocado a distintos trabajadores del hospital, y en algunos casos eran familiares de los jugadores (como el padre de Sonia). También hubo

---

41 En referencia al famoso tema "Yo caníbal" de la banda de rock Patricio Rey y sus redonditos de ricota.

algunos trabajadores que oficiaron de directores técnicos: Alberto, integrante de la Verde Morada, fue "*DT*" de uno de los equipos femeninos. Además de participar de los entrenamientos previos, él se ubicó al costado de la cancha el día del partido desde donde les gritaba indicaciones técnicas a las jugadoras y se peleaba con el árbitro.

Para facilitar la organización de los partidos, Daniel y Octavio pusieron tres mesas de plástico a la entrada de las canchas, donde tenían el *fixture* del evento, las fichas de inscripción de todos los equipos y el listado de los números de teléfono de los "capitanes" de cada uno. Una vez que un equipo dejaba de jugar, anotaban los resultados en sus planillas: además del resultado general, anotaban quienes habían hecho los goles porque había "*premio para los goleadores*". Mientras tanto, en el pequeño quincho que había en el lugar, los integrantes de la agrupación Verde Morada comenzaron a encender las parrillas para hacer un asado. A este asado no estuvieron invitados todos los que participaron del torneo, sino únicamente el grupo más cercano a la agrupación.

Aquel torneo, que comenzó siendo una de las actividades conmemorativas de los 100 años del hospital, se transformó en un evento importante dentro de las redes de sociabilidad de la agrupación Verde Morada. Fue uno más de aquellos eventos "*sociales*" y festivos en donde los miembros de la agrupación Verde Morada generaban lazos de amistad y compañerismo "*más allá de la política*".

III. La contención y el cuidado

Otro aspecto que resulta central para comprender la experiencia gremial de esta agrupación es que la militancia se presentaba como una actividad de *contención afectiva*. Durante el trabajo de campo, los militantes de la agrupación Verde Morada me explicaron que habían generado fuertes lazos afectivos con sus compañeros debido a que se habían acompañado en momentos difíciles de sus vidas personales. "*Cuidar*" o "*bancar al compañero*" para que no se sintiera triste, reemplazarse en sus "*responsabilidades gremiales*" cuando atravesaban situaciones de duelo y festejar en la JI los nacimientos de sus hijos, eran todas prácticas sobre las que los integrantes de la agrupación consolidaban lazos afectivos que permeaban su modo de experimentar la participación gremial.

Lazar (2012, 2013, 2017) ha mostrado que el sindicato se presentaba para los sujetos que ella estudiaba como un lugar de *contención* e identifica tres dimensiones de este mecanismo. En primer lugar, la contención aparecía como práctica terapéutica de escucha y tramitación de problemas, asociando la relación entre el delegado sindical y los afiliados. En segundo lugar, como una dimensión referida a la pertenencia al grupo, en tanto que el sindicato ofrecía un contexto político de protección desde el cual actuar. En tercer lugar, la autora apela a la metáfora del dique de contención para mostrar la contracara de este proceso: en ocasiones la contención organizaba el conflicto de manera tal que no superara los límites de la organización. Registrar esta dimensión de las prácticas sindicales le permite a la autora explicar las prácticas sindicales sin priorizar únicamente la construcción de demandas corporativas. En este sentido, afirma que las asambleas no son sólo una tecnología política para llegar a una decisión sino una acción que contiene y constituye al sujeto político. La contención se transforma entonces en una forma de "unir el individuo a la colectividad, construyendo una particular forma de subjetividad política" (Lazar, 2013, p. 6). En ese sentido, la asamblea puede ser pensada como una herramienta que el mismo grupo construye para consolidarse a sí mismo.

En el caso de nuestra investigación, es central tener en cuenta también las particularidades que implica la militancia sindical en el espacio de trabajo hospitalario. Además de ser su espacio laboral, el HPN era para muchos trabajadores el lugar *donde vieron nacer a sus hijos*", donde fallecieron algunos parientes o amigos y/o donde ellos mismos se atendieron cuando tuvieron algún problema de salud. En estos momentos, los empleados del hospital se convertían de compañeros de trabajo a facilitadores del proceso de atención de la salud, e incluso personas importantes en las situaciones de duelo. Estos eventos llamaron mi atención sobre algunas características que volvían al hospital un espacio de trabajo sumamente particular: los trabajadores no solo se veían afectados por diversas angustias y dificultades que atravesaban los pacientes sino que además en muchas ocasiones esos pacientes podían ser amigos, familiares o incluso ellos mismos.

Una situación que me fue especialmente significativa, porque hizo visible estas complejidades por primera vez en mi trabajo de campo, fue cuando encontré a una de las trabajadoras administrativas del sector de quirófanos en la terapia intensiva neonatal. Ella había dado a luz a su hijo en el propio hospital donde trabajaba (cuestión que era relativamente usual), pero su bebé había nacido de manera prematura, con diversas afecciones de salud y se encontraba internado en la terapia intensiva. Durante aproximadamente 15 días, su pronóstico era incierto y se fue "*complejizando*" debido a una infección. Ella estuvo gran parte de esos días sentada al lado de la incubadora, sosteniendo la mano del bebé y dándole el pecho. Tanto los trabajadores de la terapia intensiva neonatal como sus compañeros del quirófano estuvieron afectados por la situación que ella atravesaba y buscaron diversas maneras de brindarle apoyo: le acercaban comida, la acompañaban a dar un paseo por el hospital, la invitaban a tomar mate en algunos momentos para que *"se despejara"*. Afortunadamente, el bebé se fue recuperando y luego de un mes fue dado de alta.

Este aspecto está presente en todo el trabajo hospitalario. Sin embargo, aquí sostendré que la contención afectiva era un aspecto especialmente importante en la experiencia gremial de la agrupación Verde Morada. En este caso, la contención no sólo hablaba del proceso de construcción de vínculos personales entre los trabajadores, sino que también se volvía una dimensión importante del proceso de incorporación a la militancia sindical.

Los referentes de la agrupación afirmaban que ellos elegían el HPN para atenderse cada vez que tenían algún problema de salud, debido a la buena calidad de atención que allí se brindaba. En el año 2010, luego de pasar por la JI, José pasaba por el sector de traumatología donde estaba internado su hijo porque habían tenido que intervenirlo quirúrgicamente. Cada vez que volvía a la JI, él enfatizaba que se encontraba muy conforme con la *"atención que le brindaron los compañeros"*. Daniel contaba de aquella vez cuando a los pocos días de haber empezado a trabajar tuvo un accidente laboral en el que se cortó el dedo pulgar con una sierra circular en el sector de mantenimiento:

"Estaba cortando una madera y se quedó una astilla trabada, y yo en vez de apagar la máquina, le pegué el tironcito a la astilla y la máquina me llevó la mano y me corté. Ahí vi que había unos trapos limpios y me envolví la mano, y me vine corriendo hasta la guardia. Ahí me atendieron re bien". (Daniel, auxiliar técnico, sector de mantenimiento).

Sonia entró a trabajar al hospital en el año 2012. Ella ya conocía el HPN gracias a que su padre y hermano trabajaban allí, y porque diversos amigos y familiares eran pacientes de este nosocomio. Ella misma había nacido en este hospital en el año 1987, por lo que su espacio de trabajo era un lugar especialmente significativo en su historia personal. Dentro de las situaciones fuertes que le había tocado pasar en el trabajo, estaba la internación y posterior fallecimiento de su tía debido a un cáncer de útero:

"Eso fue algo que me tocó de cerca, y ahí sí realmente sentí la angustia y todo lo feo. (…) Dentro de mi horario laboral, laburaba y me iba a estar un rato con ella

después. Y después fuera del horario laboral me quedaba, y me quedaba con ella".
(Sonia, mucama, sector de servicios generales).

Esta situación de angustia era relativamente compensada porque en el hospital también vivió *"lo más lindo que le pasó en la vida"*: había visto nacer a su sobrina, gracias a que las trabajadoras del sector de obstetricia la dejaron pasar cerca de la sala de parto.

"Sonia: *Cuando vi nacer a mi sobrina, hace dos años, creo que fue lo más lindo que me pasó en la vida.*
Anabel: *¿Cómo la viste nacer? ¿Estabas en la sala de parto?*
Sonia: *No, la vi de afuera, a través del vidrio del costado. A nosotros nos dejan, cuando estamos de mucamas y cuando no hay ningún problema.*[42] *(…) No la vi cuando recién salió, pero enseguida cuando la levantaron y la dieron vuelta, para ponerla encima de su mamá, la vi. La vi cuando la tenía a upa, apoyada en el pecho. La vi llorar. ¡Todo! Ese día lloraba ella, el padre y yo. Los tres juntos. Eso fue re lindo para mí".* (Sonia, mucama, sector de servicios generales).

Estas experiencias generaban que el hospital se volviera un lugar significativo en sus vidas más allá de la actividad laboral y que se establecieran fuertes lazos afectivos y de confianza entre algunos grupos de trabajadores.

También Federico, que fue delegado general de la JI entre los años 2011-2013 y nuevamente a partir del año 2016, manifestaba que con sus compañeros de agrupación no los unía solamente la militancia política sino un lazo de amistad que le había brindado contención en momentos difíciles. Durante los años que realicé el trabajo de campo, su padre debió hacerse diversos estudios de diagnóstico y en el año 2013 fue operado para la extracción de un tumor. En los períodos en que su padre estuvo internado, sus compañeros de agrupación hacían por él las actividades gremiales que eran su responsabilidad, cuestión que hizo que él se *"sintiera acompañado"*.

Catalina, sentía que esta agrupación sindical era un grupo de amigos importante en su vida con los que tenía *"confianza de años, de haber pasado un montón de cosas ahí adentro, con nuestros hijos,*

---

42   La expresión que utiliza Sonia (*"cuando estamos de mucamas"*) muestra un mecanismo similar al registrado por Ferraudi Curto (2006) cuando las personas le contaban qué hacían *"cuando iban de piqueteros"* a una movilización. Sonia no afirma que ella *"es mucama"* sino que a veces *"está de mucama"*. Registrar esto nos permite poner en tensión la idea, usual en los estudios sindicales, de que los trabajadores (principalmente las *bases*) tienen una identidad laboral articulada casi de manera unívoca con las labores que desempeñan. El saber-hacer aparece en esos casos como un aparente *ser* que moldea la identidad. Sonia, en cambio, resalta que el ser mucama es una situación, más que una identidad fija.

con el crecimiento de cada una, con todo". Ella nunca antes había participado en alguna organización gremial o política, pero en este caso se sintió incluida porque los conocía a todos y tenían un vínculo de amistad y contención.

"Anabel: ¿Y qué fue lo que te gustó para participar en esta agrupación?
Catalina: Comer asado [risas]. *No, es un chiste. Me gusta todo. Nos llevamos re bien con las chicas. Nos pasa a veces que terminamos charlando de las cosas gremiales y enganchamos enseguida '¿cómo estás, bien?', '¿se te pasó el dolor que tenías?'. Y terminamos hablando"*. (Catalina, administrativa, sector contable de la dirección del hospital).

Para mostrarme lo importante que era este grupo en su vida, Catalina me contó cómo la habían acompañado cuando su padre se enfermó de cáncer y fue atendido en el sector de oncología del HPN:

"Esa época, que me tocó vivirlo del otro lado [del lado del paciente], *y decirles 'gracias chicos, gracias'. Porque si no hubiera sido por ellos no hubiese podido traerlo a mi viejo a que le sacaran sangre (...) los choferes me llevaban, la gente de laboratorio iba a casa para sacarle sangre. (...) Todo el conjunto de mucamos donó sangre para mi viejo. Yo ya ni necesitaba decir que necesitaba sangre para mi viejo, porque algunos sabían y ya se organizaban ellos. Así fue hasta el día que falleció"*. (Catalina, administrativa, sector contable de la dirección del hospital).

Del día que su padre falleció, ella recuerda que se sorprendió de la cantidad de gente que se acercó a saludarla y manifestarle su apoyo. Pero lo que más la había sorprendido era que sus amigos de la agrupación Morada Verde estuvieron acompañándola a pesar de los problemas que ellos mismos tenían: Alberto, un gran amigo que participaba de la agrupación había estado internado en el hospital porque había sufrido un ACV, pero el día que le dieron el alta, pasó a saludarla por el velorio de su padre.

"Algo que quiero contarte de esa situación, es que en ese tiempo Alberto se enferma de un ACV que le agarró. Yo subía a verlo, porque estaba internado en el quinto piso. Cuando muere mi papá, yo fui el día anterior a verlo charlamos, pero nunca le conté que mi papá estaba mal a Alberto porque Alberto había tenido ese problema. Y debe haberse hablado acá que lo estaban velando a mi papá ese día, que había muerto mi papá en la mañana, y él escuchó. Le dieron el alta ese día a las 12 del mediodía, y Alberto lo que hace, sin poder caminar (...) caminando a medias, fue a verme. Cuando lo veo llegar le digo '¿qué hacés acá?', y él me responde '¿cómo no voy a venir gorda?'. Esa es la amistad que hay en la lista, nos conocemos de antes y hemos tenido estas cosas que nos han pasado a cada uno. Yo valoro un montón eso". (Catalina, administrativa, sector contable de la dirección del hospital).

Lo sindical en su multiplicidad

Para Catalina, la contención afectiva hablaba tanto de las relaciones de afecto que tenía con sus amigos dentro del espacio de trabajo como del proyecto político que representaba la agrupación Morada Verde:

> *"Esto es lo que logramos nosotros como agrupación con los años. Yo estoy agradecida con él, con los compañeros, con la amistad que tenemos. Porque cada uno aporta un poco. Y nos hemos ayudado mutuamente, cuando le ha pasado algo a uno, estamos todos. Eso es lo que encontrás adentro. Y hay mucha gente que no lo ve, muchísima. Tendremos todos nuestras cosas, pero a la hora que vos necesitás algo de verdad, están todos. Te lo firmo ya en un papel. Eso da satisfacción, orgullo".*
> (Catalina, administrativa, sector contable de la dirección del hospital).

Vemos entonces que, en la construcción de lazos de confianza entre los integrantes de la agrupación Morada Verde estaba en primer plano el hecho de haberse acompañado en momentos importantes de sus vidas. Para el análisis de esta agrupación sindical no sólo era necesario estudiar la construcción de demandas e intereses gremiales comunes, sino también las formas de padecimiento y las estrategias colectivas de protección, como ha sido señalado por Grimberg (2009) en otra investigación. La agrupación, además de ser una organización política, era para ellos *"un grupo de amigos"* con los que podían contar en situaciones difíciles. Se establecían analogías entre el trabajo hospitalario y el espacio gremial: tanto en uno como en otro se desarrollaba un trabajo de cuidado. El hecho de *"cuidar a los pacientes"* era pensado de manera análoga a *"cuidarse entre todos"* y *"cuidar al sindicato"*.

Los dirigentes en las tramas que los construyen como tales

Los miembros de la agrupación Verde Morada realizaban una separación entre las actividades que consideraban *"gremiales"* y *"políticas"*. Sin embargo, con el correr de los años, quien fuera el principal referente de la agrupación decidió abandonar la militancia sindical y unirse a un partido político. Aunque en principio esto pueda presentarse como una cuestión contradictoria, aquí mostraré las diversas negociaciones que José realizó con los valores morales que regulaban las prácticas de la agrupación para que su decisión no generase tensiones.

Las militancias de los integrantes de la Verde Morada estaban estrictamente limitadas a su participación en la agrupación y la JI era conceptualizada por ellos como una *"herramienta gremial de los trabajadores*" en la que no se debía "*hacer política*". Afirmaban que una habilidad que debían desarrollar los miembros de la comisión directiva de la JI era limitar la participación de los partidos políticos en las asambleas:

> "*Nosotros siempre lo que decimos en las asambleas, y yo siempre lo digo, el conflicto de salud nunca permitimos que lo maneje un partido político. Y esto siempre está claro. Si el mensaje es gremial, no hay ningún problema, lo discutiremos y veremos cuál es la metodología de llevar el conflicto. Pero nunca vamos a permitir que un partido político, sea cual sea, se meta en un conflicto de salud. (…) Partidariamente cada uno que haga lo que quiera, pero dentro del hospital los conflictos los maneja gremialmente en este caso la JI que esté en su momento, que haya sido elegida por los compañeros*". (Federico, enfermero, sector de nefrología).

Pensaban que los partidos políticos imponían lógicas exógenas al hospital, al guiarse por definiciones programáticas establecidas en otras organizaciones. Por contraste, ellos priorizaban las decisiones "*gremiales*" que eran acordadas en el hospital y circunscribían su acción a este terreno:

> "*Yo en mi vida militante los enfrenté a todos: al peronismo, al Movimiento Popular Neuquino, al radicalismo, a toda la izquierda. Siempre los enfrenté, y por eso me siento con la autoridad de plantear estas cuestiones porque yo nunca respondí ni voy a responder a ninguna 'orga' partidaria, ni a ninguna 'orga' sindical. Nosotros respondemos al debate y a la asamblea. Ese es el modelo sindical*". (José, auxiliar técnico, sector de electro-medicina).

Este posicionamiento no respondía a una elección abstracta sino a un mecanismo para diferenciarse de otros grupos sindicales dentro del HPN: a) de la agrupación Violeta Negra, que tenía un vínculo estrecho con el Partido de los Trabajadores Socialistas; b) de la lista Verde que conducía el sindicato y cuyos dirigentes habían participado de la conformación de un partido político a nivel local y nacional; c) del sindicato UPCN, argumentando que tenía vínculos con el partido gobernante MPN. La separación entre actividades "*gremiales*" y "*políticas*" no era pues una elección que pudiera ser analizada por fuera de los marcos históricos y relacionales en los que se desarrollaba. Más bien, esta distinción era una forma de manifestar las disputas con las otras organizaciones y participar de diversas luchas de poder (al interior del hospital con otras listas y con UPCN, y en el exterior del hospital con la conducción provincial del gremio). Presentarse como sujetos "*a-políticos*" era justamente una forma de habilitar la participación política marcando distinciones con las otras organizaciones.[43] El hecho de afirmar que no estaban interesados en las lógicas *"externas"* al hospital ni en la militancia *"partidaria"*, les permitía presentarse a sí mismos como militantes dedicados exclusivamente a la participación gremial en el hospital. Se presentaban como dirigentes adecuados para conducir la JI, en tanto éste era el espacio de su consagración política como militantes.

Pero en esta separación las actividades *"políticas"* y *"gremiales"* no eran valores fijados de manera invariable, sino que habían surgido histórica y procesualmente –en función de las relaciones y disputas que mantenían con otras organizaciones–. Por esta razón, es posible registrar variaciones en diversos momentos históricos de la agrupación. La militancia de José ilustra estas variaciones, pues después de 20 años de militancia en la agrupación Verde Morada, comenzó a participar en un partido político.

José fue el Delegado General de la JI durante ocho de los diez años en los que la agrupación Verde Morada condujo esta organización. Esta agrupación se construyó en torno a su liderazgo, pues era él quien articulaba las relaciones y decisiones políticas de la organización. El resto de los miembros de la agrupación reconocían ciertas características de su personalidad que lo hacían merecedor de respeto y admiración. Algunas de las características más citadas para mostrar la experticia de José en cuestiones gremiales eran que *"conocía la realidad de todos los hospitales de la provincia"*, que *"los compañeros de los sectores lo querían"* y que *"tenía mucha cintura política"* tanto para negociar con las autoridades del gobierno como para sortear las disputas internas con los grupos opositores dentro del hospital.

Diversos grupos de trabajadores rendían honores a la picardía de José y su inteligencia *"pilla"* para manejar las cuestiones gremiales. Él era oriundo de una ciudad del norte de la provincia de Neuquén y construía una imagen de sí como *"un hombre venido del campo"*. Sus discursos estaban plagados de referencias gauchescas, errores de conjugación verbal y refranes populares. Había algunos que ya constituían una marca personal a la que recurría con frecuencia: *"no le vamos a soltar la cola a la vaca, aunque nos cague la mano"* era una de las formas usuales en que arengaba a los huelguistas si los días de paro se extendían; y mostraba su enojo con los funcionarios del gobierno cuando no los recibían para escuchar sus reclamos afir-

---

43 Ferraudi Curto (2009) ha señalado también esta particularidad para el caso de militantes barriales que se diferenciaban de las tradicionales estructuras partidarias.

mando que *"no vamos a andar como tero guacho corriendo de un lado pa' otro, pa' ver quien nos da pelota"*. El tono pícaro de sus discursos era reconocido incluso por actores externos al hospital, como se puede ver en esta nota aparecida en el periódico local:

> "[José] *hizo estallar en aplausos a los manifestantes que marcharon por las calles de la ciudad, en el marco de los reclamos por aumentos salariales de los empleados estatales. 'No aprendimos a bailar el tango por cagones, sino porque nunca dimos un paso para atrás' (...) 'menos vamos a retroceder ahora con nuestros reclamos'".* (*Diario Río Negro*, 2005j).

Los trabajadores del hospital encontraban graciosos los refranes citados por José, sobre todo cuando no los decía de la manera correcta, cuestión que era frecuente: un día, luego de una gran movilización que culminó en la casa de gobierno, José advirtió a los manifestantes respecto de las similitudes entre dos gobernadores de la provincia afirmando que eran *"dos palos de la misma astilla"* (invirtiendo el dicho popular *"dos astillas del mismo palo"*),[44] cuestión que causó risa durante la movilización y en los días posteriores en el hospital. En más de una oportunidad los trabajadores de distintos sectores del HPN me contaron *"históricos desaciertos"* de José, como aquel día en que luego de la muerte del ex presidente Alfonsín, terminó su discurso felicitando a la familia. Durante el trabajo de campo tuve oportunidad de registrar diversos momentos en los que, haciendo una pausa en su jornada laboral, diversos trabajadores se sentaban a tomar mates y recordar estas historias entre carcajadas. Estas equivocaciones no lo ponían en ridículo, sino que le permitían entablar una relación de cercanía con muchos trabajadores que se acercaban a él porque lo consideraban una persona *"sencilla"* que *"no andaba con vueltas"* (de acuerdo a como lo caracterizaban sus compañeros).

José establecía una relación diferencial con los varones y las mujeres del HPN. Se dirigía a las mujeres del sindicato diciéndoles *"compañera"* o *"mamita"*, y se colocaba a sí mismo en un lugar paternalista de protección –y control– (por ejemplo, indicando a sus compañeros que *"las traten bien"*, aprobando o desaprobando sus relaciones amorosas). José se vinculó también conmigo en estos términos: por ejemplo, uno de los días que llegué al hospital, me preguntó –en tono de broma– si alguno de los *"buitres del hospital"* me estaba conquistando y me explicó que no tenía que dejarme seducir. Fueron reiteradas las veces

---

44   Este evento ocurrió en el año 2010 cuando los trabajadores estatales estaban llevando adelante un plan de lucha en reclamo de aumento salarial.

en las que me hizo saber que se había enterado que yo hablaba con otros trabajadores y buscó marcar un límite frente a esos vínculos. Estos gestos no sólo los tenía conmigo sino con todas las mujeres que transitaban por la JI.[45] De esta forma, José dejaba de manifiesto que conocía los vínculos de las personas que se acercaban a él y buscaba controlar esas relaciones –principalmente de las mujeres–.

Durante los años en los que dirigió la JI, José tuvo licencia en su puesto de trabajo como chofer de ambulancias para dedicarse de manera exclusiva a las tareas sindicales. Cuando llegaba al hospital, se dirigía directamente al espacio de la JI, donde compartía unos mates con sus compañeros antes de *"recorrer los sectores de trabajo"*, asistir a reuniones con las autoridades del hospital, organizar las asambleas. Sus compañeros valoraban que José militara en su propio lugar de trabajo y que se *"quedara en el hospital"*, pues consideraban que demostraba que no buscaba acceder a lugares de poder que lo alejaran de sus compañeros.[46] Daniel me explicó varias veces que los miembros de la agrupación compartían *"la creencia de que no hay que irse del hospital"*.

Los integrantes de la agrupación Verde Morada consideraban a José como un referente político de gran importancia. Muchos de ellos habían empezado a participar de las actividades gremiales por tener una relación previa de amistad con él. Tanto Federico como Daniel, sus compañeros en la conducción de la JI, constantemente mostraban respeto y admiración hacia la figura de este dirigente: Federico les explicaba a sus compañeros que *"todo lo aprendí de él, siguiendo su línea"*; y Daniel validaba su experiencia sindical afirmando que José era *"un compañero de aventuras"*. Si Daniel y Federico habían encontrado un lugar legítimo en el sindicato, era por su vínculo con este dirigente, y se ocupaban de citarlo para posicionarse en la trama de relaciones de esta organización.

José se refería a sí mismo en términos similares: se presentaba como el iniciador de la agrupación Verde Morada y mostraba que él había

---

45 Obviamente, este vínculo no sólo cimentaba una relación particular con las mujeres, sino que además construía un tipo específico de masculinidad entre los varones. Entre ellos se hacían chistes cuando consideraban que no eran completamente varoniles e intentaban demostrar quién era el más fuerte, el más caballero, el más conquistador. Estas cuestiones son significativas en el análisis por la disrupción que generó la construcción de la agrupación Violeta Negra a este respecto en los añores posteriores, como veremos en el siguiente capítulo, al haber ocupado una mujer el puesto de Delegada General de la JI.

46 El valor que asume el *estar en el espacio de trabajo* para hacer frente a las sospechas y desconfianzas respecto a la participación gremial ha sido señalado también por Abal Medina (2014).

transmitido su experiencia política a sus compañeros. Usualmente recurría a metáforas para afirmar esta cuestión, como cuando decía que había *"plantado una planta que creció ¡Se fue desparramando la experiencia!"*. Una cuestión que llamó mi atención durante los primeros meses de trabajo de campo fue que José hablaba de la organización en primera persona. Por ejemplo, afirmaba *"yo no puedo convocar a un paro provincial"* refiriéndose a las limitaciones legales que tiene una Junta Interna de convocar a medidas de fuerza que superen su espacio de representación (en este caso el HPN). Al hablar de la JI en estos términos, José borraba la distinción entre su figura personal y la organización colectiva, unificando simbólicamente la vida gremial de los trabajadores del hospital a su actuación individual. A lo largo de los años, José se había convertido en el gran articulador de la política de la agrupación Verde Morada y de la JI en este hospital.

Sin embargo, luego de ocho años de ser Delegado General, resolvió dejar ese puesto en el año 2011. A finales del año 2008 anunció esta decisión, y en el boletín informativo que escribían en la JI, respondió a quienes ponían en duda la veracidad de su retiro:

> *"He dado mi palabra y la voy a cumplir. Cuando nadie cree en la política ni en la palabra de los dirigentes, nosotros asumimos el compromiso de cumplir con la palabra empeñada. Por eso te repito que no me voy a volver a presentar como delegado general, ni en otro cargo que tenga que ver con la JI".* (José, 2008).

Al dejar su cargo, volvió momentáneamente a su puesto de trabajo en el hospital como chofer de ambulancias, pero luego de unos meses pidió un pase al sector de electro-medicina. Este era un sector técnico de reparación de aparatología médica (incubadoras, respiradores, etc.), que se encargaba del mantenimiento de los equipos de toda la provincia. Las condiciones de trabajo en este sector le permitieron tener más control de su tiempo para también poder dedicarse a la militancia.

Se vinculó con la política partidaria y en el año 2013 participó como candidato a concejal por el partido Nuevo Encuentro a nivel municipal. Durante el período que estuvo de campaña pre-electoral, José no dejó de ir al hospital y a la JI. *"Ando saludador como político en campaña"*, bromeaba con sus ex compañeros de la agrupación Verde Morada. Como parte de mi trabajo de campo, lo acompañé en algunas de las actividades de campaña electoral, donde tuve oportunidad de registrar que en las presentaciones que hacía de sí mismo, él se mostraba como un histórico militante sindical del HPN. En uno de los volantes de difusión de las candidaturas que realizaron durante la campaña, había una foto suya con una descripción que indicaba:

"Dirigente gremial de SUTEN y luego de ATE en el Consejo Directivo Provincial. Fue delegado de la JI de ATE en el Hospital Castro Rendón. Durante años presidió la Subcomisión de fútbol del Club Pacífico y colaboró estrechamente con la dirigencia del Club Patagonia. Fue promotor de la formación de la Cooperativa del Castro Rendón y es un baluarte de la defensa de los derechos de los trabajadores y del rol del Estado en la comunidad". (Partido Nuevo Encuentro, 2011).

José exhibía así su militancia mostrando que su posición como candidato se debía a su participación *"gremial"*. En primer lugar, se diferenciaba de los otros competidores señalando el sostenimiento a lo largo del tiempo de una militancia en *"defensa de los derechos de los trabajadores y del rol del Estado en la comunidad"*, que lo mostraba como una persona constante y coherente. En segundo lugar, moralizaba su militancia política mostrando que él no buscaba satisfacer beneficios personales sino representar a los trabajadores y a la comunidad dentro del Estado. En tercer lugar, articulaba diversos elementos que formaban parte de la experiencia de la agrupación Verde Morada, pues no sólo enfatizaba su militancia estrictamente gremial sino también su participación en asociaciones de fútbol y en la cooperativa de viviendas del HPN. Es decir, la militancia *"gremial"* continuaba siendo, incluso en el momento de su candidatura como representante *"partidario"*, un elemento fuerte de la construcción de su legitimidad política.

La militancia gremial era expuesta por José para ofrecer una garantía y resguardo moral de la militancia partidaria. La participación en el sindicato era una forma de *vivir la política* que le proveía una sabiduría particular y lo convertía en una persona excepcional: *"un baluarte"*. Él mostraba que su socialización política se había realizado por vías diferentes a las del partido.

Respecto de sus compañeros de la agrupación Verde Morada, si bien apoyaban a José en su candidatura, todos valoraron que para dedicarse a las cuestiones partidarias haya renunciado a sus *"responsabilidades sindicales"*. Apreciaron su renuncia a la JI como un gesto de coherencia con las ideas que había esgrimido a lo largo de su militancia. Daniel afirmaba que *"obviamente el compañero José tiene nuestros votos y todo nuestro apoyo, pero nosotros no vamos a las actividades que nos invita porque no hay que mezclar las actividades gremiales con las de los partidos"*. Y Federico afirmaba que, a pesar de que todo lo había aprendido *"siguiendo su línea"*, él no estaba dispuesto a *"hacer campaña para José, porque no quiero mezclar lo político con lo gremial"*. También apreciaron que José se vinculara con el partido Nuevo Encuentro y no con el UNE encabezado por Julio

Fuentes. Daniel consideraba que *"José no podría estar nunca en los partidos del sindicato porque los separan muchas diferencias políticas. Con Julio Fuentes rompió hace muchísimo tiempo, y José está en desacuerdo sobre como manejaron la relación partido/sindicato"*.

Finalmente, el partido Nuevo Encuentro no consiguió esa victoria electoral, y por ende él no fue electo concejal. A partir de 2013 (y hasta el año 2016, fin del período de análisis) José se desempeñó como asesor del Diputado provincial de Nuevo Encuentro en la Legislatura Provincial de Neuquén. Al no estar trabajando en el hospital, su presencia en la vida gremial fue cada vez menor.

La profesionalización política de José era producto tanto de su decisión personal como resultado de la participación de un proceso colectivo que regulaba moralmente sus prácticas y conductas. Con estas prácticas, él tenía que establecer negociaciones.[47] Es indudable que quienes se convierten en dirigentes tienen aspiraciones individuales: quieren ser dirigentes, quieren poder representar al colectivo, quieren hacer valer su persona. Considero importante analizar estas intenciones individuales en el marco de los procesos colectivos en que ocurren, para evitar las caracterizaciones personalizadas de los líderes como si estuvieran desprendidas del grupo social del que surgen. Dado que la política se presentaba como externa e inmoral para los militantes de la agrupación Verde Morada, para legitimar su candidatura partidaria, José hizo base en los principios que regulaban su participación en ese grupo: los derechos de los trabajadores y la comunidad, la militancia gremial, el fútbol. Todos estos eran, en definitiva, elementos que regulaban la valoración de la honorabilidad y la honestidad de este dirigente. Dentro del entramado sindical del que había participado durante años, estos elementos eran una garantía: José podía transformarse en un candidato partidario y estas cualidades se presentaban como garantía moral de sus acciones.

Por ende, la existencia de dirigentes de tiempo completo que se profesionalizan en la militancia política no puede ser analizada como si reflejara únicamente un proceso de construcción de intereses personales. Aquí hemos argumentado la necesidad analizar el complejo proceso colectivo que regula la valoración de la honorabilidad y la honestidad de los dirigentes en función de las pautas del grupo.

---

47 De manera similar a la señalada por Manzano (2011) y por Ferraudi Curto (2009) para otros casos.

"*Ponerse la camiseta*" de la agrupación

Cuando José abandonó la militancia en la agrupación Verde Morada, surgieron modificaciones en este grupo. Aquí mostraré el proceso de armado de la lista Morada Verde para las elecciones desarrolladas en diciembre del año 2015 donde se disputaba la conducción de la JI con la lista Violeta Negra. Expondré que, incluso los eventos más institucionalizados de la vida sindical, como puede ser el desarrollo de una elección, deben ser analizados desde una perspectiva que reponga la particular politicidad y sociabilidad que cada grupo articulaba. Asimismo, en el análisis de volantes y folletines sindicales se torna fundamental comprender la estética y selección léxica en relación a los marcos cotidianos que delimitan la experiencia sindical de los nucleamientos políticos. Estas fuentes deben ser analizadas teniendo en cuenta su enraizamiento con las experiencias cotidianas de las personas y grupos.

Antes de irse del hospital, José escribió una despedida en *La Guinda*, el boletín informativo que realizaban en la JI, donde hizo una reconstrucción de su militancia en la agrupación Verde Morada y proclamó a Federico como su sucesor.

"Hoy el país vive otros tiempos y, modestamente, creo que necesita otros actores. Por eso en esta oportunidad será Federico el que encabece la lista Verde Morada. No me queda ninguna duda de que es Federico la única persona que está en condiciones anímicas, morales e intelectuales de heredar todo este caudal de historia que describimos en la nota.[48] Él ha estado en la parte más áspera de todo este tramo de historia, se ha fogueado al calor de la lucha, de la demanda de los compañeros y el aprendizaje que ha incorporado lo posiciona de forma excepcional frente a cualquier oponente". (José, 2011).

En el año 2011 fue Federico quien encabezó la Lista Verde Morada para las elecciones de la JI, enfrentándose a la Lista Violeta-Negra. Devenir dirigente de la agrupación no era un proceso que dependiera únicamente de decisiones individuales, sino que mostraba los efectos prácticos de las relaciones recíprocas que mantenían sus militantes. Federico se presentó como el continuador de las ideas de José, cuestión que mantuvo a lo largo de su gestión. Sin embargo, en el año 2013, perdió los comicios frente a la lista Violeta Negra, que condujo este espacio gremial durante dos años, como analizaré en el capítulo siguiente. En las elecciones desarrolladas en diciembre del año 2015,

---

48 Resulta significativa la clasificación que José realizó de las cualidades necesarias en el proceso de construcción de dirigencias en la agrupación Verde Morada: no se trataba tanto de cuestiones programáticas, sino de reunir aspectos *"anímicos, morales e intelectuales"*.

los integrantes de la agrupación volvieron a disputar la JI, pero esta vez modificaron parcialmente el nombre de la lista, bautizándola Morada Verde.

Federico se encargó de convocar personalmente a quienes consideraba idóneos para cada uno de los cargos, reclutando integrantes de los sectores *"no-profesionales"* del hospital. La comisión directiva estuvo compuesta en su totalidad por trabajadores del sector de enfermería y servicios generales.[49] Todos ellos formaban parte del grupo que se había mantenido cercano a la agrupación durante los años que condujo la JI y que compartían no sólo una relación política sino también de amistad. Para muchos, ésta era la primera vez que participaban activamente en la vida gremial y para algunos de ellos, el compromiso con la lista fue primero un compromiso personal con Federico.

Federico se postuló para el puesto de Delegado General de la JI y una mujer (Sonia) fue la que ocupó el cargo de Delegada General Adjunta. Era la primera vez que una mujer ocupaba alguno de los cargos principales de la lista. Como vimos, ella había sido una de las figuras centrales del equipo de fútbol de mucamas en el torneo para festejar los 100 años del hospital. Tenía 28 años de edad y había ingresado al hospital en el año 2012, lo que la convertía en la dirigente más joven de la lista. Se había incorporado rápidamente al círculo de sociabilidad de esta lista gracias a su padre, que trabajaba en el sector de mantenimiento y participaba de las redes políticas de esta agrupación.

En el volante que distribuyeron durante la campaña con la *"plataforma electoral"*, se articulaban diversos elementos que representaban a esta lista. La estética del volante, la selección de las palabras y las frases con las que expresaban su propuesta estaban cargadas de disputas que sólo podían comprenderse teniendo en cuenta el entramado cotidiano del que participaban. Se trataba de un volante realizado en una hoja A4 doblado a la mitad, formando una cartilla de dos carillas internas (además de la tapa y contratapa). En la tapa, había una foto de los candidatos: en el medio de la foto estaba Federico sonriente, vistiendo su uniforme de trabajo, y alrededor de él, el resto de sus compañeros. Sobre la foto, estaba el logo del sindicato seguido del lema

---

49 La lista estuvo compuesta por tres enfermeros, dos camilleros, un auxiliar de servicio (que se dedican a la descontaminación de la "unidad del paciente"), una trabajadora administrativa, un chofer de ambulancia, una mucama, un auxiliar de farmacia, un trabajador de mantenimiento hospitalario, una trabajadora administrativa del jardín maternal del hospital.

"Morada Verde. ¡La lucha nunca debe parar!". Debajo de la foto, se anunciaba el mensaje principal que la lista quería transmitir:

> *"Para este 03 de diciembre* [día de la elección] *nuestra agrupación Morada Verde está trabajando para recuperar la JI, que históricamente fue referente y punta de lanza de cada lucha, como organización gremial al servicio de los trabajadores (afiliados y no afiliados), en defensa del Hospital Público, y no a la disposición de un partido político"*. (Lista Morada Verde, 2015).

En el interior del volante, cada uno de los candidatos aparecía referenciado por su nombre, apellido, apodo y función dentro del trabajo hospitalario (por ejemplo, *"enfermero"*, *"auxiliar de servicio"*). Luego de la lista de los candidatos, había una foto de una movilización, donde se veía la bandera de la JI extendida, con un epígrafe que anunciaba que en las elecciones se ponían en juego *"dos modelos diferentes"*:

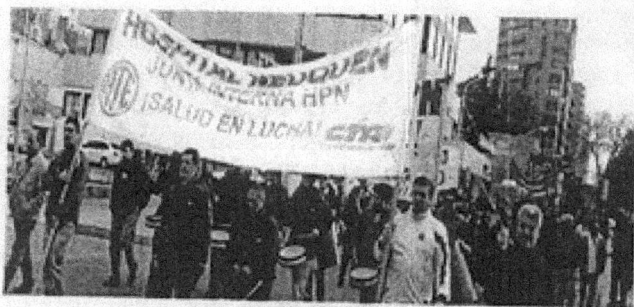

DOS MODELOS DIFERENTES...

- UN MODELO CON EL MISMO CASSETTE.
- OTRO MODELO DIFERENTE: ...
- EL NUESTRO , SIN CASSETTE Y SIN PATRON.

La referencia a *"un modelo con el mismo cassette"* buscaba diferenciarse de la Lista Violeta Negra, que en ese momento conducía la JI. En las recorridas por los sectores de trabajo, los militantes de la Lista Morada Verde afirmaban que los integrantes de la Lista Violeta Negra no estaban preocupados por las cuestiones internas del hospital sino que traían la lógica del PTS, a la que consideraban exógena. Era común que para enfatizar este desacople, los miembros de la Lista Morada Verde afirmaran que los miembros de esta lista de filiación trotskista *"repetían el mismo cassette"* con el discurso del partido sin importar *"si estaban en el hospital, en una fábrica o en una escuela"*. Ellos consideraban que su lista proponía una lógica diferente, que sintetizaban con una metáfora futbolística: *"ponerse la camiseta del hospital"*.[50]

> *"Desde nuestra posición no criticamos a los partidos políticos, lo que cuestionamos es que se utilice la organización y la herramienta gremial como la JI al servicio de un partido y se deje de lado los reclamos del Hospital y de los Trabajadores/as. (…) Nuestro objetivo es que los trabajadores/as unidos, más allá de la función y responsabilidad, volvamos a las calles para llevar adelante todos nuestros reclamos con la camiseta puesta en defensa del Hospital Público".* (Lista Morada Verde, 2015).

Como se ve, en esta última afirmación se incorporaba otro elemento: la Lista Morada Verde apelaba a todos los trabajadores *"más allá de la función y responsabilidad"*, marcando una diferencia con aquellas organizaciones sindicales que representaban a un grupo menor de trabajadores (como el Sindicato de Profesionales de la Salud Pública de Neuquén y el Sindicato de Enfermería de Neuquén).[51] Ellos resaltaban que en la JI podían estar representados todos los trabajadores del hospital, sin importar la jerarquía del puesto que ocupasen.

Entre estos polos de disputa, la propuesta de la lista hacía equilibrio en una compleja red de identificaciones y diferenciaciones políticas. En su plataforma, esos elementos estaban puestos al descubierto, pero para poder identificarlos había que tener una mirada atenta a los sentidos que se construían de manera cotidiana en el entramado sindical de este hospital.

La construcción de la campaña para las elecciones se dirigió principalmente al sector *"no profesional"*, que era el colectivo con el que más relación tenía Federico. En este volante, se hacía un recuento de los logros que había producido esta lista mientras condujo la JI y allí se subrayaban principalmente las conquistas del sector *"no profesional"*:

> "• *El escalafón de Salud, que contempla agrupamiento y básicos del conjunto de los trabajadores.*
> • *Luchamos para eliminar los contratos y monotributos, los cuales desaparecieron en su totalidad.*

---

50 Esta referencia a metáforas futbolísticas era uno de los elementos que se habían mantenido en los volantes de la lista a lo largo de los años. En los volantes de campaña para las elecciones de 2009 y 2011, la Lista Morada Verde terminaba con la frase "¡La lista morada-verde tiene equipo compañeros!" (Lista Verde Morada, 2009, 2011).

51 En el capítulo 4, veremos el lugar que ocupaba la *"responsabilidad"* en las actividades laborales de los trabajadores *"profesionales"* y en su dinámica sindical.

- *Se recuperó la limpieza de la guardia de emergencia (antes tercearizada).*
- *Se creó el puesto de camarero-cocinero, con agrupamientos y fundamentos, en el trabajo realizado con el servicio de infectología, y los/as compañeros mucamos/ as dejaron de distribuir las dietas a los pacientes.*
- *Se crea la figura de Auxiliar de Servicio, realizando con organización y trabajo las tareas del lavado de camas y otras actividades, un reclamo histórico del sector de Enfermería. Todos estos cambios y conquistas no solo mejoran la calidad de atención al paciente, las condiciones de trabajo, además surge algo muy Importante, la creación de nuevos puestos de trabajo.*
- *Se logró la re categorización en diferentes sectores del Hospital y resto del Sistema de Salud como por ejemplo: en la cocina se reconoció el trabajo y el esfuerzo de la tarea diaria, el 99% de los compañeros/as fueron re categorizados.*
- *En otros sectores como laboratorio, Administrativos, Jardín Maternal, pase de Mucamos a Camilleros (por nombrar algunos) se logra que fueran reconocidos y re categorizados. Siempre hemos llevado cada reclamo, debate y lucha, no solamente a las asambleas sino también a las calles unificando la lucha con el resto de los Hospitales, centros de salud, el CAM, el Depósito central (algo que hoy no sucede)".* (Lista Morada Verde, 2015).

En este recuento, transcripto tal como aparecía en la plataforma de campaña, es posible registrar cierta desatención a los aspectos gramaticales y a la selección léxica, cuestión que aparecía en otros materiales producidos por la agrupación. La producción gráfica no tenía una centralidad en las estrategias de comunicación de la lista, que priorizaba el contacto cara a cara con los afiliados, y en ocasiones desatendían los aspectos formales en la producción de los escritos. De manera similar a la experiencia de José que equivocaba refranes y mantenía errores de conjugación verbal, en este caso era posible registrar que los errores gramaticales o faltas de ortografía no iban en desmedro de la efectiva comunicación de los miembros de la agrupación con los afiliados.

Centraron la campaña electoral de la lista en la *"recorrida por los sectores"*. El hospital estaba casi completamente empapelado por carteles de la lista opositora (la lista Violeta Negra), que mostraban fotos de diversos trabajadores con carteles apoyándolos y *banners* con los logros que habían tenido durante su gestión. En cambio, los carteles de la lista Morada Verde, realizados con rollos de papel prensa cortados y escritos con fibras de colores, eran escasos. Pero eso no parecía preocuparles y en más de una oportunidad conversaron respecto a concentrar sus esfuerzos *"hablando con los compañeros"*.

El día de la elección, las labores de la Lista Morada Verde tampoco fueron del todo visibles. Mientras los militantes de la lista Violeta

Negra se mantuvieron en la mesa de votación y desde allí coordinaron las actividades de militancia, los militantes de la lista Morada Verde estuvieron en su *"centro de operaciones"* al que bautizaron *"el bunker"*. Se trataba de una pequeña sala cercana al sector de mantenimiento hospitalario, donde había una mesa con sillas, una cocina a gas para calentar comida o hacer mates, y un baño. Usualmente este espacio era usado por los trabajadores de mantenimiento para almorzar, pero ahora que la lista Morada Verde estaba de campaña, se lo habían prestado para ese fin. No todos los trabajadores sabían que éste era el centro de operaciones de la lista, sino que era un dato conocido sólo por los afiliados cercanos (principalmente del sector de mantenimiento y mucamas).[52] No estaban ausentes del espacio hospitalario, sino que lo habitaron de otra manera: centralizaron sus actividades en *"el bunker"* donde se juntaban a almorzar y tomar mates con diversos trabajadores, y desde allí llamaban por teléfono a diversos afiliados para comentarles su plataforma e insistirles para que vayan a votar. No parecían haberle dado importancia a la vestimenta, a diferencia de los miembros de la lista opositora que estaban todos vestidos de color violeta y negro.

Luego de terminada la elección y realizado el recuento de votos, quedó en evidencia que realmente había sido una elección muy pareja: la lista Morada Verde ganó las elecciones con diferencia de 1 voto (248 a 247). Luego del primer recuento, y en un clima casi onírico donde nadie terminaba de creer lo que estaba pasando, se volvieron a contar todos los sobres y boletas dos veces más. Efectivamente, la Morada Verde tenía un voto más que la lista Violeta Negra. Hicieron el acta pero la situación quedó en relativo suspenso (ya entrado el atardecer) hasta el día siguiente, en que ambas listas fueron a la conducción provincial del sindicato: la Violeta Negra a impugnar las elecciones y la Morada Verde a ver como seguía el proceso de asunción. La asunción se dio algunos días después entre acusaciones de fraude y pedido de revisión de los padrones en ATE central. El hecho de que la elección haya quedado casi empatada, hizo que la dinámica sindical de la JI quedara momentáneamente tensionada en relación a los dos polos.

Como *evento crítico* (Frederic & Masson, 2009), estas elecciones permitieron que se vuelvan visibles los componentes que conformaban las disímiles experiencias sindicales de ambas listas. La victoria electoral no sorprendió a los integrantes de la lista Morada Verde,

---

52 Yo supe de este espacio de una manera muy casual los días previos a la elección, porque sus compañeros me indicaron que podía encontrar a Federico allí, que se había tomado unos días de licencia de su puesto de trabajo para dedicarse a la campaña electoral.

que confiaban en su amplia red de politicidad y sociabilidad dentro de los sectores *"no profesionales"* del hospital. Para entender su victoria era necesario no sólo ponderar las acciones de militancia que habían hecho en el marco de la campaña electoral, sino la activación de una amplia red de amistad, contención y afecto que se articulaba principalmente entre los trabajadores no profesionales.

Conclusiones parciales

A partir del análisis de la experiencia de esta agrupación en el entramado sindical del HPN, he mostrado que *"participar en el sindicato"* implicaba para sus integrantes una forma de forjar un respeto y prestigio que les permitía ponerse en pie de igualdad con otros grupos de trabajadores del hospital y alterar parcialmente la jerarquía presente en el trabajo cotidiano entre el sector *"profesional"* y *"no profesional"*. El sindicato era un lugar donde adquirir conocimientos específicos que les otorgaban una experticia y respetabilidad.

Pero los trabajadores *"no profesionales"* no tenían una unidad política definida de manera previa a la participación política, ni la agrupación Verde Morada era el reflejo de una *base* de trabajadores que la precediera. Su grupo era forjado de manera cotidiana tanto en las prácticas de resolución de problemas gremiales como en el hecho de compartir la comida, hacerse bromas, asistir juntos a las fiestas de los fines de semana. Esta agrupación no se desprendía mecánicamente del hecho de tener demandas sindicales similares, sino que era el producto de un arduo trabajo cotidiano que superaba incluso los límites espaciales del hospital y los límites temporales de la jornada laboral. Considero importante no evaluar la participación sindical únicamente desde la racionalidad política que está implicada en la colectivización de demandas corporativas, sino también desde los diversos procesos de sociabilidad, afectividad y cuidado mutuo que allí se articulan.

Estos procesos nos muestran una forma particular de *experimentar lo sindical*. Es decir, esos vínculos no solo hablaban de cómo las personas establecían lazos de amistad interpersonales, sino también de cómo experimentaban en sus propios términos lo que significaba *participar sindicalmente*. La experiencia de esta agrupación pone en evidencia la necesidad de alejarse de una visión meramente institucionalista del sindicato que, como ha argumentado Hyman (1975, p. 25), "cosifica al sindicato como si no estuviera compuesto de múltiples personas". Compartir la comida y la bebida, organizar torneos de truco, festejar los cumpleaños y organizar fiestas durante los fines de semana eran todas prácticas a través de las cuales los miembros de la agrupación Verde Morada construían su grupo. La agrupación también era para sus miembros un espacio de *contención afectiva:* el hospital aparecía como un espacio de trabajo donde las personas atravesaban experiencias decisivas en sus vidas (nacimientos, muertes, enfermedades propias y de familiares), y la participación sindical era experimentada como una forma de cuidarse mutuamente en esos momentos. Para analizar la experiencia sindical que se ponía en juego en esta agrupación resulta fundamental tener en cuenta tanto las cuestiones propiamente gremiales como los aspectos vinculados a la construcción de una sociabilidad y pertenencia grupal, que no se *limitaba a* pero que estaba completamente *articulada con* lo sindical.

Asimismo, considero importante contextualizar los posicionamientos políticos que en principio parecen elecciones abstractas en el marco de los procesos relacionales e históricos en que participan los militantes sindicales. En este caso, hemos visto que la separación entre las actividades *"gremiales"* y *"políticas"* que realizaban los miembros de la agrupación Verde Morada les permitía diferenciarse de otras organizaciones sindicales dentro del hospital. Justamente presentarse como una agrupación *"a-política"* era una forma particular de experimentar su vinculación con la experiencia política sindical. A partir del análisis de la experiencia de José, mostré las variaciones que pueden registrarse en la elaboración de estos principios, estudiando las tensiones y la regulación moral de las prácticas de los dirigentes en función de las reglas del grupo.

La forma en que se construía la participación en esta agrupación daba cuenta de una manera de experimentar lo sindical que ponía en el centro de la escena las redes de sociabilidad y los compromisos morales que cada uno de los integrantes asumía en el marco de las relaciones del grupo. La relación entre la sociabilidad y la politicidad de la experiencia gremial puede ser pensada entonces en dos niveles. Por un lado, es una marca de este grupo empírico (la agrupación Verde Morada y luego Morada Verde) que construía su forma de militar sindicalmente tanto a partir de la construcción de demandas laborales compartidas como a partir de generar redes de amistad, sociabilidad y afecto. Por otro lado, el análisis de esta dimensión muestra la necesidad de atender a los aspectos de la sociabilidad presentes también en otras organizaciones gremiales, cuestión que suele quedar desatendida frente al análisis de las demandas e intereses corporativos.

CAPÍTULO 3

La agrupación Violeta Negra: experimentar lo sindical como un grupo programático

La agrupación Violeta Negra fue creada en el año 2005 en el Hospital Provincial Neuquén (HPN). Desde sus comienzos estuvo impulsada por militantes del Partido de los Trabajadores Socialistas (PTS) y aglutinó también a trabajadores denominados "*independientes*". Casi la totalidad de sus integrantes tenían menos de 40 años de edad, entre 5 y 10 años de antigüedad en el trabajo hospitalario y había una proporción semejante de mujeres y varones. Esta agrupación condujo la Junta Interna (JI) del HPN entre diciembre de 2013 y diciembre de 2015.

La agrupación Violeta Negra muestra un aspecto importante de la experiencia sindical del HPN: para sus militantes, la participación en el sindicato era una forma de mantener un "*programa político para la clase trabajadora*". En este capítulo se argumenta que es necesario analizar los aspectos programáticos implicados en la acción sindical en el contexto de las relaciones y disputas que mantienen distintos grupos. Asimismo, se argumenta a favor de un enfoque que no reduzca los principios programáticos de la acción gremial a fenómenos abstractos o meramente cognitivos, y se muestra la importancia de analizar los aspectos performativos y pedagógicos que están implicados en la construcción y apropiación de los mismos.

El capítulo se divide en cinco apartados. En el primero, analizaré el hecho de que la agrupación Violeta Negra se haya propuesto "*recuperar el sindicato*" marcando una oposición y diferencia con la dirigencia, a quienes se referían como "*burocracia sindical*". En el segundo apartado, mostraré que los militantes de esta agrupación pensaban la acción gremial articulada al programa del PTS. En el tercer apartado, veremos que la construcción del "*programa político*" de la agrupación no era una cuestión abstracta sino un conjunto de principios que moldeaban las prácticas cotidianas de los militantes en el hospital. En el cuarto apartado, se analiza el proceso de *"formación política"* de los integrantes de la agrupación Violeta Negra mostrando que incluía un amplio desarrollo de prácticas y destrezas políticas. En el quinto y último apartado, se analiza el modo en que los *"referentes"* de la agrupación Violeta Negra dedicaban su vida a la militancia y organizaban sus proyectos vitales en relación a la participación en la agrupación o en el Partido. En estos casos, la militancia se volvía un proyecto de vida.

"Recuperar" el sindicato: el conflicto con la *"burocracia sindical"*

En la agrupación Violeta Negra se proponían *"recuperar el sindicato"* de las manos de la *"burocracia sindical"*. La utilización de esta palabra, que tiene estatus conceptual en ciencias sociales, es una muestra visible de la circulación de las categorías analíticas de las ciencias sociales en el lenguaje de la vida cotidiana, pero no debe llevarnos a asimilar los sentidos nativos con las definiciones analíticas. Las palabras, acciones e imágenes construidas por la agrupación Violeta Negra estaban moldeadas por el proceso de disputa interna con otros grupos dentro de la organización gremial.

La agrupación Violeta Negra nació luego de la huelga desarrollada en el año 2005, reuniendo a trabajadores que habían participado como *"auto-convocados"*. Como hemos visto en el capítulo 1, este colectivo tuvo una fuerte identidad y organicidad política: tenían sus propias asambleas en las que establecían estrategias para disputar las posturas de la agrupación Verde Morada en las asambleas generales. Luego de finalizada la huelga, que fue vivida como una *"derrota"*, acusaron a los dirigentes –a los que se referían como *"burocracia"*– de boicotear la organización de los *"auto-convocados"*:

> *"La burocracia intentó abortar estas asambleas paralelas, con sus propios militantes y dirigentes tratando de quebrar la voluntad de los trabajadores, lo que lejos de quebrarnos nos fortaleció como grupo. Entonces intentaron no votar nuestras mociones, pero aprendimos rápidamente y les ganamos cada asamblea. Decidieron llamar a votar a todos los 'carneros'[53] y lograron su objetivo porque no pudimos imponer que 'los que no paran no votan'"*. (PTS, 2005a).

---

53 Palabra nativa que refiere a las personas que no adhieren a las medidas de fuerza decididas por sus compañeros de trabajo o por el sindicato, o que aceptan una remuneración para trabajar mientras un sector con trabajadores está en huelga.

El desacuerdo que estos militantes marcaban respecto de la actuación de la dirigencia nos permite ver que la *posición hegemónica* que estos últimos ocupaban dentro de la organización sindical no era expresiva del consenso por parte de todos los afiliados, sino que formaba parte de un proceso *de lucha y enfrentamiento*. La legitimación de la posición dirigente requería constantes ejercicios de actualización, dado que era puesta en cuestión por diversos grupos de afiliados. En este sentido, es necesario "explorar la hegemonía no como una formación ideológica terminada y monolítica sino como un proceso de dominación y de lucha problemático, disputado y político" (Roseberry, 2002, p. 5). No se trata de una posición estabilizada sino de un proceso plagado de disputas.

El grupo de "*auto-convocados*" se disolvió en los meses posteriores a la huelga, pero algunos afiliados que habían participado en ese colectivo (como Pablo, Joaquín, Hernán, Manuela, Marina, Mariela, Rodrigo) consideraban que era necesario mantener una agrupación opositora que disputase la conducción del sindicato. Conformaron una nueva agrupación: la Violeta Negra. Algunos de sus integrantes eran militantes del PTS y otros eran "*independientes*", aunque todos se consideraban militantes "*de izquierda*". La mayoría tenía una militancia política previa o vínculos con otras organizaciones (movimiento estudiantil, organizaciones feministas, de derechos humanos).

En el boletín de difusión de la creación de la agrupación, expusieron su diagnóstico de la situación del gremio y plantearon sus objetivos. Allí manifestaron su desacuerdo con el proceso de desafiliación de ATE que muchos trabajadores realizaron luego de la huelga por sus enojos con la dirigencia, y afirmaron que la solución que ellos proponían era disputar la conducción del sindicato para darle nuevos contenidos y dinámicas. Se apelaba a los trabajadores para convencerlos de que no abandonaran la participación sindical. Afirmaban que ellos se proponían "*recuperar el sindicato*" para ponerlo al servicio de la "*tradición de lucha contra la explotación de la clase obrera*".

El término "*recuperación*" buscaba poner en discusión el rol que estaba desempeñando la dirigencia de esta organización, de quienes consideraban que eran funcionales "*al sistema capitalista que explota a trabajadores/as*" y "*a los gobiernos patronales*". Aseguraban que si "*la gran mayoría de los trabajadores no tiene confianza en sus propias fuerzas es porque años de traiciones y de burocracia sindical han adormecido esa conciencia de clase que necesitamos despertar hoy más que nunca*" (Agrupación Violeta Negra, 2005c). Consideraban que, aunque había habido "*años de burocracia sindical y de que muchos/as compañeros/as crean que los gremios no sirven para nada"*, debían *"recuperar un sindicato para la lucha (...) que se apoye en lo que decide la base"* (Agrupación Violeta Negra, 2005b). La diferenciación entre *"bases"* y *"burocracia"* fue un rasgo central del proceso de construcción de una alteridad política que les diese unidad como agrupación opositora:

> *"ATE se encuentra vaciado, muchos compañeros/as se han desafiliado y otros ni se plantean afiliarse porque desconfían de los dirigentes. Pero los trabajadores empezamos a demostrar desde las bases que estamos dispuestos a enfrentar a estos dirigentes que mantienen nuestro sindicato vaciado y desmovilizado".* (Agrupación Violeta Negra, 2007).

> *"Nosotros tenemos la necesidad de recuperar las organizaciones sindicales en manos de los trabajadores con una estrategia diferente. Nosotros veíamos que había una conducción burocrática que no ayudaba y no aportaba ni a que las luchas triunfen ni a que los trabajadores se sientan más sujetos de la política".* (Sabrina, operadora terapéutica, sector de adicciones).

El término *"recuperación"* mostraba el desacuerdo con el tipo de política que se estaba desarrollando en esta organización gremial y condenaba a sus dirigentes, a quienes nombraban como *"burocracia sindical"*. De esta forma, los integrantes de la agrupación Violeta Negra producían un lenguaje común que les permitía significar las relaciones sociales en las que estaban inmersos de una manera activa y confrontativa en relación a la dirigencia. Producían "una manera de hablar sobre las relaciones sociales que exponía los términos centrales alrededor de los cuales y en términos de los cuales podía ocurrir la impugnación y la lucha" (Roseberry, 2002, p. 8).

Es necesario analizar los sentidos que los propios actores les asignan a las palabras. Los miembros de la agrupación Violeta Negra afirmaban que la dirigencia era *"burocrática"* porque *"apoyaba a los gobiernos patronales"*, *"no escuchaba a las bases"*, *"era anti-democrática"* y *"hacía las cosas mal"*.[54] La nominación de la dirigencia como *"burocracia"* estaba lejos de los sentidos conceptuales o analíticos que le son asignados en sociología (y no tenían por qué estar cerca) y mostraba los procesos de contienda u oposición dentro de la trama de relaciones de la que participaban. Este término tiene, como la mayoría de los términos sociológicos, circulación en la vida de los propios actores estudiados, que les asignan sentidos propios y los utilizan en sus luchas

---

54 El uso del adjetivo *"burocrático"* para referir a una cosa mal hecha, engorrosa y complicada es muy extendido en el lenguaje cotidiano de nuestro país.

cotidianas. Es necesario entonces, mantener ese doble nivel de análisis de la categoría *"burocracia"* intentando desandar los sentidos que tiene para los propios actores implicados en la vida gremial y distinguirlos de sus sentidos analíticos y conceptuales.

En el período de la post-convertibilidad se han desarrollado interesantes debates académicos entre los estudiosos del sindicalismo argentino en torno al concepto de *"burocracia sindical"*.[55] Victoria Basualdo (2010) se ocupa de mostrar la centralidad que tuvo esta categoría en los autores clásicos marxistas de los estudios sindicales, visibilizando la preocupación de estos investigadores por las restricciones en los procesos de democratización de las bases obreras y de la defensa de sus intereses. También Ghigliani y Belkin (2010) se ocuparon de analizar los usos de esta categoría en los estudios sindicales, distinguiendo usos "ortodoxos" y "revisionistas". Los primeros enfatizaban la división entre las bases y la dirigencia, mostrando la separación de intereses de éstos respecto de los afiliados; mientras que las tesis revisionistas criticaron la romantización de las bases presentes en estos estudios, mostrando las líneas de continuidad entre ambos grupos. Ghigliani & Belkin (2010) critican ambas corrientes en tanto consideran a los intereses obreros como algo dado y preexistente, y mantienen un enfoque binario de separación entre bases y dirigentes. En todo caso, consideran que debe analizarse cómo se constituye el interés de clase en la base de representación.

Colombo (2010) piensa la noción de *"burocracia sindical"* volviendo la mirada hacia la disputa político-gremial en su dimensión discursiva. Esto le posibilita identificar que la condena que los militantes de una comisión interna hacen hacia los dirigentes del gremio acusándolos de ser una *"burocracia sindical"*, les permite evaluar la actuación política de la conducción gremial y sancionar moralmente a la cúpula del sindicato para deslegitimar su actuación. En la experiencia de la agrupación Violeta Negra he registrado un proceso similar de construcción de grupalidades en relación a esta categoría y la condena de la actuación política de las dirigencias. Sin embargo, aquí es visible una cuestión más: el rechazo a la *"burocracia sindical"* no sólo operaba en la disputa presente, sino que aparecía como una garantía hacia el futuro. Condenando a la *"burocracia sindical"*, sus integrantes iban moldeando un sentido compartido de lo que implicaba

---

55 Puede verse el Dossier "Hacia un debate sobre el concepto de 'burocracia sindical'" organizado por la revista *Nuevo Topo* (7) en el año 2010, y el Dossier "Burocracia sindical: de la dictadura al kirchnerismo" organizado por la revista *Archivos de la historia del movimiento obrero y la izquierda* en el año 2016.

ser un *"buen dirigente"*. La diferenciación Nosotros-Ellos no solo operaba organizando la contienda política actual, sino que era un mensaje hacia el futuro: sus acciones presentes eran una garantía de que no se volverían dirigentes *"burocráticos"*.

Un estudio etnográfico sobre las organizaciones gremiales nos permite analizar el uso de esta categoría por los propios actores en el marco de las relaciones donde participan. En este sentido, restituir la dinámica cotidiana e histórica de la agrupación Violeta Negra permite mostrar que el uso de la categoría *"burocracia"* conformaba, en este caso, un *lenguaje contencioso* por medio del cual un grupo de afiliados se enfrentaba a la dirigencia de su organización gremial y presentaba un programa alternativo. A continuación, analizaré el proceso de construcción de esta agrupación en tanto grupo programático.

La Violeta Negra como grupo programático

En este apartado analizaré la construcción de la agrupación Violeta Negra como *grupo programático* dentro del HPN. Mostraré que sus militantes pensaban la acción gremial articulada a un *"programa general para la clase trabajadora"* que superaba la participación en el espacio del hospital. Este programa estaba puesto en el primer plano, por sobre otras dimensiones existentes en la participación sindical.[56]

Para *"recuperar"* el sindicato, los militantes de la agrupación Violeta Negra consideraban imprescindible tener *"un programa"* que articulara la acción gremial en el HPN con el conjunto de las luchas de la *"clase trabajadora"* contra la *"explotación capitalista"* (Agrupación Violeta Negra, 2005c). Esa lucha presentaba mediaciones en el caso de la salud pública puesto que no se trataba de un enfrentamiento clásico con dueños de medios de producción —debido a que se trataba de un servicio público—, y por ende no estaba en juego la apropiación directa de la producción de plusvalía en el espacio de trabajo. Pero a pesar de esta distinción, los integrantes de la agrupación Violeta Negra enfatizaban que, al igual que otros trabajadores, aquí se enfrentaban a un patrón que buscaba sacar sus propios réditos económicos menoscabando las condiciones laborales:

---

56 Como podrían ser los aspectos afectivos que hemos visto que eran centrales en la experiencia de la agrupación Verde Morada, o como veremos en los capítulos posteriores, los aspectos profesionales que eran centrales en SiProSaPuNe y el SEN.

*"La paritaria es una instancia en la que los/as trabajadores/as intentan (e histór
camente así ha sido) imponer mejores condiciones de trabajo a su patrón (Estado),
que a su vez siempre intenta avanzar sobre los derechos y conquistas ganados con la
lucha por la clase trabajadora. Por lo tanto, en las paritarias se enfrentan intereses
muy distintos, y según la relación de fuerza que se muestre en esa instancia, será
lo que se defina para el lado de la patronal o para el lado de los trabajadores".*
(Agrupación Violeta Negra, 2005a).

Ellos se definían como independientes del *"Estado-patrón y también de todas las variantes patronales"*, *"porque los intereses de la
clase trabajadora están enfrentados al de los empresarios y su Estado"*
(Agrupación Violeta Negra, 2007). Afirmaban que tenían un programa
"clasista", *"anti-patronal"* y *"democrático"*:

*"Si no luchamos para que con organización, participación, democracia y sólidos
fundamentos clasistas recuperemos nuestro sindicato, ¿qué vamos a hacer? Si no nos
enfrentamos al gobierno, van a hacer lo que quieran con nosotros/as. Y si no empezamos a tomar como propia la lucha por construir sindicatos democráticos, clasistas y
anti-patronales se termina por cerrar el círculo de la derrota".* (Agrupación Violeta
Negra, 2005b).

El programa de la agrupación se apoyaba en los siguientes *"principios generales"*, según me fueron explicados por Sabrina, una de las
"referentes" de la agrupación:

a. *"Democracia sindical"*. Tener un programa *"clasista"* implicaba
para ellos *"impulsar la democracia sindical, el mandato de las asambleas, la revocabilidad de los dirigentes y luchar por nuevos delegados
y Juntas Internas para poner ATE al servicio de los trabajadores y
sus luchas"* (Agrupación Violeta Negra, 2007). Además de promover
la elección de delegados en diversos sectores del hospital, propusieron
realizar asambleas de trabajadores que tuvieran problemáticas específicas. Este fue el caso de las asambleas de los trabajadores *"mensualizados"* que fueron promovidas por la agrupación Violeta Negra,
cuyo objetivo era reclamar *"el pase a planta de todos los contratados"*.

Si por un lado estas prácticas organizaban su militancia en el hospital, por otro lado, eran vistas por ellos como diversos mecanismos
para ir construyendo una experiencia *"clasista"* más allá de la experiencia restringida de este espacio de trabajo. Para ellos la formación
de cuerpos de delegados no sólo era una práctica efectiva para organizar sindicalmente el espacio hospitalario, sino que también hacía
que los trabajadores se sintieran *"sujetos de la política"*.

b. "La unidad de los trabajadores y la comunidad". Consideraban que no sólo debían concentrase en las demandas sectoriales de los trabajadores, sino también establecer nexos con *"la comunidad"* en relación a la defensa de los bienes colectivos.

> *"La unidad entre trabajadores y la comunidad como otro principio básico, que eso es una gran pelea de la huelga de 2005 que nosotros dimos, porque era todo sobre la cuestión salarial y se hablaba poco de la salud pública. Entonces, buscar diálogos (…) en ese tiempo estaba Sobisch que estaba todo el tiempo demonizando a los trabajadores (…) nosotros decíamos que había que hacer actividades con la comunidad, defender el hospital público"*. (Sabrina, Operadora terapéutica, Sector de Adicciones).

c. "Unidad y coordinación entre trabajadores". Creían importante no limitar la militancia al espacio hospitalario porque se *"aislaban los sectores de trabajo"* y sólo se mantenían luchas sectoriales. Proponían articular sus acciones gremiales con las de todos los trabajadores estatales, para enfrentar de manera conjunta al gobierno:

> *"Luchar solos no es suficiente. Para ello debemos unirnos ya con los sectores que estamos luchando en toda la provincia. Los/as docentes, los/as trabajadores/as de acción social, los/as estatales, los/as del EPEN, más allá del gobierno al que pertenecemos o a la relación de dependencia con el Estado, y sortear de esta forma las divisiones que impone el gobierno, las patronales y las burocracias sindicales"*. (Agrupación Violeta Negra, 2005a).

Por eso, no sólo se proponían competir por la conducción de la JI del hospital sino también por la conducción del Consejo Directivo provincial del gremio. Para ello, en el año 2007 crearon una lista en conjunto con trabajadores de otras dependencias estatales:

> *"Llamamos a todos/as los trabajadores que queremos enfrentar a las direcciones burocráticas y recuperar ATE para los trabajadores y sus luchas (…), a organizar juntos una gran campaña para que las propuestas de la única alternativa clasista y antiburocrática que el 30 de mayo enfrente a los Verdes llegue hasta el último trabajador de la provincia"*. (Agrupación Violeta Negra, 2007).

Pero además de la *"coordinación y unidad"* con trabajadores estatales, se proponían *"tener luchas sindicales no corporativas"* y articular las demandas de los trabajadores de salud *"con otros sectores"*: *"la unidad con ATEN, la unidad con los ceramistas, con todos los que estén luchando. La unidad de los que luchan, la coordinación"* (Sabrina, Operadora terapéutica, Sector de Adicciones). Para ello, buscaron establecer redes de solidaridad y alianza con otras organizaciones locales, nacionales e incluso internacionales. Dentro de estas redes, fue central la vinculación con el PTS: tenían un diálogo fluido con Raúl Godoy –diputado del Frente de Izquierda y de los Trabajadores en Neuquén– quien participaba a su vez de muchas de las actividades de la agrupación, así como con la agrupación feminista Pan y Rosas. Participaban activamente en las huelgas y conflictos protagonizados por otros trabajadores vinculados al partido (como los obreros de Zanón, Cerámica del Valle, obreras textiles y docentes) y apoyaban a las comisiones internas que lideraba en otros lugares del país (como Kraft, Terrabusi, papelera Molarsa y la fábrica Mafissa).

El programa gremial estaba entonces articulado al programa político del PTS. De acuerdo con los sentidos que le atribuían los propios actores, el partido le daba al sindicato una *"lectura política más amplia"* y lo *"enmarcaba en otras luchas"*, tal como me explicó Franco, uno de los integrantes de la agrupación. Para ejemplificarme esta situación, me explicó que uno de los errores de la extinta lista GranATE había sido que se *"encerraron en lo gremial y dejaron que la política la hicieran los partidos"*:

> *"Eso los llevó a delegar las articulaciones políticas en otras manos. Cuando dejás de lado lo partidario, terminás perjudicando incluso lo gremial, porque terminás encerrado en una lógica que no piensa lo político. (…) Se aislaron cada vez más, y llegó un momento que terminaron perdiendo el sindicato porque al no tener otras redes de contención política, terminaron todos frustrados, algunos incluso se desafiliaron y dejaron de participar sindicalmente"*. (Franco, camillero, sector de guardia de adultos).

Los integrantes de la agrupación Violeta Negra consideraban que lo gremial no debía estar disociado de lo partidario.

Todos estos elementos permiten afirmar que, a diferencia de otras agrupaciones y organizaciones sindicales del hospital, esta agrupación se presentaba como un *grupo programático*. Las acciones de sus integrantes estaban orientadas por el seguimiento de un programa político, que era pensado como una guía para la *"coordinación de las luchas de la clase trabajadora contra el sistema capitalista"*. Para ellos, la militancia gremial dentro del HPN representaba una fracción de la militancia de la clase trabajadora.

Como en los debates clásicos de los estudios sindicales, los integrantes de la agrupación Violeta Negra tenían una preocupación por establecer "los alcances y limitaciones de su acción sindical".[57] La articulación entre la acción gremial y partidaria ha sido uno de los

---

57 Parafraseando uno de los textos clásicos sobre sindicalismo (Anderson, 1968).

grandes temas de debate entre los investigadores orientados a los estudios sindicales, principalmente entre los teóricos marxistas. Los textos clásicos afirmaron que la acción gremial, vinculada a las luchas estrictamente económicas de la clase trabajadora, sólo generaba una conciencia sectorial corporativa que debía ser superada por la acción política contra el modo de producción capitalista (Anderson, 1968; Gramsci, 1922; Hyman, 1975). Los sindicatos eran presentados como organizaciones incapaces de vehiculizar la transformación hacia el socialismo, razón por la cual su lucha debía ser superada por un crecimiento de la conciencia política sostenida desde el partido (Gramsci, 1922). Anderson (1968) consideraba que los sindicatos eran instituciones que se limitaban a expresar la desigualdad en la relación entre capitalistas y trabajadores, y por ende no desafiaban la existencia de una sociedad basada en la división de clases. Consideraban entonces que la principal limitación de la acción sindical era que su único potencial era sectorial, no universal. El rol de articulación de las distintas acciones revolucionarias estaba reservado al partido, puesto que se pensaba como una organización que podía cristalizar rápida y alternativamente en muchos campos distintos (no limitados a la dinámica laboral). Para estos teóricos, la articulación de la acción gremial y partidaria era una forma de crear una organización polivalente de la acción revolucionaria.

De esta forma era pensada la militancia gremial por los miembros de la agrupación Violeta Negra. Cada militante se construía a sí mismo como un posible articulador de la lucha económica y la articulación política de los conflictos, tanto dentro del HPN como en relación a otros conflictos locales, provinciales, nacionales e incluso internacionales.

Esto no hacía que sus militantes consideraran sin efectos la lucha sindical. El sindicato tenía para ellos significación política, pero consideraban que debía ser construida en la articulación programática con el partido. No quiero afirmar aquí que los integrantes de la agrupación Violeta Negra buscaran "capitalizar" la construcción gremial para ampliar las bases del partido, como si hubiera una concepción utilitaria sobre la militancia sindical. Lo que procuro mostrar es que, para sus militantes, la participación sindical era pensada y sentida como una forma de aportar a la clase obrera en su conjunto, cuestión que estaba orientada por la definición programática del PTS, como se ve en el siguiente relato:

"(…) el partido aglutina a todos los sectores de los explotados, a diferencia de los sindicatos que sólo aglutinan a un pequeño sector de los trabajadores que están en

Lo sindical en su multiplicidad

blanco. No es el partido solamente el que logra esto, sino la experiencia de las masas trabajadoras en su lucha por la liberación de la opresión. Es dialéctico, las masas sin el partido no podrían y el partido sin las masas revolucionarias tampoco podría moldear esa conciencia". (Franco, camillero, sector de guardia de adultos).

Juegos de escala: la militancia local y el "fenómeno FIT"

A pesar de ser una agrupación gremial centrada en el lugar de trabajo, la Violeta Negra era vivida por sus militantes como una organización que iba más allá de los límites del espacio hospitalario: consideraban que allí se debían entrelazar las luchas de los trabajadores del HPN con otras acontecidas en Neuquén, en el país y en el mundo. El registro de esta articulación permite afirmar que la división de los procesos sociales en "locales", "provinciales" y "nacionales" no puede ser una posición analítica a priori del investigador sino el resultado de la comprensión de la participación de los actores en ciertos escenarios, determinados tanto por la eficacia social de sistemas normativos e institucionales como por las significaciones y prácticas de las propias personas estudiadas (Soprano, 2008).

Para el año 2007 los integrantes de la agrupación Violeta Negra decidieron conformar una lista para las elecciones de la JI –junto con los ex integrantes de la GranATE–, pero no consiguieron la victoria. Volvieron a presentarse en las elecciones de los años 2009 y 2011. Esta última vez, perdieron únicamente por treinta votos frente a la lista Verde Morada. Para las elecciones siguientes, en el año 2013, la lista Violeta Negra finalmente ganó la conducción de la JI con 220 votos (55%) sobre la lista Morada Verde que sacó 177 votos, votando el 82% del padrón de ATE en el hospital (PTS, 2013a).[58] En esta victoria, los integrantes de la agrupación consideraban que habían intervenido factores de diferentes escalas, a los que dividían en *"internos"* y *"externos"* al hospital.

En primer lugar, consideraban que *"había mucho cansancio con la Morada Verde"*:

---

58 Esta victoria marcó una discontinuidad en el liderazgo de la lista Verde Morada, que había sido la conducción durante diez años, lo que supuso además la modificación de dos rasgos centrales en la forma de gestión de la JI: por un lado, a diferencia de la agrupación Verde Morada que se presentaba como *"anti-partidaria"*, la agrupación Violeta Negra se presentaba como un grupo programático articulado al PTS; por otro lado, los puestos de Delegado General y Adjunto fueron ocupados por dos mujeres, cuestión que marcó un contrapunto con la gestión anterior que estaba compuesta mayoritariamente por varones.

"En cada sector que recorremos se expresa el cansancio y las ganas de cambiar. Cansancio de una JI alejada de nuestras necesidades. Cansancio y preocupación por la desmovilización y desorganización. De los dobles discursos. De dirigentes que no quieren luchar unitariamente para arrancarle al gobierno nuestras demandas y terminan, como hizo la Verde de ATE y la Morada Verde de la Interna, aceptando un aumento miserable, en cuotas, y firmando la paz social". (Agrupación Violeta Negra, 2013).

En segundo lugar, afirmaban que ellos habían realizado un *"gran trabajo interno dentro de los lugares de trabajo"* por medio del cual se habían construido *"referentes"* que ganaron protagonismo en la dinámica gremial del hospital. Promovieron la elección de delegados en los sectores en donde trabajaban los diversos integrantes de la agrupación, como en el Sector de Servicio Social, Salud Mental, la Terapia Intensiva de Niños y el Sector de Esterilización en un principio, y luego también en el Sector de Adicciones, y Estadísticas y Archivo hospitalario. En esos sectores, la agrupación Violeta Negra pudo integrar a personas que no estaban dentro de la red de parentesco y amistad de la agrupación Verde Morada. Fiorella me comentó que entró por primera vez a este hospital cuando comenzó a trabajar allí, por lo que no resultaba un espacio para nada familiar o significativo en su vida (contrariamente a la experiencia de los integrantes de la agrupación Verde Morada, que ya estaban integrados a una red de vínculos afectivos en el hospital incluso antes de trabajar allí). La agrupación Violeta Negra tuvo vínculos cercanos con los trabajadores *"mensualizados"* del hospital, que por sus inestables situaciones contractuales tenían dificultades de integrarse de manera permanente al trabajo hospitalario y a las organizaciones sindicales. Muchos de estos trabajadores manifestaban *"no conocer a nadie en el hospital"* y sintieron que la agrupación Verde Morada no retomaba sus demandas. La Violeta Negra articuló pues una red de personas que tenían menos vinculaciones orgánicas con la historia del hospital mediante lazos de parentesco y amistad que quienes participaban de la agrupación Verde Morada.

En la Lista Violeta Negra buscaron que el vínculo con diversos sectores de trabajo se viera reflejado en la campaña, para lo cual realizaron volantes en donde era posible ver fotos de los trabajadores con carteles en los que manifestaban su apoyo a la lista.

Volante de campaña para las elecciones de la JI-ATE en el HPN, año 2013.

En tercer lugar, ellos consideraban que había "*factores externos*" al hospital, de escala provincial y nacional, que habían cooperado para la victoria de la Lista Violeta Negra. Por un lado, diversos factores provinciales. En Neuquén se vivía un gran proceso de movilización social en el cual se articulaban diversos conflictos: las autoridades del gobierno provincial y nacional habían firmado un contrato con la empresa Chevron para facilitar la explotación de petróleo bajo medios no convencionales (fracking) en la cuenca de Vaca Muerta que había generado mucha oposición de la población; los trabajadores estatales estaban en huelga pero no obtenían ninguna respuesta favorable; y simultáneamente se dieron "*acuartelamientos*" de la policía y consiguieron un acuerdo salarial muy favorable en comparación con los salarios del resto de los trabajadores estatales. Estos factores generaron descontento entre los trabajadores estatales:

"*Nosotros pensamos que el factor determinante en que hayamos ganado la JI es lo de afuera también. Porque nosotros veníamos del 2013 de un proceso de mucha más ebullición política provincial, había sido en octubre lo de Chevron con movilizaciones masivas, donde el hospital se movilizó y la Violeta Negra fue parte de esta movilización*". (Sabrina, operadora terapéutica, sector de adicciones).

"*Ahora a principios de diciembre a raíz del motín policial (…) y el gobierno provincial de Sapag le dio una respuesta satisfactoria a su reclamo de diez mil pesos de bolsillo a la policía en tiempo récord de tres días, cuando a los trabajadores de la salud nos viene diciendo que plata no hay. (…) Entonces eso causó mucha indignación".* (TvPTS El canal de la izquierda, 2013).

Por otro lado, consideraban aspectos nacionales, como el crecimiento del Frente de Izquierda y de los Trabajadores, una coalición de la izquierda trotskista conformada a nivel nacional para las elecciones presidenciales del año 2011, por el PTS, el Partido Obrero y la Izquierda Socialista.[59] Pensaban que el crecimiento de la Violeta Negra se vinculaba con *"el fenómeno FIT".*

"El día antes de las elecciones, Federico, ya desesperado porque se veía que perdía, empezó a pegar carteles de todas fotos de nosotros con Raúl Godoy. Y de última, eso era una campaña a favor, porque nosotros creemos que el voto a nosotros fue en parte un voto de izquierda, porque la gente empezó a ver con buenos ojos a la izquierda. Opinamos que fue parte del fenómeno FIT, decimos nosotros".
(Sabrina, operadora terapéutica, sector de adicciones).

Los integrantes de esta agrupación construían sentidos respecto de su militancia que articulaba diversas escalas de análisis: su victoria política no sólo era expresiva de la dinámica hospitalaria, sino también de los diversos conflictos que tenían lugar en la provincia de Neuquén y de la dinámica nacional del FIT. Insertaban su victoria local en la política nacional del Partido, cuestión que fue puesta en escena el día que celebraron el acto de asunción de la lista en el HPN. Ese día realizaron un acto en el hall central del hospital donde hablaron la Delegada General y la Delegada Adjunta de la lista electa, y luego tomó la palabra Raúl Godoy, que fue presentado como *"obrero de Zanón y dirigente nacional del PTS".* Él estaba vestido con la camisa marrón de su uniforme fabril que tenía bordado en el bolsillo izquierdo el logo de la fábrica Zanón. Presentó esa victoria electoral en el marco de la estrategia regional y nacional que debía darse el FIT:

"Se ha recuperado la JI del hospital más importante de la provincia de Neuquén, que tiene una larga tradición de lucha y organización: el Hospital Castro Rendón. (…) Pero desde acá también abrir las puertas no sólo a todos los trabajadores de la provincia sino también a nivel nacional que pelean por la recuperación de sindicatos y cuerpos de delegados. Los compañeros y compañeras se identificaron desde un principio con la lucha obrera ceramista y también con el Frente de Izquierda y de los Trabajadores, que se tiene que proponer la recuperación de sindicatos, de

---

59 En las elecciones legislativas de 2013 consagró tres diputados al Congreso Nacional. Además, tenía representación en las legislaturas provinciales de Neuquén, Buenos Aires, Córdoba, Mendoza, Salta, Santiago del Estero y CABA. En Neuquén, el diputado por el FIT era Raúl Godoy, del Sindicato de Obreros Ceramistas de Neuquén que dirigió del proceso de puesta en producción bajo control obrero de Zanón.

comisiones internas justamente para esto: para ponerla al servicio de la lucha de los trabajadores no solamente del lugar que se conquista sino también para estrechar lazos por una coordinación regional y nacional que es lo que nos hace falta". (Raúl Godoy en TvPTS El canal de la izquierda, 2013).

A pesar de ser una comisión interna cuyo rango de influencia estaba limitado al espacio del HPN, del acto de asunción participaron diversas organizaciones del arco militante neuquino que se acercaron a manifestar su apoyo. Estuvieron presentes el Secretario Adjunto de ATEN Provincial, la dirigente de Jubilados de ATEN, obreros de Cerámica Neuquén y Zanón, delegados de la JI del Hospital Centenario y de Zapala, representantes de la agrupación Obreras Textiles en Lucha y representantes de Centros de Estudiantes de la Universidad Nacional del Comahue (PTS, 2013b); es decir, todas organizaciones dirigidas o vinculadas al PTS. En la prensa del partido se afirmaba que *"distintos gremios y agrupaciones antiburocráticas de Neuquén"* habían acompañado el acto de asunción y resaltaban *"el avance del clasismo tanto en la provincia como en el resto del país"*. Asimismo, afirmaban que era una muestra del compromiso de la Violeta Negra con *"la coordinación con otros trabajadores/as"* (PTS, 2013b). El acto se cerró al grito de *"unidad de los trabajadores, y al que no le gusta, se jode, se jode"*.

Es usual que en los estudios sindicales de la post-convertibilidad se resalten las nuevas oportunidades económicas y políticas que se abrieron para los sindicatos a nivel *nacional* con el crecimiento económico a partir de 2003 y las medidas impulsadas por el gobierno kirchnerista. En esta investigación me había propuesto, en cambio, recuperar la escala de análisis *provincial* –analizando las experiencias sindicales que tenían lugar en un hospital del interior del país– con el objetivo de contribuir a una visión más plural de la dinámica sindical en este periodo. A lo largo del proceso de investigación pude percibir que la definición de los fenómenos como "locales", "provinciales" o "nacionales" no podía constituir una conceptualización apriorística del investigador, sino que debía ser puesta en diálogo con la experiencia de los propios sujetos analizados. En el caso de los integrantes de la agrupación Violeta Negra, he podido registrar que experimentaban su militancia como una práctica enraizada en el hospital pero que se articulaba con procesos sociales que tenían lugar a escala provincial, nacional e incluso internacional. El registro de esta articulación de escalas requería la comprensión de los sentidos y prácticas que las propias personas le asignaban a su participación en diversos contextos. Para ellos estaba en juego la articulación de lo local (particular) con lo general, y esperaban que su militancia produjera resultados en diferentes localidades.

El programa como principio performativo

Durante los dos años que la lista Violeta Negra condujo la JI (de 2013 a 2015) no sólo se modificó el programa y las articulaciones políticas de esta organización, sino que también se vieron transformadas las prácticas cotidianas de militancia dentro del hospital. Evitaré analizar el *"programa"* únicamente como un modelo abstracto de vinculación con la política, para analizar más bien la implicancia que tenía sobre las prácticas de los sujetos. Para ello, retomaré algunos aspectos de la militancia de Fiorella y Jeremías.

Hemos visto que uno de los principios que constituía el *"programa"* de la agrupación Violeta Negra era la *"democracia sindical"*. Consideraban que *"la liberación de la clase trabajadora de la explotación capitalista"* debía ser construida cotidianamente por los propios trabajadores, y para ello era importante que percibieran su fuerza colectiva a partir de la modificación de diversos aspectos de sus propios espacios de trabajo. La construcción de cuerpos de delegados y los debates en las asambleas eran una forma de comenzar a implementar este programa. Si el objetivo era que los trabajadores se sintieran *"sujetos de la política"*, esto se imponía como deber a los *"militantes"*. Fiorella recuerda que cuando empezó a hablar en las asambleas sintió temor, pero intentó dejar atrás el miedo porque era necesario plantear sus posiciones:

"Las asambleas son el espacio de organización de los trabajadores por excelencia. Entonces desde ese punto de vista, todo laburante tiene que tener voz y voto, pero para hacer valer eso, una también se tiene que animar a hablar y a votar. Tenés que ser el ejemplo. En ese sentido, así me lo tomé desde el principio y así fue que pude ir sorteando los miedos, los nervios y el pánico escénico de hablar en público (...) porque nunca hice un curso de oratoria ni nada de eso, o sea, lo aprendí así, haciéndolo". (Fiorella, administrativa, sector de estadísticas e historias clínicas).

La participación en las asambleas no tenía por objetivo sólo tomar decisiones sobre la dinámica sindical del sector, sino que era un modo de poner en práctica el *"programa clasista"*. Los militantes de la agrupación asumían que participar en las asambleas era parte de sus responsabilidades sindicales: si pensaban que los trabajadores tenían que participar activamente, ellos tenían que asumirlo como una consigna para sí mismos.

Pero la adhesión al programa de la agrupación modificaba también otras prácticas cotidianas de los militantes –no vinculadas estrictamente a lo gremial como puede ser participar de una asamblea–. Como veremos a continuación, esto era visible por ejemplo en cómo vivían la forma de vestirse.

En octubre del año 2015 los trabajadores del sector de Servicios Generales recibieron nuevos uniformes laborales entregados por la Dirección del hospital: un ambo completo (pantalón y chaqueta) y un par de zapatillas con puntera de acero. La entrega de ropa de trabajo se volvió un tema de conversación recurrente por esos días en el hospital. Franco y Gaspar, integrantes de la agrupación Violeta Negra, llevaron la ropa a la JI para mostrársela a sus compañeros. Allí Gaspar sacó las zapatillas de la caja y se sorprendió de que fueran tan "*cancheras*": eran de gamuza marrón, con cordones y algunos vivos en color naranja. Se las probó, caminó por la JI y concluyó: "*éstas son para ir al boliche*". Fiorella, la Delegada General de la JI en ese momento, se reía de la situación. Ella me comentó que consideraba importante que todos los trabajadores usaran uniforme, aunque no estuvieran necesariamente en contacto con los pacientes, pues no se debía usar fuera del hospital la misma ropa que usaban durante el horario laboral para evitar transportar bacterias.

Le pregunté si ella también recibía ropa de trabajo en el hospital y me contó que le habían dado sólo un ambo desde que había ingresado (en el año 2007). Sin embargo, pensaba que la ropa que les entregaban a los trabajadores administrativos era de mala calidad, por lo que ella se compraba sus propias chaquetas. Durante todo el tiempo en que realicé el trabajo de campo, sólo vi a Fiorella con chaquetas de color violeta, color que identificaba a la lista que ella integraba. La utilización de ropa del color de la agrupación era usual entre los integrantes de la Violeta Negra: por ejemplo, cuando en 2015 hubo elecciones de la JI, pude observar que todos ellos estaban vestidos con los colores de su lista, mientras que los integrantes de la lista Verde Morada portaban ropas de colores diversos, por lo que evidentemente no habían dado importancia a esa cuestión.

Pero hubo una cuestión más que me llamó la atención de la vestimenta de Fiorella: a pesar de que ella contaba con licencia gremial de su puesto de trabajo para dedicarse de manera exclusiva a las tareas sindicales, nunca dejó de usar su uniforme laboral. Si este detalle había llamado mi atención era porque contrastaba con la vestimenta de los anteriores dirigentes de la JI: ni José ni Federico –de la agrupación Verde Morada– habían continuado usando su ropa de trabajo cuando fueron dirigentes de la JI.

En un principio pensé que Fiorella podía continuar usando la chaqueta laboral por razones de prevención sanitaria (para no transportar bacterias cuando salía o entraba al hospital). Pero cuando se lo pregunté, me respondió que eso justificaba sólo una parte de su decisión, que la razón más importante era "*ideológica*": como ella no consideraba que sus actividades gremiales fueran distintas a sus actividades laborales, le resultaba importante seguir usando su ropa de trabajo. Vinculó esta decisión a las prácticas que fomentaban desde el PTS: puso de ejemplo al "*compañero Raúl Godoy*" que, pese a ser diputado provincial, "*nunca se sacó la camisa de grafa y la gorra de Zanón, porque él es un trabajador*". Esto era visto como una prueba de que los dirigentes del PTS no se desvinculaban de su base ni abandonaban su identidad laboral cuando se convertían en dirigentes. Fiorella afirmó que ella no se "*olvidaba*" que "*era trabajadora*" mientras era Delegada General de la JI, y lo hacía visible a través de la presentación estetizada de su cuerpo vistiendo la ropa laboral. Su vestimenta la unificaba con el colectivo de trabajadores del hospital (y con la clase trabajadora en su conjunto).

A su vez, ella mostraba que el hecho de ser Delegada General de la JI no se debía a sus intereses personales, sino a las decisiones políticas que habían adoptado colectivamente:

> "*Tenía que ser un compañero o compañera que fuera referente para sus compañeros pero que sobre todo encarne el programa que tenemos como agrupación, que es un programa clasista, que es antiburocrático, antigubernamental, pero que sobre todo plantea que los trabajadores tienen que confiar en sus propias fuerzas. (…) Y con la Violeta Negra donde más habíamos logrado eso había sido en Estadísticas* [donde ella trabajaba]. *Entonces nosotros queríamos que ese proceso que había habido en Estadística se refleje en la lista que teníamos. Entonces desde ahí definimos que sea yo la Delegada General y tratar de generar eso también a nivel general en el hospital*". (Fiorella, administrativa, sector de estadísticas e historias clínicas).

Estas cuestiones la diferenciaban simbólicamente de otros dirigentes sindicales: a quienes describía como aquellos que "*se atornillan a los sillones*". Ella se describía como una "*trabajadora con funciones gremiales*" y no como una "*sindicalista*", y marcaba una diferenciación con los dirigentes que no volvían a sus puestos de trabajo luego de ocupar funciones gremiales:

> "*Ellos viven del sindicato: la mayoría de ellos no labura hace 30 años y viven del sindicato, cobran ese sueldo, viven para el sindicato y se jubilan así o se mueren*

en el sindicato. (…) Nosotros mostramos una contracara, mostramos algo distinto, y de hecho siempre dijimos que los delegados tienen que rotar, que tienen que volver a su lugar de trabajo". (Fiorella, administrativa, sector de estadísticas e historias clínicas).

Es decir, vestir el uniforme laboral no era para Fiorella una práctica irreflexiva de naturalización de la vestimenta, sino una decisión discutida políticamente con sus compañeros de militancia, una cuestión programática, que ponía en evidencia que ella se consideraba una *"trabajadora con funciones gremiales".*

Diversos militantes de la agrupación me contaron que modificaron algunas prácticas cotidianas similares o incluso aspectos de su personalidad, al incorporarse a la agrupación gremial. Jeremías, por ejemplo, me contó que el ingreso a la Violeta Negra le llevó a modificar los motivos por los que le gustaba ir a trabajar:

"Fue cambiando lo que me gustaba de trabajar en el hospital. Al principio no quería saber nada, iba por obligación. Después, cuando empecé a ver, digo, 'bueno, voy por ayudar a los pacientes'. Después, ya cuando empecé a militar, voy para militar. Si no trabajás, no podés militar. Es algo (…) o estudiás o trabajás para militar, sino no se puede. Yo cuando empecé a militar de pleno, es como que va re de la mano. Siempre sabiendo que somos trabajadores y que hay que trabajar (…) hoy le decía eso a una compañera, nosotros los de la agrupación sabemos que somos trabajadores: nunca nos van a encontrar vagueando, nunca van a encontrar a nadie paseando, o falsificando certificados, o haciendo cosas que no se deben. Nosotros tenemos nuestra ideología, nuestra postura bien clara y la defendemos a muerte: pensamos que somos trabajadores". (Jeremías, administrativo, sector de archivo hospitalario).

Empezar a militar implicó para Jeremías la modificación de sus motivaciones laborales. Al igual que Fiorella, él se ocupa de aclarar que para ellos la militancia no está escindida del trabajo: participan del sindicato *"sin olvidarse que son trabajadores"* (condiciones que son presentadas por Jeremías casi como indisociables: no podría militar si no fuera trabajador). Y en tanto *militantes-trabajadores* construyen una ética política y laboral: *"nadie los va a encontrar vagueando, paseando, o falsificando certificados"* para evadir sus tareas laborales.[60]

En este sentido, el programa de la agrupación no aparecía como un modelo abstracto o preestablecido, sino como un conjunto de principios prácticos. El comportamiento político clasista implicaba para ellos la

---

60 Farace (2016), en el análisis de los modos de participación sindical en la UOCRA, también ha registrado que allí no sólo se construían criterios de valoración sobre la militancia sino sobre en qué consistía para sus miembros ser *"un buen trabajador"*.

construcción de una moralidad específica vinculada al trabajo y la modificación de sus prácticas cotidianas. Como indica Frederic (2004), los fenómenos políticos no se encuentran escindidos de la construcción de moralidades que orienten las acciones de los sujetos. Los posicionamientos programáticos no se constituyen únicamente de manera cognitiva sino que tienen efectos prácticos en las vidas de los sujetos. Estos principios no eran meramente teóricos, sino que involucraban una determinada *performance*: a través de pensar o decir (estableciendo un programa) se orientaba el hacer; el programa *hacía actuar aquello que enunciaba*.

Aprender a ser militante: los procesos de pedagogización política

Dado que el programa aparecía como principio de adhesión política que orientaba la práctica de los actores, resultaba necesario analizar el proceso por medio del cual los trabajadores hacían lo propio. Quienes integraban la agrupación se reconocían a sí mismos como "*trabajadores*" y se posicionaban políticamente en referencia al programa "*trotskista del PTS*". Pero esta posición política no dependía de ninguna predisposición natural de las personas, sino que era construida a través de un complejo proceso de "*formación política*" que incluía un amplio proceso de aprendizaje de prácticas de militancia. Quienes se identificaban como "*militantes*" de la agrupación adquirían complejas y variadas destrezas políticas: hablar con un vocabulario específico, tener una lectura y análisis de la política nacional e internacional, dar entrevistas en los medios de comunicación, confeccionar materiales gráficos, argumentar frente a las autoridades del hospital y del gobierno, aprender a "*sacar conclusiones prácticas*" de los conflictos, huelgas, elecciones y otros eventos sindicales. La adquisición de esas habilidades no se generaba espontáneamente, sino que era producto de un extenso proceso en el cual las personas aprendían a *pedagogizar* la práctica política, es decir, a vivirla como un momento de aprendizaje.

"*Volverse militante*" implicaba la modificación secuencial del comportamiento y de las interacciones sociales a lo largo del tiempo. La secuencia de movimientos contemplaba, a su vez, elementos contingentes (el desarrollo de algún conflicto laboral, una huelga, una elección de delegados). Que el proceso de "*volverse militante*" pudiera ser pensado de manera secuencial no significa que se tratase de un proceso *necesario* (pues no todos los trabajadores se convertían en "*mili-

tantes") ni que todas las personas tuvieran que adquirir de manera homogénea las mismas habilidades y conocimientos; por el contrario, este proceso de transformación tenía temporalidades y ordenamientos no siempre lineales ni coherentes.

A continuación, analizaré los mecanismos de *pedagogización política* que atravesaban los militantes de la agrupación Violeta Negra, retomando tres eventos del trabajo de campo para ilustrarlos. En primer lugar, mostraré el proceso mediante el cual un grupo de enfermeras empezó a dar entrevistas a los medios de comunicación locales en el año 2015, para denunciar la inestabilidad laboral que sufrían, y fueron orientadas por los militantes de la agrupación Violeta Negra. En segundo lugar, analizaré cómo Jeremías se volvió militante de la agrupación y delegado de su sector de trabajo, construyéndose a sí mismo como un "*referente*" de la agrupación. En tercer lugar, estudiaré un evento de reflexión sobre la huelga del año 2005 organizado en el año 2015, mostrando que la lectura específica que realizaban de aquel conflicto estaba orientada a extraer y transmitir los aprendizajes que habían construido al calor de la lucha.

I. El aprendizaje de prácticas de militancia

A finales del año 2015 se produjo un conflicto gremial en el HPN relativo a las condiciones de trabajo del personal de enfermería del Sector de Neonatología y Terapia Intensiva Neonatal. Las enfermeras realizaron una asamblea para evaluar qué hacer frente a su situación y convocaron a que participen también integrantes de la lista Violeta Negra que en ese momento conducían la JI.

En primer lugar, explicaban que había "*falta de personal*". Dado que los bebés internados requerían numerosos cuidados, la dotación de personal recomendada era de un enfermero por unidad de internación (incubadora), pero estaban trabajando con un enfermero cada dos o tres. El plantel de enfermería contaba con 52 personas (lo cual representaba la planta mínima necesaria para garantizar el funcionamiento del sector) y denunciaban que se requerían 15 puestos de trabajo adicionales. Al haber pocas enfermeras, dos veces por semana cada una de ellas tenía que hacer un "*recargo obligatorio*" y trabajar durante dos turnos (doce horas corridas de trabajo). En segundo lugar, denunciaban que varias de las enfermeras del sector contaban con contratos precarios que hacían que peligre su continuidad laboral. Habían sido contratadas como "*mensualizadas*" para cubrir licencias (a estas mensualizaciones se las denominaba "*por causa*" dado que respondían a una causa concreta), para cubrir puestos de trabajo que eran necesarios de manera estructural (a estas mensualizaciones se las denominaba "*por déficit funcional de personal*") o para aumentar el número de enfermeras en los momentos críticos de las enfermedades respiratorias de los bebés a través del "*plan invierno*". De las 52 enfermeras de neonatología, 15 tenían contrataciones "*mensualizadas*", y seis de esos contratos tenían fecha de finalización en diciembre de ese año. La preocupación era doble: por un lado, por la situación de inestabilidad laboral a la que estaban sometidas estas trabajadoras y, por otro lado, por la disminución en la calidad de la atención que podían brindar a los bebés internados si no se renovaban los contratos.

Esta situación laboral tenía, además, consecuencias gremiales: las enfermeras no podían hacer medidas de fuerza con retención de servicio porque estaban funcionando con la planta mínima necesaria para garantizar la atención de los bebés. Recordemos que, en los servicios esenciales, el Estado argentino determina la obligación de mantener guardias mínimas en los momentos de huelga, pero esto supone que, en períodos normales, esos sectores trabajen con la cantidad óptima recomendada de trabajadores por paciente –cuestión que no sucedía en la neonatología del HPN–. Indirectamente, quedaba suspendido así su derecho a huelga, pues ninguna podía ausentarse del espacio de trabajo para hacer un reclamo gremial. Frente a esta situación, resolvieron hacer una nota y pedirles a los integrantes de la Violeta Negra que la llevaran a la Dirección del HPN.

Los integrantes de la agrupación Violeta Negra se involucraron en este conflicto sectorial desde su rol de conducción de la JI y orientaron a las enfermeras sobre cómo gestionarlo. Se ocuparon de establecer reuniones con la jefa del Departamento de Enfermería del hospital, ayudaron a redactar las cartas, participaron en las asambleas de este sector para debatir qué decisiones tomar y cómo difundir el conflicto en los medios de comunicación. En muchas de estas instancias, los militantes de la Violeta Negra explicaron maneras estandarizadas de comunicación y normativas legales que regulan el trabajo hospitalario, a la vez que las motivaron a continuar con sus reclamos enfatizando su importancia. Pero hubo una cuestión que me resultó llamativa: las enseñanzas que les trasmitían no sólo se basaban en aspectos formales de la acción gremial, sino también en la experiencia política acumulada por los militantes respecto a la regulación de los tiempos del conflicto, actitudes y formas de hablar. Era una transmisión de experiencias no estandarizadas que ellos habían adquirido a través de la práctica, un *saber hacer* basado en sus propias experiencias políticas.

Los integrantes de la Violeta Negra llevaron la nota de las enfermeras a la Dirección del HPN. Acordaron que no sólo la entregarían, sino que además informarían que, de no obtener "*respuesta hasta el mediodía*", iban "*a comenzar con medidas de fuerza*", porque de lo contrario los iban "*a tener dando vueltas y no vamos a saber cuándo nos van a responder*". Además, insistieron en difundir la situación en los medios de comunicación locales.

Un día, al llegar al hospital, me encontré con Fiorella y tres enfermeras del sector de neonatología que se disponían a hablar con la prensa. A pesar de que eran tres, sólo una –Virginia– se animaba a hablar con los periodistas que habían llegado, mientras que sus compañeras mostraban su apoyo quedándose a un costado y acompañándola en silencio. A Fiorella se la veía desenvuelta y tranquila, pero Virginia estaba nerviosa y repasaba con sus compañeras cuáles eran las cosas que no tenía que olvidarse de decir. Cuando comenzaron con la entrevista y los periodistas prendieron cámaras y micrófonos pidiéndole a Virginia que comentara la situación que estaban atravesando, se generó un profundo silencio. Ella titubeó para empezar a hablar y se disculpó explicando que estaba nerviosa. Apagaron las cámaras para volver a empezar y acordaron que empezaría hablando Fiorella y luego le pasaría la palabra a ella. Fiorella le aclaró que, si se perdía, podía indicarle que siguiera hablando ella. Y así fue: volvieron a empezar la entrevista, Fiorella introdujo el conflicto, luego habló Virginia hasta que en un momento dijo "*de eso te puede contar mejor la delegada general*" y miró a Fiorella.

Cuando terminaron la entrevista, todos felicitaron a Virginia por su desenvolvimiento. Fiorella le dijo que se trataba de una cuestión de práctica: "*ya vas a aprender a decir lo que vos querés más allá de lo que te preguntan*" afirmó, y explicó que a veces los periodistas hacían preguntas confusas y que era importante transmitir claramente el mensaje que querían dar a "*la comunidad*" y a "*los trabajadores*".

A partir de este evento registrado en el trabajo de campo pude percibir que los "*referentes*" de la organización no sólo orientaban a los trabajadores cuando tenían conflictos laborales en sus sectores de trabajo, sino que además les transmitían algunos aprendizajes construidos en sus propias trayectorias de militancia para poder gestionar dichos conflictos. Para los trabajadores, acercarse a la organización e involucrarse en la dinámica sindical del hospital implicaba un proceso de adquisición de diversas habilidades políticas, como hablar en público o transmitir un mensaje en los medios de comunicación. Los "*referentes*" realizaban entonces un trabajo político-pedagógico, a partir del cual no sólo transmitían conocimientos formales sobre el sindicato sino también diversas habilidades que ellos habían desarrollado.[61]

II. Construirse como "militante"

Hemos visto que las asambleas de trabajadores "*mensualizados*" tuvieron mucha importancia en el proceso de incorporación de militantes a la agrupación Violeta Negra. Santino y Jeremías, por ejemplo, se sumaron a participar de esta agrupación porque consideraban que era la única que había dado respuesta a sus demandas como "*mensualizados*". Aquí analizaré el proceso por medio del cual Jeremías se volvió militante de la agrupación, mostrando el aprendizaje que ello implicó.

Jeremías empezó a trabajar en el hospital en el año 2012, para cubrir un puesto administrativo en el Sector de Estadísticas e Historias Clínicas. Pese a haber ingresado por concurso, no accedió a un puesto de planta permanente sino que lo contrataron como "*mensualizado*" para remplazar a un trabajador que había renunciado. Me contó que al principio no entendía bien qué significaba "*ser mensualizado*", pero de a poco fue reconstruyendo que se trataba de "*compañeros precarizados, que no tenían un contrato fijo y que, si el compañero al cual estaban cubriendo volvía, se les daba la baja*".

Fue comprendiendo las diferencias entre "*mensualizados*" y "*nombrados*" a raíz de un conflicto gremial que se originó con una de sus compañeras, que un día había recibido una llamada del sector de Recursos Humanos del hospital para decirle que al otro día no fuera a trabajar porque "*se le había caído la mensualización*". Los "*mensualizados*" de su sector se propusieron hacer una nota para exigir que "*les garanticen la continuidad laboral a los mensualizados y se les pague en tiempo y forma*", y la entregaron en Recursos Humanos y en la Dirección del hospital. Recordando retrospectivamente este momento, Jeremías pensaba que había sido el comienzo del camino a través del cual se convirtió en "*militante de la Violeta Negra*" y del PTS.

Este conflicto gremial fue el puntapié para que los "*mensualizados*" percibieran que sus problemas laborales no eran individuales.

---

61 Algunos estudios antropológicos han mostrado el proceso de aprendizaje que atraviesan las personas cuando comienzan a participar en organizaciones políticas: Guedes (2011) ha mostrado el proceso de formación que atravesaban los nuevos militantes del Movimiento Sin Tierra en Brasil coordinados por los referentes nacionales de la organización; Manzano (2011) ha analizado el profundo aprendizaje que atravesaban los integrantes de las organizaciones de trabajadores desocupados al movilizar la estructura institucional del Estado.

Junto con Fiorella –que en ese momento era delegada del sector– decidieron convocar a una reunión a todos los *"mensualizados"* del hospital para conversar sobre problemas en los pagos y en la continuidad de sus contratos. En esas reuniones percibieron que había grandes similitudes en las problemáticas que sufrían y decidieron mantener asambleas periódicas para planificar acciones gremiales:

> *"Hicimos reuniones de mensualizados a contra-turno en el hospital y nos seguimos juntando. Hicimos campañas gráficas para pedir el pase a planta, fondo de huelga para los compañeros que no habían cobrado (…) fueron pequeñas cosas que yo no entendía en su momento bien específicamente, no entendía muy bien la cuestión de fondo, pero sabía que era una buena causa. Ese creo que fue mi comienzo de la militancia".* (Jeremías, administrativo, sector de archivo hospitalario).

En las reuniones de *"mensualizados"* eran siete u ocho personas. A pesar de no ser un grupo numeroso, Jeremías no se animaba a hablar en las asambleas:

> *"Jeremías: Yo no opinaba porque no sabía cómo argumentar lo que pensaba. Pero sí participaba. Y después capaz charlando con alguien particular le decía lo que pienso (…).*
> Anabel: *¿Te daba vergüenza?*
> Jeremías: *No sé bien la palabra (…) vergüenza, miedo, no sabía si lo que decía estaba bien. Pero después, cuando estaba con alguien y le decía lo que pienso, me decía 'está bien, ¿por qué no lo decís en la reunión?' (…) no sé".* (Jeremías, administrativo, sector de archivo hospitalario).

Al año siguiente, en el año 2013, decidió afiliarse al sindicato porque iban a realizarse elecciones de la JI. Era importante afiliarse porque sólo los trabajadores afiliados podían participar de la elección, pero además los integrantes de la lista Violeta Negra le explicaron que

> *"(…) afiliarse es en defensa propia, porque los sindicatos sin afiliados no funcionan, no existirían. Es algo que me quedó (…) para qué están los sindicatos, para que se afilie la gente. El sindicato sin afiliados no funciona, desaparece. Eso es lo que quieren los dirigentes burócratas: sindicatos vacíos para que ellos puedan hacer lo que quieran".* (Jeremías, administrativo, sector de archivo hospitalario).

Afiliarse al sindicato no fue entonces una decisión tomada individualmente, sino que se correspondía con su participación en redes gremiales dentro del hospital. Consideraba que era una manera de construir una oposición a *"los dirigentes burócratas"* que querían *"vaciar"* los sindicatos; es decir, su afiliación estaba vinculada a los aspectos programáticos de la agrupación Violeta Negra. Comparando las campañas de las dos listas que competían en la elección, él se sintió contenido en las consignas de la Violeta Negra porque *"uno de los ejes era la situación de los mensualizados"* y se posicionaban *"contra la precarización laboral"*; por el contrario, consideraba que la lista Verde Morada *"lo veía como algo normal"*. Empezó entonces a distribuir las boletas de la lista Violeta Negra entre sus compañeros de su sector y se sumó a la campaña de afiliación.

Progresivamente, se fue involucrando en algunas de las actividades del Partido. Fiorella le empezó a *"pasar el periódico"* para que leyera cuáles eran las *"lecturas políticas"* del PTS:

> *"Yo creo que como les pasa a todos, miraba la tapa nada más. Y después leí una nota, y después otra nota (…) después me leía todo el periódico. Después quien me pasaba el periódico me dijo '¿che, leíste esta nota?', sí, '¿y qué pensás?' (…) y yo le decía lo que pensaba de esa nota. '¿Y no te parece que nos juntemos a leer?', bueno dale (…) 'va a ir tal y tal persona que también quieren', bueno, listo, nos juntamos".* (Jeremías, administrativo, sector de archivo hospitalario).

Como muchos de sus compañeros, Jeremías se involucró con el Partido a través de la prensa: los militantes de la Violeta Negra empezaron a entregarle el periódico del PTS, luego lo invitaron a debatir su contenido en pequeños grupos de discusión y paulatinamente se fue sumando a las actividades partidarias. La entrega del periódico era una práctica de *sociabilidad* y *socialización política*: funcionaba tanto para construir un momento de encuentro con los trabajadores como una práctica para transmitir un conocimiento específico sobre la política. Quienes distribuían la prensa del partido habían aprendido a *pedagogizar* esa práctica, a volverla una herramienta para acercar a trabajadores afines a la agrupación y transmitirles un conocimiento político específico.

Cuando Fiorella dejó de ser delegada del Sector de Estadísticas para ser la Delegada General de la JI en el año 2013, Jeremías decidió *"hacerse elegir delegado en el 2014"*. A partir de la utilización de esta forma gramatical donde utiliza dos verbos y uno pronominalizado (*"hacerse elegir"*), Jeremías muestra la performatividad colectiva del mundo sindical en el hospital.[62] La producción de un delegado era un proceso colectivo, que estaba mediado por sus propias acciones pero que no dependía completamente de él: no lo hizo él sólo ni tampoco sólo sus compañeros, era un fenómeno social producido de manera

---

62　La reflexión sobre la producción colectiva que expresan los verbos de conjugación de dos infinitivos (como *hacer hacer*) ha sido inspirada en el análisis de Hennion (2015) sobre el proceso mediante el cual un músico amateur *hace aparecer* la especificidad del objeto musical a partir de la performance colectiva.

conjunta. Se trata de un proceso donde candidatos y votantes hacen emerger, de forma colectiva, una realidad que no existía antes: un delegado. Jeremías consideraba que él se había "*vuelto delegado*" como consecuencia de un proceso que había iniciado en las reuniones de los "*mensualizados*", pues paulatinamente sus compañeros lo fueron teniendo como "*una referencia en el sector*". Que fuera delegado era entonces consecuencia de la articulación de su rol activo en tanto sujeto político como de la red de relaciones que compartía con las otras personas.

Algunos de sus compañeros lo cuestionaron diciéndole que se iba a convertir en un "*sindicalista*":

"*Dos años más y vas a estar como los del sindicato me decían, viste. No, yo pienso que eso está mal. Porque siempre la idea de por qué militar la tuve clara, y se la planteo a todos los que me dicen 'vos querés militar para no trabajar más' y esas boludeces que te dicen siempre. 'Te hacés sindicalista o gremialista para no trabajar más' (…) no, yo estoy totalmente en contra de eso*". (Jeremías, administrativo, sector de archivo hospitalario).

Afirmaba que no participaba en el sindicato con el objetivo de dejar de trabajar, sino que había empezado a militar sindicalmente justamente porque no quería dirigentes sindicales que no trabajaran. Explicaba que, lejos de traerle beneficios, la militancia le implicaba asumir "*sacrificios*". La militancia sólo se volvió placentera para Jeremías cuando empezó a entenderla de manera programática: como un conjunto de tareas necesarias para "*terminar con el capitalismo*".

"*Conlleva tiempo, pero si tenés los objetivos claros, se hace placentera. (…) Dejás tiempo de hacer otras cosas que lo tenés que dedicar a la militancia. Es como el otro día decía, lo más importante que tiene el ser humano es el tiempo, si perdés tiempo no lo recuperás más, entonces destinar tiempo a la militancia por un bien (…) por una salida o una perspectiva clara que es terminar con el sistema capitalista, resulta placentero*". (Jeremías, administrativo, sector de archivo hospitalario).

Por eso, él vio que era necesario articular la militancia gremial y partidaria. Pero se preocupaba por mostrar que no fue una cuestión instantánea, sino "*un proceso*":

"*No es que en algún momento me dijeron '¿querés ser de la Violeta Negra?' o yo dije 'yo soy de la Violeta Negra'. Fue un proceso que se fue dando solo, y cuando ya me di cuenta, ya era de la Violeta Negra* [risas]. *Ya militaba (…) cuando entendí lo que era militar, militar así conceptualmente (…) el concepto de militar, que es pasar la prensa, difundir los folletos para las actividades (…) ya me di cuenta de*

que estaba militando [risas] *y que me gustaba. Bueno, me considero militante".*
(Jeremías, administrativo, sector de archivo hospitalario).

El proceso a través del cual Jeremías se *"volvió militante"* de la agrupación Violeta Negra y del PTS nos muestra que la vinculación con esta organización gremial implicaba hacer propio el *programa político* de esta agrupación. Pero no sólo implicaba adherir de manera abstracta a sus principios, sino también desarrollar una serie de prácticas como leer la prensa del partido, tener una lectura específica de la política nacional e internacional, compartir lecturas y análisis políticos debatidos de manera colectiva, adquirir un cierto vocabulario, *"distribuir los materiales gráficos".* *"Hacerse militante"* era a su vez un proceso colectivo: por un lado, implicaba la transformación de sí mismo (conceptualizarse de una manera particular, animarse a participar, modificar las motivaciones por las cuales ir a trabajar, modificar ideas o actitudes), pero, por otro lado, requería del reconocimiento de los Otros. El proceso de construcción de *"militantes"* se producía poco a poco y de manera colectiva. Lo sindical no era algo dado, fijo y estable que estuviera ahí para ser usado o ejercido por los sujetos; sino el resultado de un trabajo colectivo que lo hacía aparecer.

III. La transmisión intergeneracional de la experiencia histórica

En este entramado de relaciones en donde unos se iban construyendo a sí mismos como *"militantes"* y hacían propio el programa de la Violeta Negra, se *pedagogizaban* ciertas prácticas políticas para que generaran un proceso de aprendizaje. Aquí quiero detenerme en otro aspecto central de este proceso: la transmisión intergeneracional de la experiencia histórica vivida por los militantes más antiguos de la agrupación hacia los que habían ingresado de manera reciente. Para ello describiré un evento de reflexión sobre la huelga del año 2005 organizado por la agrupación Violeta Negra en el año 2015.

Hemos visto que la huelga del año 2005 había sido central en la constitución histórica de la Violeta Negra pues fue justamente ahí cuando decidieron crear una agrupación opositora a las listas Verde Morada y Verde. Sin embargo, la referencia a la huelga de 2005 superó el momento de origen de esta agrupación y se volvió un evento significativo para moldear las prácticas de sus militantes: afirmaban que de allí *"habían sacado lecciones"* para el futuro, *"aprendido"* como se *"manejaba"* la dirección del sindicato y construido una *"alternativa política"* en el hospital. Con el correr de los años, la reflexión sobre esta huelga se volvió también una manera de enseñar a las nuevas generaciones ciertos modos de actuar gremialmente.

Esto fue visible en el año 2015, cuando se cumplieron 10 años de aquella icónica huelga. La agrupación Violeta Negra gestionaba la JI y decidieron organizar diversas actividades de reflexión y debate sobre aquel conflicto. Dentro de las actividades que organizaron, me propusieron realizar una charla en el hospital para compartir los resultados de mi tesina de grado en donde había analizado aquel conflicto (Beliera, 2011). En la charla, realizada en una de las aulas de docencia del hospital, hubo aproximadamente 20 personas: algunos militantes que habían participado de aquella huelga –trabajadores con más de 10 años de antigüedad en el HPN y en general mayores de 40 años–, y trabajadores más jóvenes que querían conocer más sobre aquel conflicto. Dicha charla funcionó como un momento de transmisión intergeneracional de la experiencia de los militantes más antiguos de la agrupación a aquellos más jóvenes que habían ingresado al hospital (y a la agrupación) en los años recientes.

Mariana, una de las fundadoras de la agrupación que había participado de la huelga, presentó la actividad y comentó que la intención era realizar una *"mirada para atrás pero que nos sirva para avanzar"*. Luego de mi exposición, en la que presenté algunos puntos importantes de aquel conflicto y esbocé conclusiones sobre el impacto de los mismos en el entramado de experiencias sindicales del hospital, tomó la palabra Manuela –una de las fundadoras de la agrupación y militante del PTS, que había participado en la huelga–. Comentó de manera detallada algunos elementos que consideraba significativos de aquel conflicto, basándose en el archivo de los periódicos que había realizado la comisión de prensa de la huelga. Manuela resaltó que la huelga los tocaba *"muy sensiblemente"* porque *"habían decidido formar esta agrupación al calor de ese conflicto"*:

> *"Al calor de esa huelga empezamos a discutir con algunos el poder quedar organizados. Por ahí nosotros lo que charlábamos era poder rescatar eso de ahí y pensar, sobre todo porque ha habido un recambio generacional en el hospital (…) desde el 2005 hasta ahora ha entrado mucha gente nueva, de todos los sectores del hospital. Pero de aquellos 10 años hasta ahora hay cosas que persisten".* (Manuela, trabajadora social, sector de servicios sociales).

Comenzó entonces a enumerar los problemas laborales que persistían desde la huelga de 2005 hasta el presente: la precarización laboral (visible en 2005 porque había trabajadores cumpliendo contraprestación laboral por subsidios de desempleo), la desactualización salarial debido a la inflación, la extensión de las jornadas laborales como estrategia para complementar los salarios, la falta de recursos humanos que hacía que *"los planteles nunca estén completos"*, la tercerización de servicios y los problemas edilicios. Como en varias ocasiones, las medidas de fuerza comenzaron aquella vez con *"paros activos"* (en los que sólo se suspendían las consultas de consultorios externos y algunos estudios de diagnóstico) esperando que se abriera una mesa de negociación con las autoridades de gobierno, pero Manuela afirmaba que *"la estrategia del gobierno siempre fue ningunear: ir pasando mesas técnicas"* donde les decían *"vengan a una mesa mañana para que discutamos cuándo nos vemos el próximo día"*. Ella consideraba que lo mismo les sucedía en la actualidad.

Advertía que era importante analizar las respuestas del gobierno frente al conflicto, porque también había elementos que persistían. Desde la Subsecretaría de Salud les habían afirmado que *"estaban analizando todas las posibilidades, todas"* pero

"(…) eran más o menos las mismas que nos dijeron en esta última huelga: derivar pacientes al privado y después contratar profesionales, que esto también pasó en esta huelga, que es siempre apelar a los que uno les dice 'carneros' o traer gente a cubrir a los que estaban en huelga". (Manuela, trabajadora social, sector de servicios sociales).

Enfatizó que también era importante retomar las fortalezas que habían tenido los trabajadores que, a pesar de la falta de respuestas del gobierno, habían *"articulado con la comunidad"*, hecho marchas conjuntas con otras agrupaciones, viajado a Buenos Aires a difundir mediáticamente el conflicto y participado de un encuentro de comisiones internas sindicales en el hotel Bauen bajo control obrero. Para Manuela, todos estos elementos tenían que formar parte de las *"conclusiones"* de la huelga, pero no solamente para reconstruir el proceso pasado sino para

"Aportar a los compañeros y compañeras nuevas. Entender que al calor de esa lucha sacamos conclusiones y empezamos a andar el camino de construir una agrupación, y de por qué. (…) Y a 10 años de esa huelga, y ante la continuidad de las políticas de vaciamiento de la salud pública y en un contexto de crisis para los trabajadores, es importante esto de poder sacar algunas conclusiones de las experiencias de las luchas que dimos". (Manuela, trabajadora social, sector de servicios sociales).

Se ocupó entonces de mostrar cómo esa experiencia histórica había modificado sus prácticas actuales durante las huelgas, afirmando que muchas de las decisiones que habían tomado en los conflictos de los años recientes habían sido moldeadas por las *"lecciones"* de la huelga de 2005: la *"lección es no habernos separado de la base de los trabajadores"* para que no quedaran sólo los militantes más activos continuando las medidas de fuerza mientras un gran número de trabajadores volvía de a poco a sus puestos de trabajo, y haberse mantenido *"cerca de la comunidad"*. Concluyó entonces que *"el gran interés de volver a pensar lo de 2005 es sacar conclusiones que sirvan como un hilo de continuidad sobre todo con las luchas que quedan para adelante"*.

La actividad de reflexión organizada funcionó entonces como un evento a través del cual los militantes más antiguos de la agrupación transmitieron una lectura específica de la huelga del año 2005. Mostraron la persistencia de los contenidos de las demandas; resaltaron la actitud confrontativa de las autoridades del gobierno, marcando similitudes entre los funcionarios pasados y actuales; y expusieron una forma de actuar gremialmente que habían desarrollado en aquella huelga y que modeló sus prácticas sindicales hasta la actualidad. La organización de la charla fue tanto un evento para reflexionar sobre aquella experiencia histórica como para transmitir a los nuevos militantes la experiencia que allí habían construido y acumulado.

La consagración de la vida a la militancia

Algunos de los integrantes de la agrupación Violeta Negra consagraban su vida a la militancia y organizaban sus proyectos en relación a la participación en la agrupación o en el Partido. Las nuevas relaciones y posicionamientos políticos que habían creado a partir de la militancia los llevaban a reorientar su proyecto de vida, modificando aspectos significativos de sus trayectorias personales. Para mostrar esta cuestión expondré el proceso por medio del cual Sabrina devino dirigente de la agrupación Violeta Negra.

Sabrina había empezado a militar en el año 1995, en la provincia de Buenos Aires, de donde era oriunda. Se vinculó con el PTS mientras era estudiante de Psicología en la Universidad de Buenos Aires a raíz de la *"lucha contra ley educación superior"* sancionada aquel año. Empezó a militar en *"En clave roja"*, la agrupación de estudiantes universitarios que había sido creada por el partido, donde se mantuvo aproximadamente por cinco años. Luego empezó a militar en un barrio de La Matanza, a la que definía como una *"regional del partido bastante difícil"*. No estuvo mucho tiempo en esa regional (desde el año

2000 hasta 2001), cuando decidió migrar a Neuquén para acompañar el conflicto que estaban protagonizando los obreros de Zanón:[63]

> *"Vine en realidad como parte de un proceso que surgía en Neuquén y crecía, que es el proceso de Zanón. (...) Nosotros pensábamos que se venía una guerra importante con la patronal de Zanón, y veníamos viendo eso. Nosotros como que asumíamos que éramos un partido muy chico acá en Neuquén y teníamos muchas responsabilidades de la dirección de un proceso que era profundo digamos. Bueno, junto con otros compañeros nos vinimos a militar acá".* (Sabrina, operadora terapéutica, sector de adicciones).

Además del acompañamiento de los obreros de Zanón, afirma que empezaron *"un laburo de salud"* y otros espacios laborales que hicieron crecer al Partido.

> *"Éramos una regional que en ese momento era un pequeño grupo de estudiantes universitarios y de obreros ceramistas y nada más. Y ahora es un partido que tiene un laburo y una agrupación re fuerte en ATEN, en ATE, en ceramistas, en la juventud, en secundarios, en terciarios, en los obreros papeleros del parque industrial, las obreras textiles, en Centenario, Zapala, en Cutral Có".* (Sabrina, operadora terapéutica, sector de adicciones).

Cuando decidió viajar a Neuquén con tareas de militancia, solicitó una licencia sin goce de sueldo por un año en su trabajo porque su objetivo era volver luego a Buenos Aires, pero finalmente se terminó quedando en esta provincia y acabó renunciando a aquel empleo. Luego de transitar por otros trabajos, en el año 2006 ingresó al HPN como *"operadora"* en el centro de atención ambulatoria para adolescentes del **Servicio de Adicciones.** Aquí no fue contratada como parte del personal hospitalario, sino que le pagaban las horas en las que estaba a cargo de talleres educativos bajo la figura de *"monotributista"* como prestadora de servicios. A medida que el equipo de trabajo fue creciendo, los trabajadores de este centro de atención demandaron ser contratados como personal de planta permanente del hospital. Sabrina fue monotributista desde el año 2006 hasta el año 2011 cuando fue contratada como *"mensualizada"* y luego nombrada en la planta permanente del hospital. Recordando retrospectivamente ese proceso, piensa que fue *"toda una pelea por el reconocimiento"* y que el pase a planta lo habían *"conseguido luchando".* Esta conquista valió la sorpresa de algunos trabajadores y militantes del hospital, porque en general era difícil que los trabajadores que estaban contratados bajo

---

63 Para un análisis de este conflicto, puede consultarse la investigación de Aiziczon (2009).

la figura del monotributo se organizaran para demandar en conjunto el pase a planta permanente. Sabrina explicaba que *"en el hospital, si no tenés una militancia previa es muy difícil que participen muchos, porque tienen miedo, porque te echan"*. Ella en cambio, cuando ingresó al hospital ya era militante del PTS. A diferencia de Jeremías y otros integrantes de la agrupación que se habían *"convertido en militantes"* luego de comenzar a trabajar en el hospital, Sabrina tenía *"militancia política previa"*.

En el año 2013, debido a que la lista Violeta Negra había ganado las elecciones de la JI, ella decidió cambiar su lugar de trabajo para disponer de más tiempo durante la semana para militar en el hospital. El sector de adicciones del HPN tiene dos establecimientos: uno correspondiente al Centro de Atención de día que está ubicado en la ciudad capital, y otro de internación ubicado en la localidad de Arroyito (a 54 km al sur de Neuquén capital). En el Centro de Atención de día donde trabajaba Sabrina, la atención era todos los días de 8:00 a 15:00 horas; pero en la sede de Arroyito *"se trabaja con un régimen diferente, que hacés guardias de 24 horas una o dos veces por semana"*. El hecho de que Sabrina empezara a trabajar en la sede de Arroyito le permitía concentrar todas las horas de sus jornadas laborales en el fin de semana, y le quedaban todos los días hábiles de la semana liberados para la militancia en el hospital.

Ella era quien llegaba a primera hora todas las mañanas a abrir la JI durante los dos años que su agrupación condujo esa organización (de 2013 a 2015). Era una de las principales *"referentes"*, que se encontraba disponible todas las mañanas y parte de la tarde para recibir a los afiliados, responder consultas, organizar la militancia y coordinar todas las actividades cotidianas (junto con Fiorella y Pablo, los dos integrantes de la comisión directiva que contaban con licencia gremial). Ella se encargaba especialmente de la comunicación: subía toda la información cotidiana al Facebook de la JI, respondía e-mails, revisaba el seguimiento de medios de comunicación que le enviaban semanalmente del Partido, pegaba afiches en el hospital convocando a las actividades que organizaban. La importancia de Sabrina en la agrupación no se limitaba entonces al reconocimiento por su *"militancia previa"*, sino que ese reconocimiento era sostenido por un arduo trabajo cotidiano.

Como hemos visto, en 2015 la lista Violeta Negra fue derrotada frente a la lista Verde Morada con una diferencia de un solo voto. Esta derrota *"fue un golpe"* pero Sabrina afirma que eso no los frustró en su militancia gracias a que ellos no pensaban que la JI fuera un fin en sí mismo. Ellos veían a la *"JI como un lugar de lucha"* pero no era el único: al articular la militancia gremial con la del Partido, los integrantes de la agrupación reorientaron su militancia a otros espacios donde podían hacer que *"los trabajadores se organicen, luchen, tomen conciencia, abracen otras ideas"*. Este objetivo podía ser desarrollado en la JI como en cualquiera de los espacios liderados por el PTS.

Uno de los espacios centrales de militancia de los integrantes del PTS era la banca de Raúl Godoy en la Legislatura Provincial. Cuando perdieron la conducción de la JI, Sabrina pidió licencia en su puesto laboral en el hospital y comenzó a trabajar como asesora de este diputado del FIT. Para Sabrina, esto implicó un nuevo *"desafío"*, pues afirmaba que el trabajo en la Legislatura la llevó a *"re-inventarse"* y desarrollar tareas nuevas después de *"20 años de militancia"*. Valoraba que en el PTS mantuvieran prácticas de rotación de los militantes por diversas actividades, porque consideraba que promovía diversos procesos de aprendizaje en cada uno. De esta forma, su experiencia militante no se volvía algo estático, fijo o rutinizado, sino algo que ella ponía en movimiento, que la modificaba y que ella modificaba.

"Yo me acuerdo que cuando empecé a militar en la universidad yo siempre tuve (…) yo siempre fui muy activista, con mucha personalidad en un montón de cosas. Y los compañeros más viejos se fueron de Psicología y como que quedé a cargo de dirigir ese frente yo, enseguida. Nosotros todo el tiempo estamos haciendo eso. De hecho, yo ahora estoy en un nuevo desafío, algo nuevo para mí que es un aprendizaje (…) y a su vez para el resto de los compañeros que son más nuevos en la militancia es todo un aprendizaje hacerlo ellos también ahora. Yo, si bien nunca tuve un rol público en estatales ni en salud, siempre yo articulaba un montón. Entonces es un aprendizaje para todos. (…) Una de las cosas que más me gusta hacer como militante es ayudar a que surjan nuevos compañeros que militen y que se hagan también dirigentes. Y que descubran qué es en lo que son buenos y les gusta hacer. La gente también se va transformando y descubriendo, y sintiéndose contento con lo que uno es bueno para hacer". (Sabrina, operadora terapéutica, sector de adicciones).

A lo largo de su vida, Sabrina fue pasando entonces por distintos momentos respecto de la militancia. Su participación en el PTS no era para ella un aspecto circunscripto de su vida, sino que era en sí mismo su *"proyecto de vida"*:

"Es un proyecto de vida. Uno dedica su vida a esto. Muchos dicen que es algo como muy pesado, pero (…) Trotsky tiene un escrito sobre la fundación de la cuarta internacional que dice que la militancia te exige un montón de cosas, pero te da a cambio: sentir que llevás sobre tus espaldas una partícula de la salvación de la

humanidad. No porque sintamos que nosotros vamos a salvar a la humanidad ni mucho menos, pero sí yo lo que sentí cuando empecé a militar (...) que era una estudiante universitaria, que vivía sola, clase media, en Caballito, y veía los noticieros y me indignaba todo el tiempo (...) me daba bronca, en esa época eran las privatizaciones, el gatillo fácil (...) y sentir que no hacés nada frente a eso, como observarlo nada más (...) bueno, el cambio fue ese, decidir militar. Y todos los días lo que me sostiene de seguir militando es eso, es hacer algo, algo para transformar la realidad todos los días. Y sí, exige un montón, pero a mí la verdad que me encanta". (Sabrina, operadora terapéutica, sector de adicciones).

En el proceso de transformación de sí que había atravesado Sabrina al hacerse militante y luego dirigente de la agrupación, ella consideraba que había pasado de ser una *"observadora"* de la realidad social a ocupar un rol activo para *"transformarla"*. A partir de ese proceso, había modificado su posición en el mundo: de ser una *"estudiante universitaria de clase media"* que se *"indignaba"* con las noticias, a ser una *"militante trotskista"* que cooperaba en la *"salvación de la humanidad"*. Haber comenzado a militar mientras era estudiante universitaria había sido un punto de bifurcación en su trayectoria, que había reconfigurado su rutina, su vida cotidiana y sus proyectos futuros. Rápidamente había tenido que dirigir una de las organizaciones del partido y había descubierto *"algo en lo que era buena"* y que le *"gustaba hacer"*, se fue *"descubriendo"* y *"transformando"* a partir de sentirse a gusto en esta actividad.

En esa construcción, se había visto implicada en una nueva trama de relaciones que la llevaron a transformar aspectos significativos de su trayectoria personal. La militancia la llevó a decidir migrar a Neuquén, renunciar a trabajos, pedir traslados laborales, asumir nuevos desafíos. Ella decidió diversos aspectos importantes de su vida en función de las tareas del Partido, por lo que la militancia no era para ella sólo un aspecto de su vida personal sino un principio articulador; es decir, era *"un proyecto de vida"*.

La centralidad que tenía la militancia en la vida de Sabrina se expresaba incluso en la reconfiguración de sus vínculos relacionales. Ella estaba en pareja con un compañero del Partido desde que militaba en Buenos Aires. Cuando ella decidió migrar a Neuquén por razones de militancia, su *"compañero"* se había quedado en Buenos Aires porque ella regresaría al año. Cuando esos planes se modificaron, él la acompañó y también migró a Neuquén, donde se incorporó al Movimiento de Trabajadores Desocupados y finalmente se convirtió en obrero de Zanón. Para Sabrina, era tanto un *"compañero"* de vida como de militancia, dimensiones que estaban profundamente imbricadas en su experiencia personal. La participación política implicaba también la construcción de relaciones afectivas, de amistad y amorosas. Al igual que en los casos investigados por Vázquez (2009), aquí armar pareja con un *"compañero"* implicaba la posibilidad de compartir sus vidas militantes; es decir, se redefinían los círculos de sociabilidad y pertenencia en relación a la construcción de un nuevo modo de leer y entender el mundo que los rodeaba.

Conclusiones parciales

La agrupación Violeta Negra sintetizaba un aspecto de suma importancia en la experiencia gremial del HPN, pues mostraba que algunos trabajadores vivían su tránsito por el sindicato de una forma *programática*. Como en los debates clásicos de los estudios sindicales de tradición marxista (Anderson, 1968; Gramsci, 1922; Hyman, 1975), pensaban que el sindicato era incapaz de vehiculizar la transformación hacia el socialismo sino estaba articulado con el Partido. La militancia en esta agrupación implicaba para sus integrantes mantener un *"programa clasista y antiburocrático"* para *"la clase trabajadora"*.

A partir de este programa se proponían *"recuperar"* el sindicato. La nominación de la dirigencia como *"burocracia"* estaba lejos de buscar la rigurosidad conceptual o analítica que tiene este término en las ciencias sociales, por lo que se vuelve central distinguir los sentidos nativos de sus elaboraciones conceptuales. Al referirse a estos dirigentes como *"burocracia sindical"*, los integrantes de la agrupación Violeta Negra producían un *lenguaje común* que les permitía significar las relaciones sociales en las que estaban inmersos de una manera activa y confrontativa, permitiendo que surja la impugnación y la lucha. Construían una relación Nosotros-Ellos por medio de la cual moldeaban sentidos compartidos de lo que implicaba ser un *"buen dirigente"* y se presentaban a sí mismos como posibles dirigentes de la organización.

Los *"principios programáticos"* de la agrupación no se construían únicamente de manera abstracta, sino que implicaban una capacidad de hacer y elegir que tenía efectos prácticos en las vidas de los sujetos. Las personas se transformaban a sí mismas, moldeando sus prácticas cotidianas para convertirse en *"sujetos de la política"*: cambiaban su manera de pensar y de hablar, desarrollaban competencias y habilidades específicas. Las personas se re-hacían a partir de la adquisición de prácticas específicas marcadas programáticamente *"por la clase obrera"* y *"el marxismo"*.

Pero "*hacerse militante*" no era un proceso individual sino colectivo. Lo sindical no era algo dado, fijo y estable que estuviera ahí para ser usado o ejercido por los sujetos; sino que era el resultado de un *trabajo colectivo que lo hacía aparecer*. Ser militante no era un estatus que se adquiría a partir de la afiliación, sino que se daba como resultado de un proceso de construcción política, de socialización de la experiencia y de performance colectiva. Diversas prácticas políticas de la organización eran *pedagogizadas* con el objetivo de producir procesos de aprendizaje que condujeran a la construcción del "*programa clasista*" de la agrupación. Se trataba de un proceso activo donde los nuevos integrantes se modificaban a sí mismos a la vez que modificaban la trama de relaciones de la agrupación: la elección de delegados, para volver al ejemplo de Jeremías, se vuelve una ceremonia performada donde diversos militantes producían de manera colectiva un "*referente*".

En el proceso de transformarse en "*referentes*" de la organización, algunas personas consagraban su vida a la militancia política y organizaban sus proyectos en relación a la participación en la agrupación o en el Partido. Las nuevas relaciones y posicionamientos políticos que habían creado a partir de la militancia los llevaba a reorientar su proyecto y a modificar aspectos significativos de sus trayectorias personales y sus maneras de estar en el mundo. La militancia era en estos casos "*un proyecto de vida*".

CAPÍTULO 4

EL SINDICATO DE PROFESIONALES DE LA SALUD PÚBLICA NEUQUINA: LA EXPERIENCIA PROFESIONAL AL FRENTE

En el año 1982 se creó la Asociación de Profesionales del HPN (AP) con el objetivo de generar un espacio de encuentro político y gremial para el sector. No se trató en sus orígenes de una entidad sindical en términos estrictos sino de una asociación civil. Por diversas razones que hemos visto en el capítulo 1, en el año 2005 decidieron constituirse como una organización gremial y crearon el Sindicato de Profesionales de la Salud Pública de Neuquén (SiProSaPuNe) dentro de la Federación Sindical de Profesionales de la Salud de la República Argentina (FeSProSa).[64] La AP del HPN se definió como una de las delegaciones zonales del sindicato.

En SiProSaPuNe se ponía en primer plano la dimensión profesional que estaba implicada en la experiencia sindical. El trabajo en un ambiente hospitalario es altamente profesionalizado. Médicos, trabajadores sociales, psicólogos, odontólogos, bioquímicos, enfermeros, farmacéuticos, radiólogos, entre otros, conformaban el abanico de múltiples profesiones que se desempeñaban día a día en el HPN. Este abanico se diversifica aun más si se tienen en cuenta las múltiples especialidades en las que se forman los médicos: cardiología, cirugía, traumatología, pediatría, neonatología, ginecología, anestesiología, gastroenterología, hematología, psiquiatría. Esta cuestión debe ser entendida en relación a la historia del hospital en tanto institución. Como indica Oszlak (1982), la construcción de la estatalidad moderna implicó la emergencia de un conjunto diferenciado de instituciones públicas relativamente autónomas respecto de la sociedad civil, con cierto grado de profesionalización de sus empleados y control centra-

---

64 FeSProSa es una entidad de segundo grado constituida en el año 2005 a partir de la reunión de varias Asociaciones de Profesionales por establecimientos provinciales, regionales y nacionales.

lizado de sus actividades. En el área de salud este proceso adquirió algunas particularidades, ya que el hospital moderno es producto de una doble filiación: "por una parte es heredero de las instituciones caritativas y religiosas; por la otra, se inscribe en la historia de una institución científica regida por la medicina, que llegó a ser ciencia y tecnología" (Dubet, 2006, p. 224). El proceso de profesionalización y tecnificación hospitalaria convive entonces con valores tradicionales asociados a la caridad y a la religión (Dubet, 2006).

Pero aquí me interesa resaltar una cuestión más. Los resultados obtenidos en esta investigación permiten afirmar que la profesionalización no es únicamente un dato objetivo o contextual de la organización del trabajo hospitalario ni habla únicamente de su historia institucional. La *"profesión"* aparecía aquí como un referencial a partir del cual los trabajadores organizaban su experiencia laboral y sindical, generando procesos de identificación y diferenciación de grupos. Como todas las palabras de auto-clasificación que utilizan los actores, la identificación con *"la profesión"* no señala una esencia básica de los sujetos sino que traza una diferencia expresada en rasgos diacríticos que, como síntomas de la presencia de un límite, el investigador debe caracterizar y explicar (Guber, 1995). Tal como sugieren Bohoslavsky y Soprano (2010), entenderé la experiencia de los miembros del SiProSaPuNe en relación a la particular posición que ocupan dentro del entramado estatal: tendré en cuenta su posición escalafonaria, su perfil de formación profesional-académica, el lugar que ocupan en la escala salarial, su vínculo con los pacientes, y sus relaciones y disputas con otros grupos de trabajadores. A lo largo de este capítulo mostraré que la experiencia gremial de este grupo no era únicamente un proceso de articulación de *demandas corporativas*, sino también una forma de expresión de sentidos sobre sus trabajos y formación profesional.

Este capítulo se divide en cuatro apartados. En el primero, "Experiencia sindical y sentidos de la profesión", me ocuparé de analizar los sentidos asociados a *"la profesión"* en el trabajo cotidiano del HPN. En el segundo apartado, "Medidas de fuerza del sector profesional" mostraré que las características que asumen las huelgas y las medidas de fuerza debían ser entendidas en relación al entramado en donde se desarrollaban. En el tercer apartado, "La discusión salarial", veremos que la estructura escalafonaria y las leyes de remuneración eran usadas por los miembros de SiProSaPuNe para hacer visible su identificación como *"profesionales"* y manifestar los conflictos que mantenían con Otros. En el cuarto apartado, "Disputa de las políticas de Estado", estudiaré el proceso de articulación de demandas corporativas con otras más generales por la gestión de los servicios públicos que llevaban adelante los miembros de SiProSaPuNe.

Experiencia sindical y sentidos de la profesión

A continuación, describiré una obra de teatro realizada por los integrantes de SiProSaPuNe en el marco de un *"plan de lucha"* en el que demandaban mejores condiciones laborales. Esta obra resultó significativa en tanto puso de manifiesto que las prácticas de esta organización sindical estaban completamente articuladas con los sentidos que se construían en torno al *"ser profesional"*. Argumentaré que la identificación con la profesión no se debía a que fuera productivo estratégicamente sino a que activaba sentidos compartidos sobre el trabajo cotidiano hospitalario de este grupo. Las instancias de mayor constitución de este colectivo gremial eran entonces laborales.

En el año 2010, los *"trabajadores de salud pública"* realizaron un *"plan de lucha"* para demandar una mejoría salarial y un aumento de presupuesto para la salud pública (denunciando la falta de insumos y recursos humanos). Los miembros de SiProSaPuNe organizaron, en conjunto con la JI –dirigida por la lista Verde Morada–, una *"asamblea interhospitalaria"* a la que convocaron a todos los trabajadores del sistema público de salud. En la calle de entrada del HPN, colocaron un micrófono y dos parlantes para pasar música mientras iban acercándose los trabajadores. Además de los empleados del HPN, se hicieron presentes trabajadores de los centros de salud de la capital, del Hospital de Centenario y de otras organizaciones políticas que fueron a expresar su apoyo a la huelga (obreros de la cerámica FaSinPat –ex Zanón– y las Madres de Plaza de Mayo filial Alto Valle). Para comenzar la asamblea, los miembros de SiProSaPuNe realizaron una pequeña obra de teatro que habían ensayado en los días previos con el objetivo de mostrar el deterioro de la atención sanitaria provincial.

La obra consistía en representar el trabajo cotidiano de las ventanillas de admisión del hospital, donde dos empleados desbordados de trabajo intentaban organizar a los pacientes para que formasen una fila para pedir su turno médico. Para ello pusieron una mesa en la vereda –donde se iba a realizar la asamblea–, que dividía a los integrantes de SiProSaPuNe devenidos en actores de los asambleístas que constituían el público. Los pedidos de turno se otorgaban por sorteo, para lo cual habían entregado un número en un papel a cada una de las personas que formaban la fila, y los empleados del mostrador iban sacando a los afortunados de una bolsa plástica: *"Buenos días, vayan formando fila. Hoy nos tocan los sorteos, tendrán los numeritos todos, ¿no? Vamos a sortear una operación de vesícula"*, ironizaban los actores. Un niño pasaba al frente del mostrador para sacar un número de la bolsa, los empleados lo gritaban a viva voz, una de las personas que se encontraba haciendo fila festejaba que su número había sido el elegido, se abrazaba con los otros pacientes –que lo aplaudían y felicitaban–. Una vez que la persona llegaba al mostrador, los empleados le explicaban que el turno no era inmediato sino para dentro de dos años y le pedían que *"no se olvide de traer los hilos de sutura porque si no va a quedar descosida"*. El siguiente sorteo fue una *"operación para fractura de cadera"* y le asignaron al afortunado un turno para el mes de abril de 2014, es decir, cuatro años después. Pero antes de que el paciente se retirara, le preguntaron si era *"la cadera derecha o la izquierda"* porque sólo les quedaba *"la prótesis de la cadera izquierda"*. Desafortunadamente el paciente requería la otra, pero entre todos los actores resolvieron operarlo de cualquier manera porque si le *"acomodaban un poquito la prótesis, va a quedar re bien"*. Así fueron sorteando cirugías de próstata, turnos de diálisis, pastillas anticonceptivas, un cuarto de aspirina y *"un comprimido entero de antibióticos"*. A una paciente que requería un turno de control prenatal, le dieron directamente un turno de parto porque no iban a llegar a atenderla antes de los nueve meses que duraba el embarazo. Además, organizaron para llevar a un paciente al centro de diálisis, pero fueron caminando porque la ambulancia *"se había quedado sin nafta"*. A los pacientes que tenían obra social, les pedían directamente que fueran a atenderse a otro lado, para priorizar los turnos para quienes no tuvieran seguro de salud.

Al lado de la mesa, dos hombres vestidos con saco y corbata representaban al ministro y al subsecretario de salud (de quienes habían impreso fotos para fabricar máscaras). En un momento de la obra de teatro, el actor que representaba al subsecretario de salud se acercó a la mesa a pedir un turno. Como tenía obra social, le pidieron que se atendiera en otro lado, lo que generó la indignación del subsecretario que enfatizó su cargo: *"señorita, ¿sabe quién soy yo? El subsecretario"*, afirmaba el actor, frente a la trabajadora de la ventanilla que respondía *"¡Y a mí qué! ¡Para la guardia todos somos iguales!"*. El fin de esta escena se ganó el aplauso fervoroso del público.

Al terminar la teatralización, tomó la palabra el secretario general de SiProSaPuNe, Marcelo, uno de los médicos clínicos del hospital. Explicó que el objetivo no era reírse de la situación sino demostrar "a través del ridículo las cosas que se viven día a día en el hospital, que padecen tanto los trabajadores como los pacientes". Se refirió a la salud pública como "derecho de la comunidad" y afirmó que para que funcione correctamente

> "Necesitamos que la salud cambie, y para que la salud cambie, necesitamos que todos nos hagamos responsables: todos, no solamente los trabajadores. La población se tiene que hacer cargo. ¡No puede el paciente venir a las 4 de la mañana a pedir un turno! ¡No puede aceptar que un turno de una cirugía tenga cuatro meses o tres meses o cinco meses de retardo! ¡No puede aceptar que los tratamientos se suspendan cada dos por tres porque no está la medicación! Y esto es una responsabilidad que nos compete si creemos en el derecho a la salud. Y es una responsabilidad, y es un derecho que tenemos que exigir. Y no tenemos que permitir que nos sigan pasando por arriba". (Marcelo, médico, sector de clínica médica).

Esta obra de teatro condensó diversos elementos que estaban presentes en la experiencia de SiProSaPuNe: la preocupación por la desfinanciación de la salud pública, la diferenciación de los profesionales del hospital respecto de los funcionarios del gobierno provincial, el vínculo cotidiano con los pacientes, las dificultades laborales derivadas de la falta de insumos, la imposibilidad de continuar con tratamientos médicos debido al deterioro de las condiciones laborales hospitalarias. Es decir, se ponían en primer plano las dificultades cotidianas que encontraban los profesionales para desarrollar su trabajo por la falta de recursos. A su vez, dejaban en evidencia que, aunque las políticas de salud pública fueran diseñadas por los funcionarios del ministerio o subsecretaría de salud provincial, finalmente eran los trabajadores del hospital los que tenían que explicar cara a cara a los pacientes que no iban a poder atenderlos porque no tenían las herramientas necesarias. Para comprender cabalmente los sentidos que los miembros de SiProSaPuNe ponían en juego en esta obra de teatro era necesario conocer la dinámica cotidiana del trabajo y las dificultades que allí encontraban para atender a los pacientes.

Para analizar el trabajo cotidiano de los profesionales en el HPN, realicé trabajo de campo en el Sector de Clínica Médica. Este servicio es uno de los más activos en la vida gremial de los profesionales de salud pública: de las 14 comisiones directivas de la AP –antes de su conformación como sindicato– conformadas desde el año 1982 hasta 2006, diez veces el cargo de presidente estuvo ocupado por un médico clínico del HPN (períodos 1982-83, 1985-86, 1986-88, 1988-89, 1989-91, 1997-99, 2000-02, 2002-04, 2004-06, 2006). El secretario general de SiProSaPuNe es, desde su creación, un médico clínico de este hospital (Marcelo). Además, todos los médicos de planta permanente con los que cuenta el Sector de Clínica Médica se encontraban afiliados al sindicato, lo que lo convertía en el sector más activo del HPN dentro de SiProSaPuNe.

A continuación, veremos tres dimensiones del trabajo profesional que considero centrales para comprehender la experiencia de SiPro-SaPuNe: la conceptualización de la profesión como trabajo científico, que se encuentra asociada a la responsabilidad frente a la vida de los pacientes y que implicaba una vocación trascendente.

I. El trabajo científico

El Sector de Clínica Médica se encontraba en el 5° piso del hospital y contaba con 29 camas de internación.[65] El equipo de trabajo estaba compuesto por 14 médicos clínicos *"de planta"* (que incluían un jefe de servicio, uno de internación y un instructor de residentes), un grupo de *"residentes"* cuyo número variaba año a año (en el año 2016 eran 16), 29 enfermeros, tres mucamos, dos recepcionistas y una secretaria administrativa. El trabajo cotidiano comenzaba allí a las 8 de la mañana. Los médicos se dividían en dos sub-grupos: por un lado, los *"médicos de planta"* se encontraban en su sala de reuniones y comentaban las novedades de la sala de internación; por otro lado, los residentes se reunían con su Instructor –Jerónimo– y realizaban el *"pase de guardia"*, donde se revisaba la situación de cada uno de los pacientes internados.[66] Durante mi investigación, los *"pases de guardia"* se convirtieron en un momento excelente para comprender el trabajo científico que se articulaba en relación al diagnóstico y tratamiento de los pacientes que realizaban los *"profesionales"*. Por ello a continuación describiré la dinámica de los mismos.

Los *"pases de guardia"* se realizaban en *"el aula"*, una sala ubicada al final del pasillo de la internación, que contaba con una gran mesa y sillas, algunas computadoras, un estante donde colocaban las historias clínicas de los pacientes y una pequeña mesada con lavadero en la

---

65 El aumento de la demanda de atención había hecho que solicitasen seis camas más para la internación de pacientes, que les fueron asignadas en el tercer piso del hospital (cedidas por el servicio de ginecología).

66 El "pase" no era una práctica que realizaran únicamente los residentes, sino que se replicaba con todo el equipo de profesionales en lo que denominaban "pases de sala" de martes a viernes a las 11 de la mañana. La diferencia era que los residentes revisaban las novedades de los pacientes de cada una de las habitaciones (a diferencia de los "pases de sala", en los que se revisaba un sector particular de habitaciones por día y se discutían los pacientes más complejos).

que tenían los elementos para preparar mate –insumo indispensable durante los *"pases"*–. Allí los médicos que habían estado de guardia (durante la noche o durante todo el fin de semana los días lunes) transmitían a los médicos que ingresaban al nuevo turno la información de los pacientes. Las novedades podían referir a pacientes que ya estaban internados desde los días previos o bien a algún *"ingreso"* realizado durante la guardia. Si no podían presentarlos a todos por una cuestión de tiempo, seleccionaban a *"los más interesantes"*.

La división entre los pacientes *"interesantes"* de aquellos que no lo eran se basaba en un criterio cognitivo. Denominaban así a aquellos pacientes que los *"obligaban a pensar"*, que motivaban el *"trabajo intelectual"* y el debate colectivo:

> *"Son los que más te hacen mover el seso. Vos decís: 'tal paciente tiene la presión alta, los riñones no le funcionan bien, tiene cirrosis y es diabético. Para la diabetes podría darle esto, pero por los riñones no; entonces podría darle esto otro, por el hígado no se puede'. Entonces ahí tenés que empezar a buscar cuál es la mejor terapéutica que no esté contraindicada por los múltiples problemas que tiene. Esa es la parte en donde uno empieza a mover la cabeza y ahí se pone lindo".* (Guillermo, médico, sector de clínica médica).

Este trabajo intelectual era valorado como algo estimulante y los pacientes *"interesantes"* o *"complejos"* se presentaban como un *"desafío"*:

> *"Anabel: ¿Qué es lo más que te gusta del trabajo acá?*
> Jerónimo: *El desafío. El desafío de algo que es complicado, que no sé qué es, y son pacientes que todo el tiempo me provocan un desafío en lo que es la conducta que va pasar. De investigar qué tiene, del Sherlock Holmes de averiguar qué tiene el paciente me gusta mucho".* (Jerónimo, médico, sector de clínica médica).

En los *"pases de guardia"* debatían posibles diagnósticos de los pacientes en función de los síntomas que tenían; es decir, buscaban develar el misterio que les presentaba un paciente –sobre todo si era *"interesante"*–. Pero a su vez, era una actividad pedagógica en la que los residentes aprendían el *"método"* en que se debía organizar la información para favorecer la conceptualización de los problemas de salud. Los datos no se presentaban en cualquier orden sino que se hacía de una manera estandarizada: primero se comunicaba el número de habitación y cama, luego nombre y apellido del paciente, su edad y los días de internación. Luego de la información personal, se comenzaba con la descripción de su situación de salud: se comunicaban los resultados del *"control de signos vitales"* (tensión arterial, saturación de gases en sangre, temperatura, presión), se mencionaba el motivo de ingreso y los antecedentes de enfermedades relevantes. Luego, se contaban los resultados del *"examen clínico"*: estado neurológico (si el paciente estaba consciente o no, lúcido, orientado en tiempo y espacio, si era *"colaborador"* con la atención médica, si respondía a los interrogatorios) y los estudios que permitían comenzar a elaborar un diagnóstico (laboratorios, placas, electrocardiogramas).

El lenguaje estaba cargado de vocabulario técnico, porcentajes, nombres de medicamentos. Era un momento de construcción del habla relativamente estandarizado donde, incluso cuando existían palabras del lenguaje cotidiano para nombrar las cosas, se establecían definiciones técnicas (por ejemplo, un alcohólico era nombrado como un *"etilista"* o para indicar que el paciente abría los ojos cuando le hablaban afirmaban que tenía *"apertura ocular al llamado"*). Como indica García (2013), el uso de términos técnicos basa su poder en sus pretensiones de veracidad, prohibiendo cualquier apelación al sentido común y volviéndolo virtualmente incomprensible al profano. En ese sentido, el uso de este modo de comunicarse y su conocimiento establecen una diferencia entre quienes verdaderamente lo hablan y entienden, y quienes no. El uso de siglas y abreviaturas no sólo ahorra tiempo, sino que es un medio a través del cual los profesionales restringen y alteran sutilmente los significados de los términos (García, 2013). El *"pase de guardia"* era en un lugar donde aprender a hablar ese lenguaje.

Con toda la información presentada, entre todos debatían e intentaban buscar un *"signo guía"*. Partían de la hipótesis (que funciona como hipótesis nula) de que un sólo signo tenía que explicar todos los síntomas del paciente: suponían que había una causa general que se manifestaba en los diversos síntomas empíricos visibles. Si este *"diagnóstico presuntivo"* era refutado, se generaban hipótesis alternativas (*"diagnósticos diferenciales"*) que también se sometían a prueba.[67] Tenían pues un *"criterio unicista"* en tanto suponían que una única causa podría explicar todas las manifestaciones, *"siempre y cuando se ajuste a los conocimientos fisiopatológicos sobre las enfermedades relacionadas con esa causa"*, tal como me aclaró Julio (médico del sector). Si después *"descubrían"* que había más de una enfermedad, lo denominaban *"hallazgo"* y daban por descartada la hipótesis nula. Es decir, como en todo trabajo científico, la hipótesis nula servía como guía para la acción, como supuesto para empezar a debatir.

---

67 Como ese proceso puede ser demasiado largo y complejo, para los problemas más frecuentes, parte del método era el uso oportuno y crítico de las *"heurísticas"* (ej: los síndromes, combinaciones de síntomas).

El proceso de elaboración de un "*diagnóstico*" era un trabajo colectivo, que se realizaba discutiendo en los pases de sala, ateneos y clases:

"La jerarquización del síntoma es una de las partes más difíciles y de las más interesantes. Antes de llegar a eso hacemos un resumen semiológico en el que ponemos los datos positivos. Y de todo eso, se tiene que encontrar, sacar uno. Es lo que llamamos el signo guía o signo pivot, que tiene que ser un síntoma o signo bien objetivo. Habitualmente tiene que ser algo que te mantenga la cabeza abierta para pensar en muchas opciones, pero al mismo tiempo ser tan específico que te oriente hacia una o dos etiologías puntuales. Eso requiere mucha práctica. Esa es la parte más interesante, en la que siempre hay que discutir". (Alejo, médico, sector de clínica médica).

Los "*pases de guardia*" eran muy dinámicos y variables, puesto que dependían de los pacientes internados cada día. A continuación, describiré la discusión de un pase de guardia para exponer cómo se realizaba el trabajo.

La encargada de "*dar el pase*" fue Dolores. Como no había muchas novedades de los pacientes internados, rápidamente pasó a comentar "*los ingresos*". Presentó el primer ingreso mencionando la cama en la que estaba internado el paciente, su nombre, apellido y edad. Se trataba de un varón que había llegado a la noche a la guardia de emergencias refiriendo "*cansancio progresivo, falta de apetito, vómitos y dolor de cabeza*". Estos síntomas le habían hecho perder 20 kilos en dos meses, pero como era muy reticente a consultar a un médico, había dejado "*progresar los síntomas*" sin hacer una consulta. Le estaba siendo difícil conciliar el sueño, había tenido sangrado por la nariz y le "*había disminuido su ritmo diurético, tenía una diuresis conservada pero con muy escasa orina*". Una vez que Dolores presentó los síntomas que refería el paciente, se concentró en enumerar los antecedentes relevantes: se trataba de un paciente hipertenso, que había decidido por su cuenta dejar de tomar la medicación y que la tomaba de manera inconstante cuando se sentía mal; había sufrido una enfermedad renal –que especificó–; y tenía una operación de rodilla realizada luego de un accidente. La residente describió los resultados del examen clínico: tenía un "*soplo audible en cuatro focos, pero el mayor era el foco pulmonar, tenía un abdomen blando con ruidos, movilizaba los cuatro miembros y tenía unos pequeños movimientos en las manos*".

Una vez que Dolores presentó toda esta información, Jerónimo les pidió a las "*residentes de los años superiores*" (tercero y cuarto) que explicaran cuál era para ellas la hipótesis diagnóstica. Tamara arriesgó un diagnóstico: creía que el paciente tenía un *"síndrome urémico"* y adelantó que solicitaría un *"laboratorio para evaluar la función renal, un ionograma y una evaluación de potasio"*. También consideraba que era necesario pedir una *"placa de tórax"* para evaluar si tenía un *"edema de pulmón producido por un cuadro de sobrecarga por la disfunción renal"*. Solicitaría un estudio de ácido-base para *"eliminar el diagnóstico de acidosis"*. Camila resaltó el hecho de que el paciente no estuviese orinando y sugirió la posibilidad de colocar una sonda vesical.

Jerónimo asintió, sistematizó todas las opciones que habían pensado las residentes, ordenando los principales diagnósticos y las *"conductas"* sugeridas. Le pidió a Dolores que mostrase la placa y el electrocardiograma que le habían hecho al paciente en la guardia. Esto se debe a que, cuando los residentes discutían los diagnósticos y conductas a seguir con los pacientes ingresados, las mismas ya habían sido tomadas por los médicos que habían estado de guardia durante la noche cuando se había realizado *"el ingreso"*. En el caso que estamos describiendo, Dolores había estado trabajando en la guardia y presentaba a sus compañeros los ingresos sobre los que ya habían actuado. No contaba toda la información de manera continua para simular la situación a la que se habían enfrentado durante la guardia, y favorecer el proceso de discusión. Los residentes los debatían sin tener la información completa, para practicar la elaboración de diagnósticos.

Cuando Dolores mostró la placa y el electrocardiograma, ambos estaban *"normales"*. Jerónimo le pidió entonces que presentase los resultados de laboratorio, especificando únicamente las cosas que fueran significativas. Todos se impactaron con el valor de la creatina que les pareció *"altísimo"*. Jerónimo comenzó a preguntar a los residentes cómo consideraban que se debía seguir. *"¿Le ponemos un catéter y llamamos al nefrólogo?"*, preguntó. Camila explicó que, para ella, el paciente tenía una afección crónica que había progresado lentamente y no le parecía que fuera un cuadro *"agudo"* que requiriese de una diálisis de urgencia. Jerónimo, en cambio, insistió con que le parecía muy alto el valor de la creatina y afirmó que ese era un criterio de emergencia de diálisis.

Cuando surgían dudas en relación a algún criterio o tratamiento, en general buscaban información en las *"guías médicas"* que tenían a disposición en el sector y en Internet. Los tratamientos eran decididos en base al *"respaldo bibliográfico"* o evaluando las *"evidencias"* empíricas de los mismos. Cuando surgían dudas entre una o dos posibilidades, buscaban aquella que tenía más *"evidencia"* o *"consenso en la bibliografía"*. De acuerdo a cómo me fue explicado por uno de los médicos clínicos, que era a su vez dirigente de SiProSaPuNe, el paradigma de *"medicina basada en la evidencia"* era deseable tanto por sus fundamentos científicos como políticos: consideraba que ponía en una mayor relación de igualdad a médicos y pacientes, pues *"para que el paciente pueda ser real y efectivamente quien toma las decisiones sobre su salud hay que conocer y saber presentar pruebas sobre la efectividad/beneficios, seguridad/riesgos asociados a cada alternativa en cada contexto".*

Una vez que en el *"pase de guardia"* acordaron las *"conductas que tomarían"* (llamar al nefrólogo y dializar al paciente), Jerónimo comenzó a actuar el rol de paciente y empezó a hacer preguntas sobre su estado de salud. Dolores había explicado que el paciente tenía sangrado de nariz y cuando intentaron ponerle un catéter en la guardia se le había hecho un hematoma. *"¿Por qué me sangra la nariz y el catéter doctor?"*, preguntó Jerónimo a los médicos residentes, simulando que era una pregunta del paciente. Paula respondió que la urea alta alteraba la función de las plaquetas. *"No significa que el paciente tenga pocas plaquetas, porque en este caso las tiene normales, sino que a pesar de tener un número adecuado, presentan una disfunción"*, amplió. Era por eso que en pacientes con alteraciones de urea podían producirse sangrado en la nariz o hematomas.

Como se ve aquí, los *"pases de guardia"* eran momentos de discusión colectiva en donde los estudiantes comenzaban a arriesgar diagnósticos y posibles tratamientos, a la vez que eran orientados y corregidos para ampliar sus conocimientos sobre Clínica Médica. Este proceso muchas veces era apoyado con consultas bibliográficas. Los residentes iban aprendiendo las artes del quehacer científico de conceptualizar las afecciones de salud complejas a partir de los síntomas empíricos visibles en los pacientes.

Dinámicas similares se generaban en *"los ateneos bibliográficos"* que realizaban los días lunes y en los *"ateneos clínicos"* realizados los días miércoles por todo el equipo médico (de planta y residentes): los primeros consistían en una reunión donde presentaban novedades de la bibliografía científica sobre afecciones clínicas que atendían en el sector; los segundos consistían en la discusión colectiva de *"los pacientes problema"* que presentaban dificultades por la falta de respuesta a los tratamientos. En todas estas instancias, se enfatizaba el análisis empírico de los síntomas, presentando la información en el mismo orden, conceptualizando la sintomatología de acuerdo a los conocimientos de clínica médica y el respaldo bibliográfico, y evaluando los mejores tratamientos en función de su *"evidencia"*. En general se referían al método de diagnóstico anteriormente expuesto como "*científico*" por estar "*basado en evidencia*". La relación entre trabajo profesional y saber científico estaba presente en el trabajo cotidiano.

La "*profesión*" no aparecía entonces únicamente como una condición a la que habían accedido antes de ingresar al hospital, sino que también refería al proceso aprendizaje que atravesaban cotidianamente en el trabajo y que los obligaba a estar constantemente actualizados sobre las novedades científicas de su área de incumbencia. Esto no era exclusivo del sector de Clínica Médica, como puede verse a continuación en la experiencia de una de las farmacéuticas con más antigüedad del hospital:

> "*Desde lo profesional te puedo decir que crecí muchísimo. Incluso hice una especialidad, aunque no la estoy ejerciendo en este ámbito. Soy especialista en la parte de esterilización, que es una rama de control de infecciones. Y que me sirvió para poder brindar conocimientos a mis pares, dentro de este ámbito, dentro del ámbito del Hospital Neuquén*". (Noelia, farmacéutica, sector de farmacia).

La profesión no sólo era expresión de la disposición de determinadas credenciales educativas universitarias sino que reunía también la idea de la representación de saberes científicos y la especialización constante. En el trabajo cotidiano del HPN, la profesión se basaba en principios de autoridad fundados en saberes universales: los profesionales aparecían vinculados con una noción de verdad, pues trabajaban con la "*ciencia*". Esto los colocaba simultáneamente en una posición de estatus socialmente valorada.

II. La responsabilidad frente a los otros

A continuación, analizaré el segundo aspecto asociado a la noción de "*profesión*" que se construía en el trabajo cotidiano del hospital y que se vinculaba directamente con la experiencia sindical de este grupo: el hecho de que el trabajo con pacientes estuviese cargado de dificultades y angustias por la obligación de tomar decisiones sobre sus vidas, cuestión que fundaba un sentimiento de "*responsabilidad*".

Si por un lado las labores de los médicos del HPN implicaban un trabajo intelectual, no es menos cierto que gran parte de sus tareas eran la atención directa de los pacientes. A esto se refería Julio, uno de los médicos del sector y dirigente del sindicato, cuando me explicó que, a diferencia de otros espacios de trabajo, en el hospital "*la fuerza de trabajo, el obrero, es profesional*". Insistió con que, además de las actividades de coordinación, gestión y diagnóstico, los "*profesionales*" hacían también el trabajo de intervenir sobre los cuerpos de los pacientes. Él, que ocupaba un puesto de coordinación, afirmaba que *"el 50% de mi tarea es asistencial: atender gente"*.

Luego del *"pase de guardia"*, los médicos se iban a las habitaciones a trabajar sobre los pacientes: veían cómo *"evolucionaban"*, cómo reaccionaban frente a los tratamientos, realizaban *"procedimientos"* (extracción de sangre, punciones, colocación de catéteres, etc.), daban indicaciones sobre los cuidados al personal de enfermería, decidían qué estudios les realizarían, y proporcionaban informes a los pacientes y familiares. Los pacientes, como destinatarios de las acciones laborales, imponían condicionamientos al trabajo: por un lado, determinaban el ritmo y la intensidad laboral ya que el reparto de las actividades estaba condicionado por sus necesidades (desde las cuestiones rutinarias a las urgencias); por otro lado, los tratamientos debían ser consensuados con ellos. Cuando las decisiones sobre tratamientos podían ser compartidas con el paciente (porque estaba lúcido y entendía la complejidad de lo que le sucedía), se lo participaba del proceso de toma de decisiones. Si bien en muchas situaciones esto era difícil, principalmente cuando no había *"buenos pronósticos"* y los tratamientos eran invasivos, el hecho de que la decisión fuera discutida y acordada con ellos permitía liberar tensiones y angustias entre los profesionales intervinientes. Diferente era cuando la responsabilidad de tomar decisiones recaía únicamente sobre algún *"profesional"* o un grupo particular.

Durante el desarrollo del trabajo de campo de esta investigación, fueron varios los momentos en que los profesionales tuvieron que enfrentar situaciones difíciles, mediadas por la urgencia o las dificultades en los tratamientos de los pacientes. Sin embargo, hubo una situación que, por presentarse como un *evento crítico* (Frederic & Masson, 2009), condensó gran parte de los elementos que me gustarían señalar aquí. Como ya he descrito, en general los pases de sala se daban en un ambiente muy relajado, tomando mates e incluso haciendo bromas sobre las intervenciones de los médicos o comentarios de los pacientes; pero ese día era distinto pues había una cierta quietud y tensión. Sara era la residente que estaba leyendo el informe de la guardia, mientras todos escuchaban en silencio. Demoré en darme cuenta de lo que sucedía, que sólo se volvió comprensible a medida que avanzaba la conversación en relación al caso que, evidentemente, acababan de presentar.

Durante la noche había llegado derivado de otro hospital un paciente que necesitaba ser transfundido. El problema se presentó porque no tenía las venas periféricas lo suficientemente fuertes como para poder ponerle una *"vía"*, por lo que los médicos que estaban de guardia decidieron hacerle una *"vía central en la vena yugular"*. Para ello, se realiza una punción en el cuello con la aguja conectada a una jeringa para colocar una guía de alambre sobre la que luego se inserta un catéter. Se trataba de un procedimiento de rutina. Sin embargo, el paciente comenzó a *"complejizarse"* ya que comenzó a sangrar internamente y se formó un hematoma. Una de las principales complicaciones asociada a la formación de hematomas en este tipo de vías es que cuando adquieren gran tamaño pueden desplazar y comprimir la tráquea provocando síntomas de asfixia, que fue lo que comenzó a pasar. Felipe, el médico que se encontraba con el paciente, tenía que tomar una decisión rápida y resolvió hacerle una *"cervicotomía"*, es decir, una *"incisión"* con un bisturí para tratar de drenar la sangre de la zona. Sin embargo, el paciente falleció.

Cuando llegué al aula, acababan de relatar esta situación y se hacían preguntas específicas sobre lo que había sucedido antes que el paciente llegara a estar internado en el HPN. Candela, la médica que estaba coordinando *"el pase"*, afirmó que los procedimientos que se habían realizado eran los correctos y que había tenido ese desenlace por la situación delicada del paciente. Alfonsina, insistió en que era importante hacer un *"esquema de pescado"* para ir viendo las cosas que habían pasado antes de que el paciente llegase al Sector de Clínica Médica. Felipe se mantenía en silencio, se mordía los labios, cerraba los parpados, mordía el cabo de una lapicera.

Continuaron con el pase de guardia. El ánimo general quedó permeado por el caso del paciente fallecido y los datos de los pacientes internados pasaban de forma relativamente mecánica. Cuando terminó el pase, cada uno comenzó a buscar las carpetas con las historias clínicas de los pacientes internados para comenzar sus trabajos. Felipe, en cambio, se quedó sentado, se tapó la cara con ambas manos y empezó a llorar. Decía que no podía sacarse una imagen de la cabeza: mantenía la imagen del paciente vivo y había estado *"toda la noche pensando en ese segundo"* en que tuvo que hacer la *"cervicotomía"*. Algunos compañeros lo abrazaron. Enfatizaban que nadie estaba preparado para esas situaciones pero que tenían que ir buscando estrategias para atravesarlas porque seguramente les iban a pasar a todos. Subrayaban la capacidad de acción que había tenido Felipe durante la guardia y resaltaban el coraje que implicaba realizar esa intervención. Le insistieron para que se vaya a su casa a descansar, frente a lo cual accedió y se retiró.[68]

---

68 Los médicos de post-guardia tienen que quedarse en el hospital hasta el medio día siguiente, es decir, entran a trabajar un día a las 8 de la mañana y se quedan en el hospital hasta el día siguiente a las 12:00.

En los días posteriores, cuando tuve oportunidad de conversar con él sobre esta situación, me explicó que fue una decisión muy difícil de tomar. En el momento de desesperación en que tuvo que hacer algo urgente porque el paciente estaba entrando en *"paro respiratorio"*, pensó en que la familia lo había dejado en el hospital para hacerle un procedimiento de rutina y que la próxima vez que lo veían podía estar muerto.

"En un segundo se te pasan todas esas cosas por la cabeza. Yo tomé lo mismo esa decisión y lo hice. [Se le quiebra la voz] Siempre que hablo de eso se me pone una pelota en la garganta, pero son cosas con las que uno tiene que aprender a convivir. (…) Son experiencias difíciles que nos tocan. Yo sabía que en algún momento me iba a tocar, pero no esperaba que sea tan rápido o de esa forma tan traumática. Para mí fue muy traumático, porque yo tengo la imagen de cuando (…). [Silencio] de cuando lo corto, el paciente me mira. No sé si sintió (…) no sé si sintió algo, si le dolió. Me pone mal sentir que le haya dolido. Que se haya muerto con dolor. Esas cosas (…). Llorar por un tipo que no conocí. Era la primera vez que lo veía en mi vida. Pero viste esa sensación de que no sabés si pudiste haber hecho [algo] mejor por alguien que no conocés, pero que se te murió a vos, en tus brazos, en tu guardia. Sentir esa responsabilidad de alguna u otra forma. Por más que yo al tipo no lo haya visto nunca. Pero son las cosas a las que nos tenemos que enfrentar. Eso no me puede quebrar. Si a mí me quiebra eso, estoy al horno. No puedo laburar más. (…) Duele mucho, molesta mucho. Por esta cuestión de que uno se siente responsable por el otro, y por más que no lo hayas visto nunca en tu vida, uno se hace responsable de esa persona". (Felipe, médico, sector de clínica médica).

Felipe tuvo que tomar la decisión en un contexto de urgencia. Y por más que al lado de él había enfermeras que lo estaban asistiendo, él sintió que estaba *"solo"*.

"Enfermería estaba ahí ayudando en el sentido de que me alcanzaban las cosas, pero yo estaba solo digamos. Si yo les decía quédense paradas ahí y miren, se quedaban paradas y miraban. Si yo les decía que me alcancen esto, me lo alcanzaban. Si no les decía nada, nadie hacía nada. Entonces en ese momento vos tenés que ser el que se te ocurre manejarle la vía aérea, masajearlo, ponerle el cardio-desfibrilador (…). Y bueno, es difícil". (Felipe, médico, sector de clínica médica).

Resulta llamativo que, al hablar de estas situaciones, los *"profesionales"* no sólo relatan que los pacientes *"se murieron"* sino que afirman que *"se les murieron"*. No sólo se habla de cosas que le pasan al paciente, sino también de cómo impacta eso en la subjetividad de quien lo está asistiendo. El contacto con la muerte y la angustia de tener que tomar decisiones aparece como una cuestión significativa del trabajo profesional en el hospital, como se ve también en los siguientes relatos:

"Nos pasó de un paciente, en la [cama] *15-1, y entró en paro y lo reanimamos y no salió. Íbamos 45 minutos y el tipo no salía, y decir 'bueno, listo'. Y de estar todos encima, haciendo cosas, a hacer esto* [retira las manos y retrae el cuerpo hacia atrás], *y decir 'ya está'. En eso dije ¡mierda! El tomar la decisión me parece (…) eso me impactó".* (Paula, médica, sector de clínica médica).

La ocurrencia de la muerte afecta más cuando es inesperada o por una causa poco previsible. Es usual que los trabajadores afirmen que el paciente *"se iba a morir igual"* pero los afecta el hecho de que la muerte se adelante por una complicación inesperada.

"Y todo el mundo se consolaba en que fue tan masivo el tromboembolismo que tampoco lo hubiésemos podido revertir, que se hubiese muerto igual. Esas son las cosas que por ahí a uno lo tranquilizan de alguna manera (…). No sé si tranquilizan, pero distinto por ahí es algo que lo podías curar y no lo hiciste. (…) Ésa la tengo presente como algo que no lo termino de procesar". (Alfonsina, médica, sector de clínica médica).

"Todo el mundo me decía 'se iba a morir igual, el pronóstico era malo igual' (…). Pero bueno, a pesar de que yo sé que la cosa podía andar mal igual, no tenía que morirse ese día, se iba a morir dentro de unos meses". (Jerónimo, médico, sector de clínica médica).

Por tratarse de un servicio de Clínica Médica emplazado en el hospital de mayor complejidad del sistema de salud neuquino –el HPN–, la complejidad de los pacientes es mayor que en otros servicios de la provincia. Si por un lado esta complejidad de los pacientes representa un estímulo para el aprendizaje y el trabajo intelectual, por otro lado, puede implicar frustraciones y angustias. En esos momentos, el hecho de que parte del trabajo se realice de manera colectiva permite que las personas se sientan respaldadas por los otros miembros del servicio, más allá de que la intervención manual sobre el paciente sea realizada luego por un grupo determinado de *"profesionales"*.

También la estandarización de los procedimientos permite encontrar mecanismos de normalización de las actividades cotidianas frente a la angustia. La rutinización y estandarización de las prácticas médicas no sólo permiten construir el objeto de intervención (en el sentido de que reúnen el desorden del mundo de afecciones y síntomas y los conceptualizan, dándoles coherencia y orden) sino que además "se formula y organiza la realidad en términos médicos y se definen, de manera idealizada, modos de interactuar con ella, delimitando las diferentes áreas de intervención en función de desórdenes fisiológicos, estructurales y funcionales" (García, 2013, p. 96). Los procesos de estandarización son entonces un intento de controlar por medio de la racionalidad técnica de la medicina la angustia que genera no terminar de controlar completamente el devenir de las enfermedades de los pacientes.

En el sector de clínica médica han implementado diversos procedimientos de estandarización: a) conformación de "*grupos centinela*" de investigación y sistematización de resultados de afecciones graves atendidas en el Servicio (como de neutropenia febril, pancreatitis y ACV); b) estandarización del proceso asistencial a través de Guías de Práctica Clínica (GPC), coordinado por médicos de planta como parte de las actividades de docencia desarrolladas con los residentes de cuarto año de todo el hospital; c) elaboración de protocolos basados en la evidencia. El día en que todos los residentes comenzaron a contener a Felipe, una de las soluciones propuestas fue elaborar un protocolo para la colocación de vías centrales y realizar un "*diagrama de pescado*" para ir viendo las cosas que habían pasado antes de que el paciente llegue al sector de Clínica Médica. La estandarización a través de mecanismos científicos aparece entonces en esta nueva dimensión: no sólo la profesión se vincula con la ciencia en tanto representa saberes universales y un trabajo intelectual, sino que también aparece como uno de los mecanismos para hacer frente a la angustia y a la falta de control sobre las enfermedades.

Los profesionales son los "*responsables*" de tomar las decisiones sobre los pacientes y esto hace que, a pesar de que trabajen en equipo con otras personas, en los momentos de urgencia se sientan "*solos*". La "*responsabilidad*" frente a los pacientes tiene entonces una triple dimensión: en primer lugar, refiere a la responsabilidad legal que tienen los profesionales por las decisiones que toman sobre los tratamientos e intervenciones; en segundo lugar, refiere a una dimensión de compromiso interpersonal con los pacientes que atienden (Felipe afirmaba que "*por más que no lo hayas visto nunca en tu vida, uno se hace responsable de esa persona*"); y en tercer lugar, esta responsabilidad frente a los pacientes fundamenta un vínculo de jerarquía hacia los otros trabajadores (por más que el trabajo se realice en equipo, la responsabilidad de tomar una decisión recae sobre "*los profesionales*"). Estas tres dimensiones de la responsabilidad (frente a la ley, frente a la vida de los otros, frente al equipo de trabajo) aparecen constantemente en las prácticas sindicales. Como veremos más adelante en relación a las discusiones salariales, la "*responsabilidad*" aparecía como criterio de merecimiento salarial para "*los profesionales*".

III. La vocación como misión trascendente

A continuación, analizaré el tercer aspecto del trabajo cotidiano del hospital que aparecía permeando las prácticas sindicales de este grupo: la *"profesión"* aparecía asociada a *valores trascendentes* como el compromiso político con el sostenimiento del sistema de salud pública neuquino. La idea de *vocación* era puesta en el centro de la práctica de estos profesionales.

Los *"profesionales"* le asignaban sentidos políticos al vínculo con los pacientes debido a las características de la población que se atendía en el hospital: muchas veces, los pacientes no solamente presentaban afecciones en su salud sino también necesidades básicas insatisfechas o situaciones de pobreza. Los *"profesionales"* resaltaban que las afecciones de salud que sufrían se agravaban –o eran producidas– por las malas condiciones socio-ambientales en las que vivían. Calificaban a algunos pacientes de *"sociales"* cuando, al no poseer recursos para garantizar una buena atención de su salud en sus hogares (por la falta de vínculos familiares, malas condiciones de su vivienda, insuficiencia de recursos para acceder a tratamientos o aparatología necesaria), terminaban prologando su período de internación. El trabajo sobre estos pacientes no sólo implicaba la atención de sus afecciones de salud, sino también la gestión de recursos para poder *"darles el alta"* –para lo cual usualmente intervenía la trabajadora social asignada al sector–: tramitación de DNI, gestiones para ser beneficiario de alguna política social, solicitud de turnos para el inicio de tratamientos psicológicos, pedido de insumos para luego de la internación (respiradores, sillas de ruedas, medicación) o tramitación de certificados de discapacidad. Si bien estos pacientes imprimían dificultades para el desarrollo del trabajo de los *"profesionales"*, también su atención conllevaba una gratificación: porque eran pacientes que se sentían agradecidos con la atención recibida o porque primaba un sentimiento de justicia en remediar algunas de sus afecciones.

Los *"profesionales"* consideraban que el trabajo en el hospital público tenía diferencias con el trabajo en el sector privado: afirmaban que en el sector público predominaba la concepción de la salud como *"derecho"* que debía ser *"garantizado desde el Estado"*, mientras que en el sector privado predominaba una *"concepción de la salud como un negocio"*. Esto modificaba la forma en que se realizaba el trabajo, tanto por el vínculo con los pacientes como por los tiempos de trabajo y la utilización de tecnologías.

"Prefiero lidiar con los problemas y los déficits que tiene el sistema público, que tra-bajar con las imposiciones que tienen las obras sociales habitualmente. En privado, a veces te pasa esto, se ve mucho la diferencia de tratamientos en los pacientes que tienen determinada obra social con otra. Un 'paciente PAMI' no se atiende igual que un 'paciente OSDE'. Para mí es inaceptable eso". (Alejo, médico, sector de clínica médica).

"Pero por ahí la gran diferencia entre el público y el privado es el tema de cuál es el criterio que uno utiliza. Acá en el hospital está muy marcado a fuego esto de tener criterio clínico, o sea darle al paciente lo que necesita, ni de más ni de menos. (…) En el privado también se hacen cosas de más, o bien para facturar, o para quedarse tranquilos, o para cuidarse legalmente, o por las presiones de los laboratorios. Hay mucha medicina en exceso". (Alfonsina, médica, sector de clínica médica).

Esta diferenciación era citada por los trabajadores para presentar el sentido político que le daban a sus propias labores, puesto que con-cebían su desempeño en el sistema de salud pública como una defensa a la atención sanitaria estatal. La profesión no sólo era expresiva de la disposición de determinados saberes y prácticas especializadas, sino que aquí hacía referencia a una práctica comprometida con una misión trascendente, con determinados sujetos sociales y con la sociedad. En los relatos de cómo se realizaba el trabajo, se resaltaba el *"compro-miso"* con los valores del hospital público:

"Algo que me impactó ahí, de Antonio, fue que el tipo estaba loco porque el paciente se iba a morir. Y era un paciente recontra alcohólico, hecho bosta, que no tenía buena sobrevida (…). Y él estaba loco por tratar de hacer algo. (…) Eso me impactó un poco, de decir, este tipo se pone el hospital al hombro en un punto (…) tiene vocación. Después de muchos años, no le da lo mismo. Eso hasta me emocionó un poco". (Paula, médica, sector de clínica médica).

Estos *"profesionales"* hacían de los valores de la institución una ética laboral: *"ponerse el hospital al hombro"* implicaba hacer todo lo posible para garantizar el *"derecho a la salud"* de la población, más allá del tipo de paciente del que se tratara. Así, la pertenencia al hospital no era vivida como una actividad laboral cualquiera sino que se conectaba con la defensa de los bienes colectivos y los derechos de la población.

Estos sentidos sobre *"la profesión"* se encontraban fuertemente vin-culados al proyecto institucional del HPN, visibles en el relato oficial que se construyó respecto de la constitución del sistema de salud neu-quino y de este hospital en particular. Hemos dicho que este hospital fue bautizado con el nombre de "Dr. Castro Rendón" en homenaje a quien fuera el primer médico llegado al entonces Territorio Nacional de Neuquén. En la historia institucional del HPN,[69] se sistematizaban algunos elementos de su vida que cooperan a la construcción de estos sentidos en torno a *"la profesión"*. Se relataba que Castro Rendón había llegado en el año 1926, a pedido de uno de sus antiguos profesores y por ese entonces responsable del Sistema Sanitario Nacional, *"a pesar de que lo aguardaba una beca de investigación –otorgada por la fundación Rockefeller– para ir a Estados Unidos"*. Se presentaba la llegada de este médico a la provincia como consecuencia de una red de compromisos personales que lo vinculaban con la constitución del sistema de salud nacional, renunciando a una promisoria carrera a nivel internacional. Se enfatizaba que tomó esta decisión a pesar de las precarias condiciones de infraestructura en las que trabajaría: contaba con *"una habitación de una casa alquilada"* que funcionaba como sala de primeros auxilios, donde *"para operar debía poner una sábana debajo del cielorraso para evitar que cayera polvillo sobre el paciente"*. Se lo mostraba como un médico que se mantuvo *"cerca de los que menos tenían"* y que se definía como *"un médico pobre y de los pobres"*. También se resaltaba que se había comprometido con la transformación social general de esta provincia patagónica *"donde estaba todo por hacerse"*: *"fue uno de los socios fundadores de* [la Cooperativa de Agua, Luz y Fuerza] *CALF, de la biblioteca Alberdi, y supo presidir el Patronato de Excarcelados"*, fue *"Convencional Nacional Constituyente por el Partido Radical"* en el año 1957 y *"Ministro de Asuntos Sociales en la primera gestión de Felipe Sapag"*. Es decir, Castro Rendón no sólo estaba comprometido con sus pacientes, sino que tenía *"compromiso con la comunidad"*. Todos estos compromisos políticos lo llevaron a la decisión de *"ocupar"* por la fuerza las instalaciones del HPN, en el año 1940, cansado de que no se inaugurara.

Este relato cooperaba a construir sentidos compartidos sobre el proyecto institucional del HPN que se mantenían presentes en los sentidos que los profesionales les asignaban a sus tareas. El trabajo intelectual, la responsabilidad frente a los pacientes y el compromiso político con *"la comunidad neuquina"* en general aparecían como tópicos que unían la vida de cada uno de los profesionales con el proyecto institucional del hospital. Operaba aquí una compleja imbricación de sentidos sedimentados históricamente que daba fundamento al trabajo cotidiano y a las prácticas políticas. Como indica Dubet (2006), la ciencia desinteresada dirigida al cuidado del Otro aparece como

---

69 Ver "Castro Rendón, comprometido con la vida de los pobladores" en la página web del HPN: [http://www.hospitalneuquen.org.ar].

fundamento simbólico del trabajo en este tipo de instituciones. La formación profesional aparecía vinculada a las habilidades técnicas y valores sociales.

En los relatos sobre sus trabajos, aparecían las características de los puestos de trabajo que ocupan y también las expectativas que colocaban sobre ellos. Como afirma Offerlé (2011), la profesión puede ser descripta como una sucesión de realizaciones, de posiciones, de responsabilidades, incluso de aventuras, que, a su vez, son interpretadas subjetivamente por su autor en función de reglas y representaciones de la profesión en cuestión. En este sentido, la referencia a la *vocación* aparecía como una de las características de su desempeño laboral. Resulta significativo que, al hablar del momento de elección de sus carreras, muchos de estos médicos afirmaban que *"siempre"* estuvieron orientados a la medicina. Su evaluación, hecha desde el presente, resaltaba a la medicina casi como un atributo de la personalidad, tal como se ve en el siguiente relato de Julio –médico clínico e integrante de la comisión directiva de SiProSaPuNe–:

"Yo nací en Buenos Aires y a los 14 o 15 años decidí que me iba a ir, por una cuestión de vida que tiene que ver con que quería ir a un lugar donde se pudiera protagonizar el cambio social. (…) Elegí Neuquén alrededor del 3º año de residencia. Ya tenía claro que era el lugar para venir a trabajar, y vine un par de veces de vacaciones y de paso explorar los hospitales, me quedé absolutamente entusiasmado que era lo que quería en el aspecto laboral". (Julio, médico, sector de clínica médica).

Como indica Dubet (2006), la vocación sigue siendo uno de los criterios de reclutamiento de todas las profesiones del *trabajo sobre los otros*: aquí no basta con que la persona tenga ganas de desempeñarse en esa profesión o que lo necesite para vivir; hace falta también que esté hecha para ella. Se subraya el compromiso con el empleo y una ética de la realización del yo en el trabajo (Dubet, 2006): estos *"profesionales"* que *"siempre quisieron ser médicos"*, realizaban ese deseo en el trabajo actual en el HPN. El hospital no era presentado como un espacio laboral cualquiera sino como un lugar donde se forjaban decisiones y compromisos políticos. Como en los casos registrados por Salomonsson (2005),[70] para ellos el trabajo no era en su vida únicamente aquello que les permitía su supervivencia y reproducción sino que era una experiencia que proveía respeto y mejoramiento moral.

---

70 Para el análisis de carreras profesionales asociadas al trabajo creativo en mercados de trabajo flexibles en Estados Unidos.

Al hablar de sus trabajos también hablan de sus compromisos políticos, de su participación en el *"cambio social"*, de su *"desarrollo"*. La profesión era descripta como una práctica comprometida con una misión trascendente (como el derecho a la salud, el sostenimiento del Estado, la ciencia), con determinados sujetos sociales (la *"comunidad neuquina"*, los pacientes pobres, los *"pacientes sociales"*).

Las tres dimensiones del trabajo profesional que aquí analizamos (como trabajo intelectual, como fundador de una responsabilidad y como portador de una misión trascendente) eran centrales en la experiencia sindical de SiProSaPuNe. La identificación con estos sentidos sobre *"la profesión"* no se debía pues a una elección racional vinculada a las demandas corporativas de este grupo, sino a los sentidos articulados históricamente que se ponían en acto en el trabajo hospitalario y en sus experiencias sindicales.

Medidas de fuerza del sector profesional

En un ambiente de trabajo con las particularidades que presentaba el HPN, las medidas sindicales adquirirían rasgos distintivos. El hecho de que no haya mayor cantidad de huelgas o paros con retención de actividades en el HPN no se debe a la ausencia de conflictos sino al conjunto de obligaciones y responsabilidades que tienen los trabajadores en relación a los pacientes. Por ende, en lugar de estudiar la dinámica sindical únicamente priorizando el estudio de los días de paro, apuesto a un enfoque que recupere el análisis de la conflictividad laboral cotidiana en los propios espacios de trabajo.

Hemos visto ya que, por tratarse de un servicio esencial, el trabajo hospitalario no se puede suspender ni siquiera durante medidas de fuerza debido a que podría correr riesgo la vida de los pacientes.[71] Esto hacía que fuera difícil para los profesionales dar inicio a un plan de lucha con retención de servicios, aunque esta posibilidad no estaba completamente anulada. En el período de análisis de esta investigación fueron numerosas las ocasiones en que los miembros de SiProSaPuNe decidieron hacer paros con retención de actividades, como durante los años 2005, 2007, 2010, 2011, 2014 y 2016. Para la realización de estas medidas, los miembros de este sindicato evaluaban diversos aspectos.

---

71 Ver apartado "'Profesionales' y 'no profesionales' del sistema de salud pública" en el capítulo 1.

En general, las medidas de fuerza empezaban con *"paros con fichado"* o *"retiros"*, [72] en los que no se interrumpía plenamente la actividad laboral sino que se mantenía la atención de pacientes de la internación y sólo se cancelaba la atención de consultorios externos (dependiendo del servicio, estas medidas podían implicar también la suspensión de cirugías programadas y los estudios de alta complejidad). Sin embargo, si los días transcurrían sin obtener una respuesta del gobierno, podían decidir realizar *"paros con retención de actividades"* y *"movilizaciones"*. Debido a las dificultades que implicaba el sostenimiento de este tipo de medidas a lo largo del tiempo, en general buscaban que fueran acotadas y lo más masivas posibles; pero lograr que un gran número de profesionales participe de las mismas no era una cuestión sencilla, porque la suspensión de la atención de pacientes implicaba estrés y angustia. Los miembros más activos del sindicato insistían con que cada sector organice sus actividades laborales de modo tal que permitiese que la mayoría pudiera participar de las movilizaciones. ¿Qué implicaba esa re-organización? Lo cierto es que variaba de sector en sector.

En la guardia de emergencias del HPN, por ejemplo, los días de paro con retención de actividades sólo se atendían las urgencias. Usualmente, la atención en la guardia se realiza por *"demanda espontánea"*, es decir, los pacientes no llegan derivados por otros médicos sino que se acercan ellos mismos a hacer una consulta. El empeoramiento de los recursos y condiciones de atención hospitalarias, sumado al aumento de la demanda de atención en el sistema público de salud (por el crecimiento demográfico), hicieron que sea cada vez más difícil para los pacientes conseguir un turno por consultorios externos. En consecuencia, algunos pacientes se acercaban directamente a la guardia de emergencias para hacer consultas sobre situaciones que no eran necesariamente urgentes.

Los días de paro con retención de actividades, los trabajadores de este sector se ocupaban únicamente de las urgencias (dejando de atender las demandas espontáneas que deberían atenderse en consultorios externos). Para ello, ponían una mesa en la sala de espera de la guardia, donde un médico hacía la primera evaluación de la gravedad de la situación del paciente, para decidir si darle el ingreso a la guardia o no. En las asambleas de SiProSaPuNe, pedían la solidaridad del resto

---

72 En los *"paros con fichado"* los trabajadores concurrían al lugar de trabajo, pero sin ejercer algunas actividades, como la atención en los consultorios externos, los estudios de alta complejidad y las cirugías programadas. Los *"retiros"* eran interrupciones de las actividades laborales por un plazo menor a una jornada de trabajo.

de sus colegas del hospital para acompañar a ese médico y contener a los pacientes, que solían enojarse o ponerse agresivos. Allí realizaban una lista de voluntarios para ayudar en la guardia.

En los sectores de internación la dinámica era distinta. Dentro del HPN, el sector que más participaba era Clínica Médica. Como hemos dicho, usualmente la jornada laboral empezaba con el *"pase de guardia"*, que duraba aproximadamente una hora entre las ocho y las nueve de la mañana, luego del cual los médicos se dedicaban al trabajo en las habitaciones con los pacientes. Una vez que se había terminado con el trabajo directo con los pacientes, los residentes de los años inferiores se dedicaban a *"evolucionar"* a los pacientes, escribiendo toda la información producida durante el día en las carpetas de las historias clínicas personales de cada uno de los internados; mientras que los residentes de los años superiores y médicos de planta se dedicaban a solicitar todos los estudios (laboratorios, placas, tomografías, ecografías, etc.), modificar las dosis de medicamentos, planificar las intervenciones que deberían hacerse durante la guardia. Una vez que se terminaban estas actividades, se llegaba aproximadamente al medio día, momento en el que algunos almorzaban (aunque no todos tenían tiempo para hacerlo). De dos a tres de la tarde se realizaba un nuevo *"pase de guardia"*, pero esta vez en sentido inverso: eran los médicos que trabajaron durante toda la mañana quienes contaban las novedades a los médicos que quedarían de guardia durante la tarde y la noche.

Para que la mayor cantidad de médicos pudieran participar de las movilizaciones y actividades del sindicato los días de paro, se suspendía el *"pase de guardia"* de los residentes de las ocho de la mañana, para que todos los médicos pudiesen abocarse directamente al trabajo directo con los pacientes. De esta forma, para las diez de la mañana, todos los pacientes ya habían sido revisados y habían recibido la medicación, y ya estaban decididas las intervenciones que deberían hacerse durante el resto de la jornada. A las 10:00 horas realizaban entonces el *"pase"* que usualmente hacían a las 14:00 para transmitir la información a los médicos que se quedarían *"de guardia"*. La guardia, que en general empezaba a las 15:00, empezaba entonces a las 11:00 y los pacientes de la internación quedaban a cargo de un médico de planta y dos residentes hasta el día siguiente a las 8:00.

Esta cuestión necesita organización por varios motivos. En primer lugar, porque los médicos de planta debían llegar a las ocho de la mañana directamente a atender a los pacientes y tomar todas las decisiones necesarias en menos tiempo del que disponían habitualmente, dejando preparadas todas las indicaciones sobre tratamientos y medicación a las diez de la mañana. En segundo lugar, era necesario que los médicos que se iban a quedar de guardia estuviesen dispuestos a tomar el pase de sala a las 11:00 horas y comenzar su guardia antes de lo habitual.

La realización de huelgas o paros con retención de actividades no era una decisión fácil de tomar puesto que implicaba dificultades en el proceso de atención. Para analizar estos momentos, no sólo deben tenerse en cuenta las acciones colectivas de protesta en el espacio público, sino también cómo aparecía esa conflictividad en el espacio de trabajo cotidiano. Un análisis de la conflictividad laboral basado en la contabilización de los días de paro con retención de actividades opacaría el estudio de los múltiples conflictos que se desarrollan en espacios laborales como el HPN en donde las actividades cotidianas no pueden ser completamente suspendidas.

La discusión salarial

En este apartado analizaré la negociación salarial en los conflictos sindicales de los profesionales del HPN. Veremos que la misma no debe ser analizada únicamente como un aspecto económico de la dinámica gremial, sino como una práctica social en donde se ponen en juego *imperativos morales* (Thompson, 1995) que proveen a las personas estándares de justicia y equidad para evaluar sus relaciones sociales con otros grupos. Buscaré realizar un aporte a los estudios sindicales que en los últimos años se orientaron al análisis de las negociaciones salariales, marcando la importancia de atender simultáneamente a las demandas económicas y a sus justificaciones simbólicas.

Para analizar esta cuestión describiré a continuación la participación de SiProSaPuNe en la mesa de negociación salarial con las autoridades de gobierno llevada a cabo en el año 2016. Tras haber iniciado este año con medidas de fuerza en reclamo de aumento salarial, los sindicatos de trabajadores de la salud pública fueron convocados por el gobierno a una mesa de diálogo. Luego de cada reunión, los diversos gremios discutían las propuestas del gobierno de manera separada; es decir, no hubo asambleas generales entre los cuatro gremios que participaron de aquellas reuniones (ATE, UPCN, SiProSaPuNe, Sindicato de Enfermería), sino que cada sindicato organizó las propias.

Los miembros de SiProSaPuNe realizaban sus asambleas en el *"hall de pediatría"* ubicado en el primer piso del HPN. Generalmente la mayoría de los participantes estaban vestidos con su ropa de trabajo (guardapolvos blancos o ambos). Dado que no todas las asambleas estaban enmarcadas en una medida de fuerza como un *"paro"* o *"un retiro"*, la mayoría de los asambleístas eran trabajadores de la capital neuquina y localidades más cercanas, que podían acercarse al HPN cortando su jornada laboral. Del HPN, gran parte de los participantes eran médicos del Sector de Clínica Médica y del Sector de Nefrología. Marcelo, Julio (ambos médicos clínicos) y Ana (médica neonatóloga jubilada) eran los miembros de la comisión directiva del sindicato que iban como representantes a las mesas de diálogo con los funcionarios del gobierno provincial. Los afiliados respetaban sus experiencias: ellos habían participado con anterioridad en otras *"mesas de diálogo"*, eran referentes de la AP y luego del sindicato, y médicos con mucha antigüedad en el hospital.

En las asambleas, fueron acordando que sólo aceptarían un aumento que se incorporase al cálculo del salario básico. Se negaban a aceptar *"sumas en negro"*, es decir, ítems no-remunerativos que no estuviesen sujetos a los aportes y contribuciones que legalmente el empleador debe realizar por cada empleado. También rechazaron las *"sumas fijas"* porque con el tiempo se iban volviendo insignificantes debido a la inflación. Otro de los acuerdos generados fue *"la pauta semestral"*: no aceptar un aumento salarial anual por la imposibilidad de calcular certeramente la inflación y demandar la re-apertura de las negociaciones a mitad de año.

Julio iba escribiendo sus análisis respecto de cada una de las ofertas realizadas por el gobierno y las publicaba en la página de Internet del sindicato. El documento, que podía descargarse, contenía además la imagen escaneada del acta de la reunión. Julio se ocupaba de hacer *"simulaciones"* en la computadora de cuál sería el impacto del aumento ofrecido por el gobierno para cada una de las categorías en que se dividía el escalafón de salud pública.[73] La complejidad de los cuadros hacía

---

73 Como hemos visto en el capítulo 1, la Ley provincial 2562 sancionada en el año 2007 creó un escalafón propio para este sector de salud pública, en el que se determinaron cuatro "agrupamientos de personal": "profesionales", "técnicos", "auxiliares técnicos o administrativos" y "operativos". En el año 2011 se modificó dicha ley, incorporando algunas especificaciones en la organización de los agrupamientos, y el agrupamiento "profesional" quedó divido en tres sub-categorías: 1) la categoría "M", que incluía a médicos y odontólogos; 2) la categoría "S" que eran todas las otras disciplinas que tenían que ver directamente con salud, como bioquímicos, farmacéuticos, veterinarios, ingenieros biomédicos, psicólogos y asistentes sociales; 3) la categoría "P", que incluía a otras profesiones que no tienen que ver directamente con salud, como contadores, abogados e ingenieros. Todos los integrantes del agrupamiento "profesional" podían afiliarse a SiProSaPuNe (es decir, en ese sindicato estaban presentes profesionales de los tres sub-agrupamientos en los que quedó dividido el sector), aunque la mayoría de los afiliados eran médicos.

que un momento de la asamblea estuviese destinado a explicarlos: las variables presentadas eran *"agrupamiento, código, unidad salarial básica, básico 40 horas, Actividad Técnico/Administrativa Sanitaria –ATAS–"*, *"conceptos extraordinarios"* (como las *"guardias activas y pasivas"* y los *"recargos"*) y el cálculo del impuesto a la ganancia para cada agrupamiento con el aumento salarial.

El sector de salud recibió la primera propuesta a finales de febrero: un aumento del 15% al salario básico, un 8% al ítem "Actividad Técnica Asistencial/Técnico Sanitaria" y una bonificación de 3.600 pesos por única vez en marzo. Los miembros de SiProSaPuNe no estaban de acuerdo con la propuesta y decidieron rechazarla. El principal argumento era que provocaba un *"achatamiento de la pirámide salarial"* ya que el aumento a la categoría ATAS no estaba vinculado al salario básico, por lo que el porcentaje afectaba a todos los miembros del escalafón de salud por igual. Al no estar *"atado"* al salario básico, este aumento implicaba la misma suma salarial para todos los empleados del sistema de salud pública, por lo que en términos porcentuales representaba un acercamiento entre las distintas categorías del escalafón. Lo mismo sucedía con la *"bonificación especial"*, que se trataba de una suma no remunerativa de $3.600 para todos los trabajadores. El hecho de que fuera una *"suma fija"* hacía que para su cálculo no se contemplara la categoría, el régimen horario, la antigüedad, la actividad extraordinaria ni la responsabilidad jerárquica. La asamblea concluyó con una votación de *"continuidad del plan de lucha"*, organizando paros y movilizaciones con el objetivo de acompañar a la comisión que entraría a la mesa de negociación con las autoridades del gobierno.

Algunos días después, en el mes de marzo, los miembros del gobierno mejoraron su oferta para el sector de salud para acercarse a un aumento del 20% que demandaban los sindicatos: se mantendría la suma fija de $3.600 en dos cuotas, *"se agregaba un incremento en los porcentajes de Actividad Técnico/Administrativa Sanitaria (ATAS), que llevaría al 60% el correspondiente al agrupamiento profesional (M, S y P) y del 47 al 55% el correspondiente a los demás agrupamientos (Técnico, Auxiliar y Operativo)"* y se aumentaba la unidad básica salarial en un 16,25% (según constaba en el documento descargable de la página del sindicato). Julio explicó que la propuesta implicaba un aumento de un 19,2% para un profesional recién ingresado sin antigüedad. Este acuerdo fue aceptado en las asambleas de SiProSaPuNe.

El modo en que trataron la cuestión salarial mostró algunas características específicas de sus prácticas gremiales que contrastan con las de los otros sindicatos. Quisiera detenerme en dos aspectos. En primer lugar, en la forma en que contemplaron las leyes y regulaciones estatales que afectaban el cálculo salarial puede verse que estas reglamentaciones no aparecían como documentos cerrados, sino que eran puestas en tensión en el contexto de las relaciones sociales del sindicato con las autoridades del gobierno. En segundo lugar, en la discusión sobre el *"achatamiento de la pirámide salarial"* se ponían en juego las recompensas sociales del trabajo. El dinero aparecía como un producto construido socialmente que permitía reactualizar los sentidos asociados a la profesión (vinculado al trabajo intelectual, la responsabilidad y la defensa de los bienes comunes) y que se enraizaba en la dinámica cotidiana del trabajo.

a. La profesión como categoría legal

Dado que los sindicatos son organizaciones reguladas legalmente, que tienen una participación institucional reglamentada con las autoridades de gobierno (mesas de negociación, mesas salariales, paritarias), un aspecto no menor de la vida sindical es su dinámica formal. El análisis de las regulaciones, leyes, estatutos, convenios colectivos, actas de negociación son una de las principales fuentes de estudio de los sindicatos, puesto que todas las negociaciones quedan establecidas por escrito y tienen la fuerza de estar reconocidas formalmente por el Estado.

En este caso, la división de los trabajadores en diversos *"agrupamientos"* establecida en la Ley de Remuneraciones del personal de salud pública de Neuquén operaba como un mecanismo por el cual el Estado Provincial inscribía a los sujetos en redes clasificatorias de acuerdo a sus credenciales educativas y funciones en el trabajo hospitalario. Se ve pues la importancia del Estado en los procesos de legitimación de las clasificaciones sociales mediante las cuales se nombran, identifican y categorizan a las personas y poblaciones, tal como señalaron las teorías de Bourdieu (1997) y Foucault (1988, 2008). El poder estatal de nombrar y clasificar a los sujetos se produce a partir de diversos mecanismos: por un lado, mediante la identificación de los individuos adjuntando marcadores definitivos (pasaporte, huellas dactilares, fotografías y firmas); y por el otro lado, a través de la inscripción de los sujetos en redes clasificatorias según su género, religión, posesión de propiedades, etc. (Brubaker & Cooper, 2002). La división en diversos *"agrupamientos"* inscribió a los trabajadores del sistema de salud pública neuquino de acuerdo a sus credenciales educativas y funciones en el trabajo hospitalario, legitimando dichos criterios como clasificaciones sociales válidas en la estratificación de distintos grupos. Al instituir este sistema de clasificación mediante diversos mecanismos (regulación de mesas de negociación paritarias, elaboración de ley de remuneraciones), se le otorgó fuerza simbólica.

Sin embargo, el hecho de que la producción estatal de estas categorías tenga fuerza simbólica no implica que el Estado sea una *entidad* que *monopolice* dicha fuerza. Dado que el Estado no es un actor con intencionalidad propia, es necesario analizar la trama de relaciones en la que se insertaban estas clasificaciones. En el caso aquí analizado, no basta con estudiar los procesos formales de establecimiento de leyes, sino que también es importante evaluar cómo eran usadas esas categorías por las propias personas implicadas en el conflicto laboral. Los resultados de esta investigación permiten señalar dos aspectos, que explico a continuación.

Por un lado, los discursos de los trabajadores nos advierten sobre *el contexto de uso* de las categorías escalafonarias *y su carácter relacional*. Cuando los trabajadores las utilizaban durante las mesas paritarias mostraban su intención de negociar con el gobierno sus demandas particulares. Puesto que las negociaciones colectivas eran instancias reglamentadas por las normativas del Estado, los trabajadores se auto-adscribían a las categorías que les permitían establecer una relación y diálogo con sus patrones. Es decir, el uso de las categorías legales no se daba de una manera *descontextualizado* o *universal,* sino en el marco de las relaciones que establecían diversas personas y grupos de manera situada. La división en "*agrupamientos y sub-agrupamientos*", la asignación de "*unidades salariales básicas*" para cada categoría, la determinación del ítem especial "*ATAS*", la clasificación de "*conceptos extraordinarios*" y el pago del impuesto a las ganancias, eran todas determinaciones legales que los miembros del sindicato retomaban y discutían para negociar sus condiciones laborales. Estas regulaciones eran traídas por los miembros de SiProSaPuNe para presentarse como un grupo con demandas unificadas (donde la categoría "*profesión*" aparecía como un referencial identitario).

Por el otro lado, los trabajadores *asignaban nuevas características* simbólicas a los "*agrupamientos*" que no estaban establecidas en la ley. Como hemos visto, la delimitación de los agrupamientos respondía formalmente a una evaluación de la función y capacitación requerida para cada puesto de trabajo; pero en los relatos de los trabajadores era usual que se agreguen otras características, como la "*responsabilidad*" que estaba implicada en las labores de cada agrupamiento. La responsabilidad frente a los pacientes se presentaba como una cualidad del trabajo profesional que le atribuía validez moral a sus acciones, y era usada como una característica para marcar diferencias con otros grupos dentro de la atención sanitaria. Los trabajadores les adicionaban nuevos sentidos y expectativas a las categorías establecidas en la ley de remuneraciones. El Estado no aparecía entonces como una entidad que monopolizara la producción simbólica legítima de sistemas de clasificación sino más bien como un espacio de relaciones conflictivas en donde diversos actores usaban y tensionaban esas clasificaciones. Un enfoque de este tipo implica no personalizar al Estado; es decir, "no considerar al Estado como si fuera un actor unívoco y autoconsciente, que es comparable a la identidad de una persona ('el Estado decidió', 'el Estado propuso una alianza de clases', 'el Estado se cansó de tal cosa')" (Bohoslavsky & Soprano, 2010, p. 23).

b. El achatamiento de la pirámide salarial

A partir de la asignación de nuevos sentidos a estas categorías, los profesionales atribuían validez moral a sus acciones, cuestión que fue visible en la discusión sobre el "*achatamiento de la pirámide salarial*".

Si bien la demanda de aumento salarial era compartida por todos los trabajadores del hospital, hubo diferencias en los modos en que cada grupo consideraba que debía repartirse el aumento. Mientras el reclamo se mantenía en un nivel de generalidad, conservaba una identidad colectiva (aumento salarial para todos los trabajadores de la salud pública o incluso de todo el Estado provincial); pero el reparto para cada "*agrupamiento*" hacía que esa masa de dinero se transformase en un objeto de disputa que plasmaba las diferencias sociales presentes en el colectivo de trabajadores. Dado que se tenía que decidir cómo se repartiría la masa salarial anunciada por el gobierno, los trabajadores debatían cuál sería la mejor forma de hacerlo, conformando diversos criterios de justicia. Allí se ponían en juego las recompensas sociales del trabajo y los significados que se le otorgaban al dinero en relación a la estratificación del personal hospitalario.

De acuerdo con Hyman (1975), las disputas sindicales pueden ser analizadas como una disputa por el control y poder de la explotación de la mano de obra; es decir, un conflicto sobre quién controla las relaciones de trabajo. El control sobre el propio tiempo y proceso de trabajo es resaltado como un rasgo de autonomía y poder en la relación siempre conflictiva y desigual entre el empleador y el empleado (Beroud & Bouffartigue, 2013), por lo que el análisis de la dinámica sindical debe tomar en cuenta las relaciones establecidas en la jerarquía social de las ocupaciones. Para el análisis de la experiencia sindical de SiPro-SaPuNe es central tener en cuenta el grado de autonomía laboral que tenían los profesionales del hospital en relación al resto de los trabajadores, cuestión que les permitía construir un poder sindical para discutir sus condiciones laborales. Pero quiero resaltar una cuestión más: aquí no sólo se ponían en juego las condiciones de compra y venta de la fuerza de trabajo sino también una valoración general de las cualidades del trabajo profesional en el sistema público de salud neuquino.

Hemos visto que la primera propuesta realizada por el gobierno en la mesa salarial fue rechazada por los miembros de SiProSaPuNe porque provocaba un *"achatamiento de la pirámide salarial"*. En esta valoración se manifestaban diversos conflictos entre grupos de trabajadores del HPN en relación a la jerarquía de las ocupaciones hospitalarias y su correspondencia en la estructura salarial del sector.

Los miembros de SiProSaPuNe argumentaban que, debido a los bajos salarios del sistema de salud pública, muchos profesionales habían renunciado al hospital o solicitado una dedicación part-time para trabajar en alguna clínica privada con mejores remuneraciones. Afirmaban que, sin un aumento salarial específico para el sector profesional, no habría forma de convencer a los especialistas de que permanecieran trabajando en el sistema público de salud, cuestión que derivaría en un empeoramiento de la calidad de atención sanitaria para la población neuquina. Consideraban que para mantener un sistema de salud pública de calidad era necesario tener buenos salarios para los profesionales, que eran quienes hacían funcionar el hospital en sus tareas específicas.

"Un sistema de salud público donde se haga de la salud un derecho y no una mercancía (…) ese es el primer objetivo por el que peleamos. Dentro de esa pelea, tiene que haber recomposiciones salariales, por supuesto. (…) Peleamos para que el sistema sea eso, y dentro de eso peleamos para que haya remuneraciones salariales acordes, adecuadas. Que el que esté más abajo esté en la mejor manera posible del escalón, que le permita vivir dignamente, y que la pirámide crezca al punto tal de que la gente se quiera quedar, sino la gente se te va, y entonces no funciona". (Marcelo, médico clínico, sector de clínica médica).

Esta argumentación tiene un elemento subyacente que es necesario visibilizar: no sólo habla de los profesionales que se van del hospital *por* los bajos salarios sino de los que se quedan *a pesar de* los bajos salarios. Los trabajadores profesionales construían su legitimidad en tanto encarnaban a la ciencia desinteresada que se ponía al servicio de la población neuquina. Tal como indica Dubet (2006, p.

41), los médicos establecen su legitimidad "porque encarnan la Ciencia desinteresada" y "los suponemos capaces de sacrificarse, entregados a una causa superior".

En la discusión salarial, los profesionales argumentaron que era necesario establecer primero una *"pirámide salarial justa"*, pensando las relaciones entre los diferentes agrupamientos y organizando la escala porcentual de los salarios de cada grupo. Una vez que hubiera estado establecida la escala, era posible calcular con la masa salarial disponible qué aumento correspondía a cada estamento. Este argumento no fue exclusivo del año 2016, sino una constante en todo el período de análisis de esta investigación. Por ejemplo, en relación a la huelga del año 2007, Marcelo explicaba:

"En esta estructura hay una pirámide [salarial]. Y nosotros no podemos no defender una pirámide, porque si no te quedás sin profesionales. Cuando se acható la pirámide, en un momento se acható mucho, ¿a qué llevó? A un desprendimiento impresionante de profesionales que se 'iban a la miércoles'. Vos tenés que generar una pirámide salarial. ¿Qué es lo que se paga? Responsabilidad. Responsabilidad en el laburo. No se paga que vos seas mejor ni peor, ni se paga dignidad como persona, no, no". (Marcelo, médico clínico, sector de clínica médica).

Como se ve, los miembros de SiProSaPuNe aducían criterios relacionados con la dinámica interna de la vida hospitalaria: se ponía el acento en la *"responsabilidad"* laboral que diferenciaba al sector profesional de los otros grupos de trabajadores. Marcelo no negaba que todos los trabajadores tengan responsabilidad sobre su trabajo, pero destacaba que no todas las responsabilidades eran equivalentes:

"[Es lo mismo] *que pasa con los docentes, no es lo mismo el maestro del aula que el encargado de supervisión de no sé qué cosa, ni que el director de escuela. ¿Qué estás pagándole vos ahí? Responsabilidad. No estás diciendo este es mejor que el otro, ni estás diciendo este es mejor persona que el otro. Es una responsabilidad. Acá lo mismo. Quién es el tipo que tiene la responsabilidad directa con el paciente: el tipo que le dice 'váyase tranquilo, usted no tiene nada, hágase tal estudio', o 'mire, se tiene que operar' y se te complica en la operación, o 'vamos a seguir adelante con esto', o 'tómese tal medicación' (...) ése es el que tiene la responsabilidad máxima. Porque todos los demás tienen responsabilidades colaterales".* (Marcelo, médico clínico, sector de clínica médica).

Dado que consideraban que las responsabilidades no eran equivalentes, tampoco el dinero que las reflejaba era equivalente ni intercambiable. El dinero aparecía como un portador de relaciones sociales significativas, como un indicador del reconocimiento laboral. Esto nos permite arribar a tres conclusiones.

En primer lugar, que la relación con el dinero no sólo habla de una práctica económica, sino también de una actividad social y cultural, dinámica y compleja (Zelizer, 2011). Como nos advierten Löfgren y Willim (2005), las cuestiones salariales no son experimentadas por los trabajadores como un intercambio de mercado sino como un indicador de valores y principios en la vida social. En el debate que desarrollaron los miembros de SiProSaPuNe, el salario no implicaba un tipo de intercambio impersonal (de venta de la utilización de la fuerza de trabajo), sino que se transformaba en un dinero significativo, enraizado en la dinámica cotidiana del trabajo y las relaciones entre diversos grupos. El dinero se regulaba por las convenciones sociales presentes en el HPN.

En segundo lugar, vemos la importancia de evaluar los *imperativos morales* con que se validan las disputas materiales —como aconseja Thompson (1995)—, puesto que permiten manifestar las obligaciones de distintos grupos de personas. Los profesionales del HPN ponían en juego las obligaciones del gobierno respecto de la población (el deber de garantizar una buena calidad de la atención sanitaria), la jerarquía social de las ocupaciones, la diferenciación de grupos a partir de principios de responsabilidad.

En tercer lugar, mostramos que no es únicamente la disputa económica lo que explica la fragmentación de las demandas salariales, sino las complejas pautas de comportamiento colectivo presentes en el trabajo cotidiano. La organización conflictiva de los procesos políticos se debía, en gran medida, a la coexistencia de estándares morales que imprimían rumbos contradictorios. La definición de lo que era considerado "*justo*" en la forma de distribución de los ingresos para los miembros de SiProSaPuNe fue establecido situacionalmente, construyendo criterios de justicia vinculados con la "*responsabilidad*" y la defensa de un sistema de salud de calidad para la comunidad neuquina. El aumento salarial era una forma de cuantificar los criterios esperados de un buen profesional de la salud pública de acuerdo a los sentidos compartidos por este grupo.

Esta investigación abona pues a un enfoque sobre la disputa salarial que no tenga la mirada centrada únicamente en las normativas establecidas en instancias formales de negociación, sino en la red de obligaciones y expectativas recíprocas que se generan entre distintos grupos. Propongo alejarnos de las miradas institucionalistas que evalúan la participación de los sindicatos en las instancias formalizadas de negociación para resaltar a los distintos movimientos y procesos cotidianos que atraviesa la disputa salarial.

Disputa de las políticas de Estado

Hemos visto que diversos sentidos construidos cotidianamente sobre *"la profesión"* aparecían articulados en la experiencia gremial de SiProSaPuNe, siendo la experticia y *"la responsabilidad"* criterios de validación de las actividades laborales y gremiales. A continuación, veremos que también los aspectos vocacionales vinculados a una misión trascendente –como el *"compromiso"* político con el proyecto institucional del hospital– permeaban la experiencia sindical de SiProSaPuNe. Para sus miembros, el sindicato no se presentaba únicamente como una organización cuyo propósito fuera demandar mejores condiciones laborales sino también como un lugar para manifestar sus concepciones sobre el sistema de salud pública de acuerdo a las experiencias laborales compartidas en el HPN. Un evento en el que esto se hizo visible fue en la participación de SiProSaPuNe en las audiencias realizadas en la Legislatura neuquina para discutir un proyecto de ley sobre el sistema sanitario en el año 2016.

A comienzos de ese año, el Poder Ejecutivo provincial había presentado un proyecto de ley para establecer un procedimiento de facturación más ágil sobre el *"recupero financiero"* para recobrar el dinero invertido por el sistema de salud pública en la atención de pacientes con obra social. Los diputados de la oposición[74] manifestaron su preocupación con el proyecto y convocaron a una audiencia pública en la Comisión de Desarrollo Humano y Social de la Legislatura para escuchar las opiniones de diversos actores de la comunidad neuquina. De estas audiencias participaron los integrantes de dos sindicatos de trabajadores de salud (la JI y SiProSaPuNe); integrantes de la organización Familiares, Amigos, Vecinos y Enfermos Agrupados (FAVEA); miembros de la Pastoral social de Migraciones e integrantes de la Asamblea por los Derechos Humanos.

El proyecto generaba alarma por varios motivos. En primer lugar, porque revivía la idea de la *"autogestión hospitalaria"* para suplir la falta de presupuesto, a la que se habían opuesto enérgicamente los sindicatos de trabajadores de salud pública durante la década de 1990 –como vimos en el capítulo 1–. Temían que el nuevo proyecto de ley abonara a la idea de que los hospitales debían buscar recursos a través del recupero financiero para resolver los problemas del déficit presupuestario que venían denunciado los sindicatos del sector. En segundo

---

74 Raúl Godoy del PTS-FIT, Eduardo Fuentes y Raúl Podestá (Nuevo Encuentro-Frente Grande), Santiago Nogueira (Libres del Sur).

lugar, en las audiencias públicas se resaltó el hecho de que el proyecto corría el eje de la discusión hacia la cuestión del cobro de las obras sociales, cuando en realidad la explicación sobre el des-financiamiento de la salud pública era la enorme transferencia de ingresos que hacía el Estado a las clínicas privadas a través de subsidios y derivaciones de pacientes. En tercer lugar, el proyecto de reforma de la ley proponía incorporar mecanismos para que el Estado provincial pudiera cobrar las prestaciones dadas a pacientes extranjeros, cuestión que fue rechazada en las audiencias públicas por considerarla xenófoba. En cuarto lugar, el proyecto de ley incluía la posibilidad de recibir pagos voluntarios por parte de las personas que no tuviesen cobertura de salud, y a la vez se quitaba un artículo donde se garantizaba que "en ningún caso se condicionará la prestación, ni fijará mecanismos administrativos o trámites que puedan significar restricciones o vulnerar la dignidad" (Ley 1352, 1982 en vigencia).

Los miembros de SiProSaPuNe leyeron minuciosamente el proyecto, debatieron su contenido y eligieron dos oradores para que intervengan en la audiencia pública. Para aclarar cuáles eran sus críticas, escribieron un documento de 17 puntos que consideraban que debían ser re-evaluados. Estos señalamientos daban cuenta de su conocimiento de cuestiones específicas del sistema de salud, de los reglamentos que la regulaban y del sistema de obras sociales y seguros. Los integrantes de SiProSaPuNe aparecían como expertos capaces de producir una meta-lectura del funcionamiento hospitalario (no sólo de su propio grupo sino de la política estatal para el conjunto del sistema sanitario).

En ese documento se demandaba una reafirmación de "*los principios básicos del Sistema Público de Salud: gratuidad, universalidad, accesibilidad y no discriminación, asegurando el presupuesto adecuado y efectivo para que el Estado cumpla con su obligación constitucional de proveer los servicios a tal fin*", y exigían que se establezca de manera explícita la "*prohibición universal de co-seguros o porcentajes a cargo del paciente, y de cualquier forma de pago de bolsillo*".[75] Se oponían al lenguaje "*mercantilizante*" de la ley, en la que se ponía el centro en las prácticas de "*arancelamiento*" pues consideraban que esas "*premisas, propias del concepto de mercado le han sido muy caras a la población cuando se reformularon las políticas de salud en los años 90, que se les comenzó a cobrar a los pacientes mediante pago voluntario 'del bono cooperadora' o cualquier otro arancel*". Aclararon

---

75 Todas las citas siguientes corresponden al Documento presentado por SiProSaPuNe a los diputados que conforman la Comisión de Desarrollo Humano y Social de la Legislatura de Neuquén.

que se oponían a *"la posibilidad de aportes que puedan hacer empre-sas o fundaciones con destinos específicos disfrazados de donaciones"* puesto que podían fomentar *"conflictos de interés"* e *"inequidades en la provisión de servicios"*.

Exigían que los convenios firmados fueran *"públicos y de fácil acceso"* y que se incluyeran a los servicios de atención involucrados en la elaboración de los mismos. Solicitaban que todos los convenios fueran de alcance provincial y que se prohibiera *"la posibilidad de fijar convenios a nivel de cada establecimiento particular"*, para evitar las desigualdades entre las distintas instituciones del sistema sanitario. En el mismo sentido, solicitaban que se limiten *"las atribuciones de los directores de establecimientos y jefes de zona para definir el destino de los fondos, exigiendo ajuste a lineamientos generales de política sanita-ria y participación de consejos locales"*. Requerían que *"los movimientos financieros de ese fondo sean trasparentes, públicos y con auditoria tanto de sus ingresos como de las erogaciones"*, que en la ley se acla-raran *"las atribuciones de Hacienda y otros organismos públicos, y la aplicación de la Ley Administrativo Financiera en el manejo del Fondo Provincial de Salud"*, y que se redactara de manera explícita que este fondo no podía ser usado para *"operaciones financieras"*.

Afirmaban que *"los convenios entre el Estado y las obras socia-les o prepagas no deben constituir una barrera para la atención de los pacientes que requieran de los servicios de salud pública"*, puesto que en el trabajo sanitario la *"oportunidad de salvar vidas"* dependía de que los procedimientos fueran desarrollados ágilmente. Por ello, pedían que se establecieran *"mecanismos de auditoría previa y/o de contralor de prestación efectiva que impongan las obras sociales o aseguradoras"* para que no se afecte *"la atención oportuna"*. Para ello, aclararon algunas distinciones de procedimientos que a su criterio aparecían confundidas en el proyecto de ley presentado. Según ellos, debía distinguirse entre el recupero financiero *"de los servicios brin-dados a personas con cobertura médico asistencial por obras socia-les"*, respecto de los *"servicios brindados a víctimas con cobertura de seguros contra siniestros viales o laborales"*. Los accidentes laborales o de tránsito en general eran atendidos en el hospital, pero el recupero financiero a las ART o seguros se dificultaba por el proceso judicial y la *"intervención de abogados"* y *"el rol de la Fiscalía de Estado"*. Afirmaban que debían encontrarse soluciones específicas de acuerdo al tipo de servicio brindado y no podían ser englobados todos en una misma categoría. Una cuestión similar sucedía con *"el ingreso y distri-bución de fondos correspondientes a programas nacionales con destino específico, y/o programas de cobertura asistencial para poblaciones especialmente protegidas*", situaciones que debían ser analizadas de manera independiente a los servicios prestados en las dos categorías anteriores. Asimismo, consideraban importante consensuar los criterios para la construcción de un *"nomenclador de prestaciones"* y *"actualizar los valores económicos de las mismas"*, ajustándose a las *"políticas y regulaciones generales de atención que tiene el Sistema para la población que no tiene otra cobertura"*.

Aunque algunas de las observaciones fueron incorporadas al proyecto de reforma de la ley, el resultado final estuvo lejos de satisfacerlos. Consideraban que se seguía trasladando *"la lógica de mercado de las clínicas privadas"* a la salud pública y no se resolvían los problemas centrales del des-financiamiento que explicaban la falta de recursos humanos, los problemas de infraestructura, insumos y aparatología. Sin embargo, el proyecto finalmente fue aprobado, con el apoyo de 22 diputados: los bloques del MPN, UCR, Frente Renovador, PRO, Nuevo Compromiso Neuquino, FPN-UNE.

En las audiencias públicas para tratar este proyecto de reforma, los miembros de SiProSaPuNe hablaron en tanto sindicalistas, médicos (refiriendo a cuestiones de las afecciones de los pacientes de los hospitales públicos) y expertos conocedores del sistema público de salud provincial. Su opinión mostró un desempeño sindical articulado al lugar de experticia profesional que ocupaban en el trabajo hospitalario. La profesión aparecía como una práctica comprometida con la *"comunidad neuquina"* y se tornaba fundamento de una misión trascendente (la defensa del derecho a la salud y el sostenimiento del sistema de salud provincial *"universal, gratuito y de calidad"*).

La conceptualización de la salud como un *"derecho"* representaba una *noción legitimadora* (Thompson, 1995) de las demandas sindicales que les permitía a los trabajadores disputar la actual formulación de políticas públicas apelando a las costumbres, normas y expectativas sociales configuradas en la tradición llevada a cabo en las décadas de 1960 y 1970 en la provincia. La demanda por el derecho a la salud no emanaba únicamente de normas legales o declaraciones universales de las obligaciones del Estado sino de los compromisos fundados históricamente que se imponían como obligaciones a los gobernantes. De esta forma, las prácticas sindicales aparecían vinculadas a causas trascendentes como el sostenimiento de las políticas de Estado y el mantenimiento del hospital público, cuestiones que se vinculaban con los sentidos construidos en las labores cotidianas de los *"profesionales"* en el HPN.

Conclusiones parciales

Las actividades de SiProSaPuNe ponían en primer plano la dimensión profesional que estaba implicada en la experiencia sindical. Los sentidos asociados a *"la profesión"* no ingresaban al hospital únicamente desde esferas externas (como podía ser el sistema educativo, especialmente el sistema universitario) sino que eran producidos en la vida hospitalaria en un proceso en donde diversos grupos se posicionaban relacionalmente. Las categorías sociales objetivadas (en credenciales educativas y en las regulaciones legales) se reproducían en el lenguaje y las prácticas como principios de visión y división. La referencia a la *"profesión"* operaba como un eje que separaba distintos grupos, promoviendo un sentido de pertenencia y de constitución de límites frente a otros.

A lo largo de este capítulo he mostrado que la identificación con *"la profesión"* no se debía a una elección racional en el proceso de constitución de sí mismos como grupo político, sino a un proceso cotidiano dentro del trabajo hospitalario. Las instancias de mayor constitución de este colectivo gremial eran laborales. Allí se moldeaban sentidos sobre las cualidades técnicas y sobre los valores con los que se identificaba el trabajo *"profesional"*: la idea de ciencia, *"responsabilidad"* y vocación hacía que los miembros de este grupo experimentaran su participación sindical como un espacio donde reclamar por sus condiciones laborales a la vez que producir una meta-lectura del funcionamiento hospitalario.

A partir del análisis de la experiencia sindical de SiProSaPuNe he mostrado el carácter relacional de las regulaciones y disposiciones legales que se ponen en juego en las disputas sindicales. Incluso los aspectos más formalizados e institucionalizados de la dinámica sindical eran usados y puestos en tensión por los propios militantes, para posicionarse frente a Otros y darle sentido a sus acciones. También he analizado en estos términos los procesos de negociación salarial con las autoridades de gobierno: los mismos no implicaban únicamente una discusión sobre las condiciones de compra y venta de la fuerza de trabajo, sino también un complejo proceso de producción cultural de *"la profesión"*. Aquí era necesario incluir en el análisis el proceso de construcción cotidiana de los grupos, las apreciaciones que compartían respecto de sus trabajos y la consideración de sus condiciones de trabajo como justas o injustas.

CAPÍTULO 5

El Sindicato de Enfermería de Neuquén: experimentar lo sindical desde una profesión subordinada

En este capítulo analizaré las experiencias que se ponían en juego en el Sindicato de Enfermeros de Neuquén (SEN). Este sindicato comenzó a gestarse en el año 2009, y el momento de mayor crecimiento se dio a partir del año 2013. En el año 2016 ya representaba a un cuarto del total de los enfermeros de la provincia (contaba con 513 afiliados sobre un colectivo de 2200 enfermeros) y tenía delegados formalmente elegidos en diversos centros de salud y hospitales de la capital y el interior de Neuquén. Argumentaré que este grupo experimentaba *lo sindical* como un espacio donde construir un prestigio profesional para la enfermería, contrariando su caracterización tradicional como una práctica de *"idóneos"* formados *"empíricamente"* –que había caracterizado el origen de la enfermería en Argentina y en el mundo–. Para el análisis, será fundamental adoptar un *enfoque relacional* que estudie el conflicto gremial poniendo en relación a los grupos más encumbrados en la estratificación profesional del hospital respecto de otros actores sociales que ocupan transitoriamente lugares subordinados (Ramacciotti, 2015; Soprano, 2014a). Los enfermeros buscaban alterar la jerarquización simbólica que se establecía entre las profesiones tradicionales del trabajo hospitalario –fundamentalmente la medicina–. Además de ser una organización donde canalizar sus demandas corporativas, el SEN se presentaba como un lugar donde forjar respetabilidad y reconocerse mutuamente como *"profesionales"*.

El capítulo se divide en cuatro apartados. En el primero, analizaré la construcción espacial de la Asamblea Anual Ordinaria del SEN en donde se registra una dimensión estética de la experiencia gremial a partir de la cual se construía un prestigio profesional. El segundo apartado, analiza la asociación de las tareas de cuidado que tenían lugar en este sindicato y que se vinculan con los sentidos ligados históricamente a la enfermería. El tercer apartado muestra que en el SEN se buscaba construir un perfil profesional para la enfermería estableciendo similitudes y diferencias con otros grupos *"profesionales"* y *"no profesionales"*. En el cuarto apartado, analizaré el proceso de crecimiento del SEN y la necesidad de tener dirigentes gremiales rentados que se dediquen de tiempo completo al sindicato, y argumentaré a favor de un abordaje contextual y situado del viejo dilema al que estuvieron expuestos los sindicatos sobre la articulación del poder sindical *para* y *sobre* los afiliados.

La construcción del prestigio profesional en las prácticas sindicales

En este apartado analizaré la dinámica de la Asamblea Anual Ordinaria del SEN desarrollada en marzo de 2016, en la que se realizó un balance de la gestión anual de la Comisión Directiva y se presentó la *"Memoria y balance"* del año 2015. Argumentaré a favor de un enfoque que *desborde* la mirada institucionalista de la política, mostrando que incluso en las prácticas más formalizadas de la dinámica interna de los sindicatos se ponen en juego dimensiones novedosas de las prácticas gremiales. En esta asamblea los enfermeros se presentaron como un grupo *"profesional"*, combatiendo los imaginarios tradicionales que asociaban la enfermería a una práctica de idóneos y disputando el lugar de prestigio que en la vida hospitalaria se asociaba a otras profesiones.

Cuando me invitaron a esta asamblea, imaginé su dinámica teniendo como modelo otras asambleas sindicales en las que he participado, como las de la JI y las de SiProSaPuNe. Pensé que sería en el HPN (quizás en el hall central o en la sala de espera del sector de pediatría) y que la gente estaría sentada en círculo. Como las sillas usualmente no alcanzaban, pensé que algunos enfermeros se sentarían en el piso o se quedarían parados formando una segunda o tercera fila de asambleístas. Este imaginario iba acompañado de un vocabulario y manera específica de hablar: referirse al grupo como *"compañeros"*, identificar a los miembros del gobierno como *"la patronal"*, que las personas dijeran su cargo y su lugar de proveniencia cada vez que intervenían.

Nada de esto ocurrió. La Asamblea del SEN no se realizó en el hospital sino en el Salón Comahue Business del Hotel del Comahue, un hotel tradicional de mucho prestigio en la ciudad, ubicado en la avenida principal, frente a la municipalidad. Se trataba de una sala de conferencias para 120 personas en el segundo piso del hotel, con grandes ventanales orientados hacia la calle, a través de los cuales entraba la luz del sol. Con piso de madera y grandes cortinados en color natural, el salón tenía una estética cálida y elegante.

Las sillas para los invitados eran de metal esmaltado con acolchados aterciopelados de color ocre. En lugar de estar ubicadas de manera circular, estaban puestas de forma que las personas mirasen hacia el frente, donde había una mesa para tres personas con un mantel blanco tableado que llegaba hasta el piso. Al costado de esta mesa habían colocado un cartel de lona tipo banner con el logo del sindicato, con una estructura metálica para que se sostuviese parado. Sobre la mesa, había tres copas y una jarra de vidrio con agua fría. Pero el agua no era lo único disponible para servirse: los afiliados fueron convidados con un cátering gratuito, compuesto por café y facturas de copetín. La comida estaba servida en unas mesadas de madera ubicadas en una de las paredes laterales. La vajilla de porcelana blanca, jarras y bandejas de facturas eran traídas por mozos con uniforme color blanco y delantal ocre (que coincidía con el color de las sillas del lugar).

El clima general era muy cordial. Todos parecían conocerse y se saludaban con un beso. Los miembros de la Comisión Directiva estaban vestidos elegantemente: tanto Paula como Julieta –la Secretaria General y Tesorera– usaban zapatos de taco bajo, pantalón de vestir y blusa. Ellas oficiaban de anfitrionas y circulaban saludando a los asistentes. La mayoría de las personas eran "delegados", por lo que habían podido gozar de un "permiso gremial" para ausentarse de sus lugares de trabajo, y quizás por eso eran pocos los que estaban vestidos con uniforme laboral. Cuando llegó toda la gente que esperaban, Paula y Julieta invitaron a los asambleístas a sentarse. Ellas, junto con Manuel (Secretario de Asuntos Laborales), se sentaron en la mesa de expositores, mirando de frente al público.

Lejos de ajustarse a mi imaginario previo de lo que sería esta asamblea, el evento fue similar a la dinámica de un congreso académico. Una vez que se sirvieron agua en sus copas, las expositoras apoyaron sus carpetas llenas de papeles en la mesa y las abrieron para ir buscando las anotaciones que habían hecho como soporte de sus exposiciones. Mientras exponía una, la otra aprovechaba para firmar unas actas: sin leer cada una de las hojas, ponía sello y firma al pie de página de cada una, mientras miraba de reojo a su compañera que hablaba, y asentía en silencio con la cabeza mostrando aprobación.

Con destreza y fluidez, ambas fueron organizando los tiempos de la asamblea y simultáneamente explicaban a los afiliados los pasos a seguir: *"ahora tenemos que leer la Memoria y Balance del año 2015 y después van a tener que votar para ver si la aprueban o no"*, explicaron. Además, informaron que tenían que *"elegir dos delegados para que firmen el acta final de la asamblea"* e invitaron a todos los presentes a firmar *"la hojita de asistencia"* que después se adjuntaría al acta para dejar constancia de los presentes. Entregaron la *"Memoria y Balance"*, que refería las diversas actividades desarrolladas en el año, en un cuadernillo impreso para que los asistentes pudieran seguir la exposición de la Secretaria General, que leyó en voz alta su contenido.

Afirmaron que 2015 había estado centrado en *"cuestiones administrativas"* y las dividieron en dos grupos. Por un lado, hablaron de las actividades orientadas a lograr el *"reconocimiento legítimo de la representación legal"* del SEN sobre el colectivo de enfermeros del sistema de salud público neuquino. Habían contratado a una abogada para que se encargase de gestionar la solicitud de la *"personería gremial"* y a un contador para organizar las cuentas del sindicato; habían conseguido que el Ministerio de Trabajo de Neuquén les otorgase *"el código de descuento"* para poder realizar el cobro de la cuota sindical directamente a través de los recibos de sueldo de los afiliados; realizaron campañas de afiliación y otras actividades orientadas a establecer mecanismos formales de vinculación con el sindicato (como la realización de elecciones de *"delegados"*).

Por otro lado, mencionaron que habían estado pensando estrategias para favorecer *"el tema de la profesionalización"*. A los miembros de la Comisión Directiva del SEN les parecía importante que todos los enfermeros del sistema público de salud de la provincia alcanzaran el nivel de formación *"profesional"*, puesto que en ese momento dos tercios eran *"técnicos o auxiliares"*.[76] Las acciones que realizaron para promover la *"profesionalización"* fueron dos: a) otorgar becas de formación para los afiliados que quisieran capacitarse o asistir a un congreso de enfermería; b) trabajar en conjunto con la Subsecretaría de Salud para que el Estado favorezca la formación del personal del sistema sanitario neuquino. Conscientes de las dificultades que las personas encontraban para estudiar (porque era caro, por la dificultad para combinar estudios y trabajo, y porque no había centros de for-

---

76 Los enfermeros se dividían en tres categorías de acuerdo con su nivel de formación: ayudantes o auxiliares de enfermería (egresados de la escuela secundaria Centro Provincial de Educación Media n° 23), técnicos en enfermería (nivel terciario o universitario de tres años de formación) y licenciado en enfermería (nivel universitario de cinco años).

mación en todas las ciudades del interior), demandaron que el propio Estado se encargara de garantizar cursos de formación profesional para el personal de enfermería y que se realizaran durante la jornada laboral en los mismos hospitales.

Además de este conjunto de actividades a las que catalogaron como "*administrativas*", luego mencionaron una lista variada de acciones realizadas para "*reconocer*" las labores de los enfermeros y "*revalorizar la profesión*".

El día 12 de mayo, al celebrarse el día internacional de la enfermería,[77] realizaron la inauguración oficial del local que alquilaron en el centro de la ciudad de Neuquén capital para establecer la sede sindical. Paula lo describió como "*un local modesto constituido para la recepción de los colegas que nos piden asesoramiento, desean aportar ideas o simplemente conocernos un poco más*", y más tarde Julieta dijo que se "*trataba de un local chiquitito pero con el corazón grande*" estableciendo una analogía con la calidez de los hogares familiares abiertos a las visitas. Ese mismo día, como parte de los festejos por el día de la enfermería, decidieron realizar una visita al HPN para entregar facturas y "*compartir unos mates*" con los colegas que se encontraban trabajando "*en su día*". También entregaron "*un pequeño presente*" a los enfermeros que cumplieron 25 años "*de servicio en ejercicio de la profesión*". A final de año, hicieron entrega de un "*kit navideño*" con diversos productos para que los enfermeros tengan para compartir con sus familias. Paula insistió con que el kit navideño no era una actividad menor sino una muestra del compromiso del SEN por transformar "*la organización sindical en una herramienta creada y destinada al crecimiento, desarrollo, y progreso de la vida laboral y familiar de todos los enfermeros*". Si bien todas estas actividades fueron importantes, hubo una que fue presentada como central: se habían "*dado el lujo de realizar la primera fiesta de enfermería*", a la que calificaron como "*inolvidable*", "*en reconocimiento a la profesión y la tarea que realizamos día a día con mucho esfuerzo y ganas*". Muchos de los asistentes se alegraron con esa mención y otorgaron un aplauso fervoroso a Julieta, la tesorera del sindicato, que se había encargado de pensar cada detalle de esa fiesta.

La organización de acciones orientadas a valorar y visibilizar las labores de enfermería aparecía como uno de los pilares de la experiencia gremial de este grupo. Incluso la elección del Salón Comahue

---

77   El día 12 de mayo de 1820 fue el nacimiento de Florence Nightingale, quien es considerada la precursora de la enfermería profesional. Más adelante analizaré como aparecía su figura en la experiencia del SEN.

Business como lugar para la realización de la asamblea fue subrayada como una actividad por medio de la cual el SEN *"reconocía"* y *"devolvía"* algo a los enfermeros, que se merecían estar en un lugar bonito y digno de un trabajador *"profesional"*. Julieta comparó la satisfacción que le provocaba realizar allí la asamblea con la alegría que habían sentido al realizar la *"fiesta de enfermería"*:

"La idea es siempre devolver un reconocimiento o algo al enfermero. Hoy por ejemplo estar acá en este salón es importante. (…) Si nosotros decimos que somos enfermeros profesionales, que la enfermería es una profesión, ¿por qué no nos empezamos a comportar como profesionales? Para nosotras también era muy importante que pudiéramos hacer esto acá, una asamblea, porque también habla y es un reconocimiento. (…) Como la fiesta de enfermería, no sé los que pudieron ir. (…) Esa fiesta fue muy gratificante ¡y las devoluciones después que tuvimos! Se sintieron muy atendidos, que era la idea nuestra. Una noche que sea inolvidable y que se sientan bien, atendidos (…) pudieron comer, bailar, fue lindo". (Julieta, enfermera profesional, sector de terapia intermedia de adultos).*

Luego de revisar la memoria de las actividades, se centraron en analizar el balance económico (cuestión de la que me ocuparé más adelante). Paula terminó con una emotiva frase: *"Colegas, esperamos seguir contribuyendo para sacar adelante la profesión, esperamos el compromiso de su parte para fortalecer nuestro sindicato, pensado por enfermeros y para enfermeros"*. Se realizó entonces la votación para ver si los afiliados aprobaban la memoria, que fue aprobada por unanimidad.

La Asamblea Anual Ordinaria del SEN rompió con todos los estereotipos que me había construido anteriormente. Este acontecimiento, que al principio me generó sorpresa, se transformó en un evento etnográfico que me permitió analizar dimensiones novedosas de la experiencia de los trabajadores y de cómo experimentan el sindicato. ¿Por qué le daban tanta importancia a la *"profesionalización"* de la enfermería? ¿Por qué realizar la asamblea en la Sala de Conferencias Comahue Business en lugar de hacerla en el hospital? ¿Por qué contratar un cátering?

Si bien esta asamblea era un evento relativamente formal que se lleva a cabo anualmente con el objetivo de evaluar la *"Memoria y Balance"* de las gestiones —y se trata de un evento que se replica en diversas organizaciones sindicales puesto que se encuentra regulado estatutariamente—, su dinámica no se limitaba a esta práctica institucional. En esta asamblea no sólo aprobaron la *"Memoria y Balance"* de 2015 sino que construyeron un *espacio particular* en el que hicieron una presentación *estética* de su experiencia sindical. El espacio no aparecía como un elemento fijo que simplemente "se encontraba allí" como un escenario donde los actores se reunían, sino que se volvía un punto de contacto donde tenían lugar novedosos procesos sociales respecto a la vida sindical.

En primer lugar, que la asamblea se haya desarrollado en un hotel de prestigio, con pisos de madera y ventanales grandes, la hacía distinguirse de las asambleas de otros sindicatos realizadas, en general, en distintos espacios del hospital. Este salón integraba la dinámica del SEN al centro de la ciudad de Neuquén, cercana a las instituciones históricas y fundacionales de la ciudad capital. Al apropiarse de estos lugares y las relaciones que representaban, las personas producían nuevas formas de construir *lo sindical*. La sala de conferencia se transformaba en un lugar donde era posible colocar banners con logos del sindicato, tomar decisiones gremiales, votar.

En segundo lugar, en esta práctica, las personas establecían analogías con otros espacios. Los miembros del SEN replicaron allí disposiciones similares a la dinámica de un congreso académico: la ubicación de las sillas, la colocación de una mesa de expositores con jarra de agua y las sillas del auditorio enfrentando a esa mesa. La analogía con los congresos de las profesiones consolidadas en el hospital, hizo que los miembros del SEN articulen a su práctica gremial experiencias vividas en otros espacios.

En tercer lugar, en la asamblea del SEN se construyeron sentidos alternativos sobre el trabajo cotidiano: aparecía de manera sentida la necesidad de "*revalorizar la profesión*" por medio de prácticas que pusieran en cuestión el lugar tradicional de la enfermería asociado a un trabajo de "*idóneos*". Asumir la *estética* y práctica de las profesiones consolidadas era una forma de constituirse a sí mismos como grupo profesional dentro de la vida sindical. Estos elementos formaban parte de una lucha más amplia por la re-configuración de las posiciones de los enfermos en la ordenación jerárquica de las relaciones laborales hospitalarias.

Durante la exposición de la "*Memoria y Balance*" afirmaron que, si ellos querían constituirse como un grupo "*profesional*", tenían que empezar a comportarse como tales. Diversos aspectos de esa asamblea fueron vividos como una forma de comenzar a hacerlo: realizar su asamblea en un lugar elegante, poner una mesa de expositores, ofrecer un cátering, enumerar las actividades de "*reconocimiento*" a la enfermería y enfatizar que debían "*profesionalizarse*". La vestimenta de los participantes también fue una presentación corporal estetizada:

la ausencia de uniformes laborales se conjugaba con la elegancia de las dirigentes sindicales que oficiaban de anfitrionas y los delantales de los mozos que armonizaban con el salón. La expansión de los sentidos asociados a la enfermería implicaba comenzar a ocupar un lugar que no tenían habilitado anteriormente: el de comportarse como *"profesionales"*. Vemos entonces que la identificación con la profesión no refiere únicamente a la formación académica sino también a sus cánones estéticos. El formato que adquirió esta asamblea obliga a considerar los elementos estéticos y corporales que forman parte de la construcción de la experiencia sindical.

Debe aclararse que con esta asamblea no buscaban el reconocimiento de los Otros sino más bien reconocerse a sí mismos. En este evento no hubo otras organizaciones invitadas ni tampoco hubo personas que no fueran afiliadas al sindicato (salvo yo, que fui invitada por un delegado del HPN). Por ende, en esta asamblea no se buscaba posicionar al colectivo de enfermería frente a otros actores sino justamente operar sobre sí mismos. La producción estética de la asamblea y la valorización de la enfermería les permitía reconocer su labor y descubrir su propia fuerza para cohesionarse como grupo.

Vemos entonces que *lo sindical,* que suele analizarse en relación al conflicto entre empleadores y empleados, aparecía aquí como un momento de construcción del propio grupo. Allí se articulaban diversas experiencias para construir nuevas narrativas de lo que implicaba *"ser enfermero"*. Asimismo, a pesar de que esta asamblea era una instancia de participación sindical formalizada e institucionalizada, era necesario comprender el mecanismo de aprobación de una *"Memoria y Balance"* en el marco de los diversos elementos de la vida cotidiana que las personas ponían en juego. Era posible registrar una dimensión estética de la experiencia sindical a partir de la cual los enfermeros construían su prestigio y respetabilidad como *"profesionales"*.

Experiencia sindical en un colectivo de trabajo feminizado

En general, las actividades sindicales están fuertemente asociadas a los varones. Dentro del entramado de experiencias sindicales del HPN esto era notable: como hemos visto en el capítulo 2, la agrupación Verde Morada, que había conducido por más de diez años la JI, estaba principalmente compuesta por hombres y las relaciones que se habían constituido entre sus integrantes reservaban a las mujeres un lugar secundario. Muchos de los enfermeros afiliados al SEN habían pertenecido con anterioridad a ATE, y buscaban diferenciarse de ella. Dentro de los múltiples contrapuntos que marcaban, llamó mi atención que las dirigentes se construyeran a sí mismas como "*sindicalistas mujeres*", y que establecieran diversas analogías entre sus prácticas gremiales y la vida doméstica o familiar. De estas cuestiones me ocuparé a continuación.

Paula y Julieta eran la Secretaria General y la Tesorera del SEN respectivamente. Ambas tenían 40 años aproximadamente y eran "*enfermeras profesionales*". Ambas afirmaban que era "*la primera vez que participa*[ba]*n en política*", por lo que habían tenido que aprender un conjunto variado de destrezas en poco tiempo. Se presentaban a sí mismas como "*mujeres tranquilas*" dispuestas al diálogo:

> "[En las mesas de negociación con el gobierno] *tratamos de quedarnos tranquilas. Eso me parece que asusta mucho más que ir con bombos y platillos a patear las puertas. Porque si fuese por eso, nosotros también podríamos hacer lo mismo que el resto, pero me parece que después ellos negocian transando por abajo de la mesa. Lo que no se puede negociar es la intelectualidad de la persona. Eso no es para negociarlo, creo que no, ojalá que no*". (Julieta, enfermera profesional, sector de terapia intermedia de adultos).

Consideraban que estaban ahí para cuidar que a los enfermeros "*no les falte nada*", tanto en el sindicato como en el trabajo cotidiano, y afirmaban que "*cuidaban*" la plata de los afiliados tal y como lo hubieran hecho en su economía familiar. Esta cuestión fue claramente visible en el tratamiento que dieron a la explicación del Balance económico de la gestión del año 2015 en la Asamblea Anual Ordinaria.

Julieta, la Tesorera del SEN, explicó que habían conseguido que el Ministerio de Trabajo de Neuquén les otorgase "*el código*" para poder realizar el cobro de la cuota sindical directamente a través de los recibos de sueldo de los afiliados. Si bien en un principio retenían el 2% del salario bruto de los empleados (tal como estaba regulado legalmente), luego habían decidido excluir del cálculo diversos ítems como las horas extras ("*recargos*"), el 40% de zona desfavorable, las cargas familiares y el aguinaldo. La reducción de la cuota sindical era para Julieta una muestra de que el SEN se proponía hacer "*un sindicalismo diferente*". Ella explicó detalladamente la diferencia económica que representaba la cuota del SEN respecto de las de ATE o UPCN, teniendo en cuenta las diversas categorías laborales en que estaban divididos los enfermeros en la salud pública neuquina, y concluyó que el SEN contaba "*con la cuota sindical más baja de los empleados estatales*" y argumentó que se debía a que siempre habían afirmado

"(...) que el sindicato no era una cuestión económica pura. Este sindicato no se hace para llenar arcas de dinero, juntar dinero y que después vuelvan futuras comisiones o se meta algún partido y se lleve toda nuestra plata. No, la plata del sindicato es para el enfermero, que es donde tiene que estar". (Julieta, enfermera profesional, sector de terapia intermedia de adultos).

Luego expuso los usos que le habían dado al dinero recaudado, mostrando que había alcanzado para cubrir todos los gastos cotidianos (trámites, alquiler del local, honorarios de los profesionales contratados) y que incluso *"habían podido ahorrar"*. Afirmaron que el hecho de tener ahorros a pesar de contar con *"la cuota más barata"* se debía a que ellas se encargaban de *"cuidar celosamente"* los recursos del sindicato: *"cuidamos todos nuestros insumos, es patrimonio nuestro y se cuida mucho. Nosotras hasta una hoja que usamos, la volvemos a reutilizar porque consideramos que cada enfermero hace un sacrificio para mantener su cuota"*. El alquiler del local sindical fue presentado en los mismos términos: afirmaron que buscaron un local pequeño para que resultara más barato. Según explicó Julieta, *"no queremos tirar la plata en el alquiler"* y estaban dispuestas a acomodarse en un *"local chiquitito"* para poder *"ahorrar más dinero, y cuando salga la oportunidad, comprar un terreno, alguna vivienda o algo que se adapte a una sede sindical propia"*. Afirmó que tenían la intención de *"hacer un espacio multi-recreativo como tienen los otros sindicatos"* pero se diferenció de las otras organizaciones gremiales que habían demorado mucho tiempo en hacer cosas *"para sus afiliados"*: *"nosotros no vamos esperar 30 años para hacer una pileta, la vamos hacer antes de los 30 años* [risas], *para que todos podamos disfrutar"*.

Los modos de usar el dinero del sindicato representaban para sus integrantes un aspecto diferenciador de su propia experiencia respecto de las otras organizaciones. Subrayó que era importante que los afiliados hicieran propia esa forma de manejar el dinero de la organización y que mantuvieran una vigilancia constante sobre los dirigentes: *"si nosotros no mantenemos esas bases, después eso se distorsiona y terminaremos siendo en algún futuro, que no queremos que sea, como los otros gremios, que no les importan los afiliados y ven solamente la plata. Ojalá que nunca suceda"*.

La insistencia de las dirigentes del SEN sobre los usos del dinero muestra el contenido moral de su relación con los afiliados: argumentaban que ellas no veían a los afiliados solamente como aportantes de la cuota sindical, sino que pretendían que *"el dinero vuelva"* para que todos se apropiasen del sindicato. Las dirigentes *"cuidaban"* el dinero de todos para que el sindicato prosperase, pero también para que los afiliados desarrollasen *"su vida profesional y familiar"*. Se mostraban como mujeres cuidadosas, que preservaban la economía del sindicato como lo habrían hecho con sus economías domésticas.

Como afirma Pozzio (2010), es importante analizar los procesos de construcción cultural que asignan las responsabilidades de cuidado a las mujeres estableciendo analogías con las tareas domésticas. Esta cuestión adquiría aquí características particulares por tratarse de un sindicato que representaba a un colectivo laboral mayormente compuesto por mujeres. Wainerman y Binstock (1992) se han ocupado de reconstruir el proceso a partir del cual la enfermería en Argentina se feminizó gracias a las acciones conjuntas de las escuelas de formación y el Estado. Si bien en su origen el colectivo de enfermeros estaba compuesto de manera heterogénea por varones y mujeres, a partir del año 1912 se empezó a constituir como una profesión de mujeres luego de una ordenanza que impuso restricciones al ingreso de varones en esta carrera. Este cambio, que fue decidido por las autoridades gubernamentales, se sostenía en una valoración positiva de supuestas "cualidades femeninas" para el cuidado de los enfermos. Según consta en la ordenanza, la mujer era considerada más apta para este tipo de tareas

> "(…) que requieren un trato suave y labor paciente, algunos conocimientos generales, nociones de higiene, economía doméstica y cierta cultura más propia de la mujer. (…) [La mujer es más] solícita con el que sufre, más abnegada, más minuciosa, más ordenada". (Ordenanza citada por Wainerman & Binstock, 1992).

Estos sentidos construidos históricamente sobre la enfermería acaban permeando la experiencia sindical de este colectivo. El sindicato era pensado por sus integrantes como un espacio de *cuidado* de los afiliados, que tenía analogías con la vida doméstica. Establecían similitudes entre el sindicato y la dinámica hogareña al afirmar, por ejemplo, que el local sindical era *"chiquito pero con el corazón grande"*. Paula y Julieta se mostraban como *"dirigentes diferentes"* porque eran *"tranquilas"* y no *"andaban con los bombos"* en las reuniones sindicales y porque no veían a los afiliados *"solo como un aspecto económico"*. El énfasis en las tareas de cuidado era un elemento que permitía unir la experiencia personal con la experiencia colectiva: las tareas de cuidado eran centrales en las actividades laborales de este colectivo, e históricamente se habían resaltado roles que lo asociaban al trabajo femenino.

Experiencia sindical y colegiada

Aquí argumentaré que en el SEN se registraba una articulación entre las prácticas sindicales y colegiadas de los enfermeros, pues se ponía el acento en la regulación formal del ejercicio de la profesión y se construía una moral compartida por el grupo. Como hemos visto en el análisis de la Asamblea Anual Ordinaria, en este sindicato adquirieron centralidad las actividades que fortalecían un sentimiento de pertenencia común y camaradería entre el colectivo de enfermeros. El sindicato era para ellos un lugar *"con el corazón grande"* donde todos se podían sentir incluidos. De manera similar a los sindicatos de oficio (De La Garza Toledo, 2000), el sindicato no era visto por sus miembros sólo como una organización para luchar por mejores condiciones de trabajo sino también para aglutinar a los miembros de un mismo grupo profesional.

Para el análisis de este aspecto retomaré los aportes de Hughes (1996), que recomienda analizar tanto los roles sociales que piensan y esperan de sí mismos los enfermeros, como los roles que les permiten ponerse en relación con otros grupos en el hospital. Propone no concentrarse en la organización puramente técnica del trabajo sino también en las relaciones que acompañan la dinámica laboral, pues no se pueden estudiar las tareas y competencias de los enfermeros independientemente de las personas, grupos y relaciones que mantienen con Otros. Desde este enfoque, a continuación mostraré que el proceso de delimitación de su perfil profesional debía ser analizado en el marco de las relaciones que mantenían los enfermeros con otros grupos *"profesionales"* y *"no profesionales"*.

I. Conformación de un sindicato de enfermeros (profesionales)

La promoción de la *"profesionalización"* de los afiliados era una de las prácticas distintivas del SEN respecto de las otras organizaciones sindicales. Desde un enfoque procesual y relacional mostraremos que la *"profesionalización"* no nos habla sólo de las carreras individuales de estos trabajadores sino también de su vida colegiada y sindical.

El colectivo de enfermeros se encontraba dividido en *"auxiliares"*, *"técnicos"* y *"licenciados"* de acuerdo a la formación educativa que tuviera cada uno. Esta diversidad interna se reflejaba luego en la categorización laboral de cada enfermero en el escalafón de salud pública neuquino. Hemos visto que en la Ley de Remuneraciones para el personal de Salud Pública de Neuquén se crearon cuatro agrupamientos de personal: *"profesionales"*, *"técnicos"*, *"auxiliares"* y *"operativos"*. Como en todo sistema de clasificación se suponía que estas categorías debían ser exhaustivas y excluyentes, es decir, que consideraran todas las posibles situaciones laborales del sector y que ningún caso pudiese ser clasificado en dos categorías simultáneamente. Sin embargo, respecto del sector de enfermería surgieron particularidades: la exhaustividad y exclusión se cumplían para las personas tomadas individualmente, pero no al considerar al grupo. Esto distinguía a los enfermeros de los otros grupos de trabajadores del hospital.

En la mayoría de las labores hospitalarias hay una coincidencia entre la situación personal y grupal dentro de los *"agrupamientos"* del escalafón: por ejemplo, un médico tomado individualmente es clasificado en el *"agrupamiento profesional"* pero también los médicos tomados en conjunto forman parte de la misma categoría, porque no existen médicos *"técnicos"* o *"auxiliares"*. Lo mismo puede decirse de un técnico en laboratorio, que individualmente es clasificado en el *"agrupamiento técnico"* y también pertenecen a esa categoría todos sus colegas. Pero el sector de enfermería era diferente: debido a la heterogeneidad en los procesos de formación y acreditación académica, este grupo se encontraba dividido en tres *"agrupamientos"*. Un *"profesional"* de enfermería, por ejemplo, trabajaba con colegas *"técnicos"* y *"auxiliares"*, y no existía un *"agrupamiento"* que contuviera al grupo en su totalidad.

En este contexto debe entenderse que una de las principales acciones del sindicato fuera promover la *"profesionalización"* de los enfermeros. Dado que la jerarquía de los puestos de trabajo se fundamentaba en la especialización académica, si un enfermero se capacitaba, podía solicitar su *"re-categorización"* de acuerdo al nivel de instrucción alcanzado. Un enfermero que ingresaba al hospital siendo *"auxiliar"* y estudiaba una tecnicatura podía pedir su re-categorización como *"técnico"*. Los enfermeros no se encontraban limitados por el esquema institucional del hospital para solicitar una *"re-categorización"*, dado que no estaba determinada la cantidad de auxiliares, técnicos o profesionales que requería el HPN. Tampoco estaban completamente diferenciadas las tareas, por lo que *"la profesionalización"* no implicaba necesariamente un cambio de función ni de sector de trabajo. La *"profesionalización"* se volvió entonces una práctica válida porque los enfermeros podían transitar por distintos *"agrupamientos"*.

La promoción de la *"profesionalización"* era una de las prácticas distintivas del SEN como organización sindical, que no podía ser retomada en otras organizaciones por no existir formación profesional para todos los puestos de trabajo del HPN. Por ejemplo, un trabajador de servicios generales (mucamos, camilleros, mantenimiento) no podía aspirar a la profesionalización para lograr una mejoría en sus condiciones laborales ya que no existía formación técnica o universitaria en su área. Esto no se debía a una característica personal de los trabajadores sino del puesto de trabajo que ocupaban, que sólo podía ser categorizado en el "*agrupamiento operativo*". Esto muestra que la posibilidad de iniciar una carrera interna ascendente no depende únicamente de las decisiones individuales ni está asociada sólo a cuestiones biográficas, sino que debe ser puesta en relación a los condicionamientos y posibilidades presentes en cada entramado laboral.

La "*profesionalización*" de enfermería debe ser entendida como un proceso histórico y relacional. El hecho de que en un comienzo la enfermería haya sido una práctica de idóneos formados empíricamente en los hospitales fue modificado a partir de las décadas de 1940 y 1950 en nuestro país, cuando se promovieron procesos de formación a cargo del Estado para el personal auxiliar de enfermería (Ramacciotti & Valobra, 2015). Este proceso generó diversas luchas y resistencias de otros grupos de trabajadores –fundamentalmente de los médicos– (Faccia, 2015; Martin, 2015; Ramacciotti & Valobra, 2015; Wainerman & Binstock, 1992), por lo que estos procesos nunca competieron únicamente al grupo en cuestión sino que también modificaron las relaciones con otros grupos dentro del espacio de trabajo. Un enfoque procesual y relacional permite comprender que la "*profesionalización*" de enfermería no hablaba únicamente de procesos individuales, sino de las vivencias que los enfermeros tenían como colectivo. Los miembros del SEN consideraban que la "*profesionalización*" no sólo modificaba aspectos individuales de la vida de cada enfermero, sino también la organización sindical:

"Nosotros incentivamos a que la gente estudie, que se capacite, que se forme y pueda acceder al título de técnico o licenciado, mejor. (...) Yo creo que también de la mano del crecimiento a nivel profesional también vino la prosperidad del sindicato. Creo que también de la mano de la formación vino esto, que mucha gente abrió la cabeza, pudo verse y decir de golpe '¿por qué yo estoy representado por toda gente que nunca me va a comprender?'. El sindicato surge como una necesidad". (Manuel, enfermero profesional, sector de guardia de adultos).

Cuando en el año 2009 se empezaron a juntar para conformar un sindicato propio, los enfermeros lo hicieron sobre el diagnóstico de que los otros sindicatos no entendían las particularidades de su trabajo. Sentían que ATE privilegiaba al sector de trabajadores "*no profesionales*" y SiProSaPuNe únicamente al sector de "*profesionales*". En más de una oportunidad se sintieron perjudicados por los acuerdos salariales establecidos por estos gremios. En el blog del sindicato, presentaron al SEN como una manifestación del *"despertar"* de los enfermeros y se diferenciaban de los otros sindicatos afirmando que no habían logrado representar a enfermería *"ya sea en lo profesional o en lo salarial"*:

> *"En la 'comisión organizadora provisoria' trabajamos arduamente para que* [se] *logre la transparencia de la cual hemos carecido estos años de aquellos representantes que no han logrado y reflejado la representatividad de nuestra profesión, ya sea en lo profesional como en lo salarial".* (SEN, 2010).

Los miembros del SEN se construyeron como un actor central en la disputa por el *"reconocimiento"* de la enfermería como *"profesión"* dentro de la vida hospitalaria, buscando alterar su posición subordinada. Sus integrantes resaltaban la importancia de *"responsabilizarse"* por el destino que querían darle a la enfermería:

> *"Hay que replantearse muchas cosas, desde lo personal a lo profesional. (…) De ahora en más, sólo debemos luchar para poder lograr 'sentarnos en la mesa de toma de decisiones', tener voz y voto, pero tenemos que responsabilizarnos, tomar posición, ¡hacernos cargo! Fuerza a todos los compañeros de lucha (…). ¡Esto recién empieza!".* (SEN, 2010).

En decir, los sentidos que fueron sedimentando históricamente respecto de las labores de enfermería se combinaban con las experiencias personales que cada enfermero atravesaba en sus labores hospitalarias, permitiendo la articulación de sentidos compartidos. El SEN era visto por sus miembros como un lugar donde forjar un prestigio profesional para la enfermería.

II. La enfermería y sus analogías con otras profesiones

Como afirma Soprano (2014b), el análisis de los enfermeros permite estudiar el proceso de delimitación de un perfil profesional emergente desde una ocupación subalterna del subsistema de salud pública argentino contemporáneo, dando cuenta de las luchas por el reconocimiento e institucionalización de saberes y prácticas expresivas de atributos históricamente otorgados a otras profesiones. Aquí analizaré el proceso de delimitación del perfil profesional a partir de la constitución de referencias y conflictos con las profesiones hospitalarias. Para ello analizaré diversos proyectos de estandarización de procesos de los que participaban los enfermeros.

Desde el Departamento de Enfermería del HPN, que coordinaba a las jefaturas de enfermería de cada uno de los servicios del hospital, se habían propuesto desarrollar diferentes *"líneas de acción"* para estandarizar procedimientos: a) Relativos a la *"seguridad del paciente"*, para disminuir los riesgos que los propios trabajadores del hospital les podían generar a las personas internadas por errores en la administración de medicación, contagios de enfermedades hospitalarias, confusiones de pacientes. Habían elaborado campañas de lavado de manos del personal de salud, pulseras de identificación de los pacientes[78] y fichas de registros de errores. b) Capacitación de *"educación permanente en servicio"* de acuerdo con las necesidades de cada sector. c) Creación de la figura de *"tutores de inducción"* para acompañar la incorporación de los nuevos enfermeros a cada servicio. d) Establecimiento de proyectos de investigación que permitieran mejorar las tareas de cuidado de los pacientes.

El Sector de Clínica Médica había tomado mucho protagonismo en estos proyectos y desde el Departamento de Enfermería lo atribuían a las gestiones de Clara como jefa de enfermería del sector. Más allá de que el trabajo tenía un fuerte componente práctico, ella procuraba realizar tareas de investigación y estandarización de procesos. Esto permitió articular el trabajo *"asistencial"* con la formación teórica. Ejemplo de esto era la realización de *"manuales"* en los que reunían un conjunto de *"guías"* para realizar procedimientos de enfermería en Clínica Médica. El primero había sido el Manual de Control de Infecciones, que presentaba diferentes protocolos para realizar un *"control de infecciones en el servicio"* a partir de *"contar con medidas de bioseguridad claras, eficaces y evitar o minimizar infecciones evitables relacionadas con el cuidado de la salud"*, tal como aparecía redactado allí. Según Clara, allí reunieron las normativas pero de una *"manera sencilla"* para que fuera una guía práctica para el trabajo cotidiano.

En el año 2016, Clara estaba transitando el último año de su gestión como Jefa del Servicio (tercer año). Al finalizar, tenía que presentar un informe donde detallaría las tareas llevadas adelante en relación con los objetivos que se había propuesto en el *"proyecto de jefatura"* cuando concursó. En ese marco, mi llegada al Sector de Clínica Médica fue vista por ella como una oportunidad para efectuar una evaluación sistemática del sector y me pidió ayuda para realizar una encuesta

---

78 Colocación de una pulsera de papel lavable en la muñeca del paciente donde figura su nombre, documento y edad, con el objetivo de evitar la confusión entre pacientes por parte del personal médico o de enfermería (uno de los errores que mayor perjuicio pueden traer en los procesos de atención).

para evaluar la satisfacción de los pacientes respecto de la atención de enfermería. Ella quería saber si los pacientes estaban conformes con el desempeño del personal y quería detectar errores para mejorar el trabajo futuro. Al principio me incomodó su pedido porque consideraba que me distraía de los objetivos de mi investigación, pero esta cuestión emergente del trabajo de campo me permitió registrar aspectos importantes de la constitución de la experiencia de enfermería y su vínculo con las otras profesiones.

Cuando Clara me propuso diseñar la encuesta y analizar los resultados, me explicó que yo podía ayudarla porque *"era profesional"*. Me explicó que ella tenía intenciones de hacer la encuesta desde hacía bastante tiempo y lo había conversado con el jefe médico del servicio, quien estuvo de acuerdo. Sin embargo, según Clara, luego del entusiasmo inicial, la aplicación de la encuesta empezó a dilatarse porque *"ellos querían esperar para buscar encuestas que ya estén validadas y buscaron en unas revistas académicas de España"*. Ella estaba más urgida y le parecía importante empezar cuanto antes *"al menos con algunos puntitos, pocos, para ver qué podemos mejorar"*. No le inquietaba que fuese una encuesta *"validada"* sino que fuese un instrumento sencillo que les permitiera identificar problemas concretos. Sin explicitarlo, Clara me puso de mediadora con el jefe del servicio, pues me transformé para ella en *"una profesional"* que podía *"darle validez"* por mí misma a la encuesta sin recurrir a revistas españolas que le eran inaccesibles.

Cuando Clara me convocó para realizar esta encuesta, su supervisora del Departamento de Enfermería (Fabiana) se mostró entusiasmada y me convocó a una reunión. Fabiana festejaba la propuesta y quería replicarla en otros sectores del hospital. Me explicó que *"Clara está muy empoderada y lleva adelante muy bien los proyectos del equipo"*. Su lectura del rol de Clara me llamó la atención sobre un aspecto importante: en tanto enfermera ella representaba una profesión subordinada a la medicina, pero además era una mujer ocupando un puesto de jefatura (de una profesión feminizada como la enfermería). Para llevar adelante sus proyectos, tenía que estar *"empoderada"*. Esta palabra resaltaba el carácter trabajoso de la construcción del poder: las enfermeras debían realizar un trabajo sobre sí mismas para revertir las relaciones de fuerza frente a otros actores. El poder no era una *cosa que estuviera dada* sino que era algo que tenía que ser construido. Y para ello, no sólo hacía falta una organización colectiva sino también un trabajo subjetivo: debían realizar un proceso de subjetivación profesional que las mostrara como equivalentes a otras profesiones.

Una vez que comenzamos a debatir cuáles serían las dimensiones a relevar dentro de la encuesta, fue visible que uno de los objetivos de Clara era estandarizar el trabajo del equipo de enfermería. En primer lugar, quería saber cuestiones relativas a la comunicación de los enfermeros con los pacientes: si el trato era amable, si escuchaban sus reclamos, si explicaban a los pacientes las intervenciones y si lo hacían de manera sencilla. En segundo lugar, la encuesta le permitía detectar posibles problemas en la organización del tiempo de trabajo y normas de atención: si había demoras en la atención, si los enfermeros controlaban que los pacientes no sintieran dolor, si los atendían a la brevedad, si respetaban la norma del lavado de manos, si respetaban las reglas de *"identificación del paciente"*. La evaluación de estas dimensiones le permitiría encontrar regularidades en los problemas y redactar *"guías"* o *"protocolos"* para solucionarlos.

Procesos de estandarización similares fueron llevados a cabo en otros servicios, como en la guardia de emergencias de adultos, donde trabajaba Manuel. Cuando él ingresó al trabajo hospitalario en el año 2010, tenía sólo 24 años de edad y todavía era estudiante de la Licenciatura de Enfermería en la Universidad Nacional del Comahue, carrera que terminó dos años después.[79] Según él, la incorporación de nuevos enfermeros al sector implicó cambios cuantitativos y cualitativos ya que *"trajo otras ideas, otras concepciones"*. Afirmaba que ahora

"(...) se respeta más la opinión de enfermería o las acciones de enfermería; y se puede compartir con un médico por ejemplo qué acciones seguir, qué conducta seguir frente a un caso. Quizás antes eso no se veía tanto en la guardia y a los otros médicos les chocaba. (...) Pero yo creo que ahora sí estamos yendo hacia un sentimiento ya más de grupo, y hacia ser un equipo de salud". (Manuel, enfermero profesional, sector de guardia de adultos).

Manuel consideraba que la indeterminación y superposición de tareas iba en desmedro del buen desempeño laboral y por eso se esforzó en aportar los conocimientos de enfermería que estaba aprendiendo en la universidad para mejorar la distribución de tareas y recursos. Para ejemplificarlo, me contó que con un grupo de colegas promovieron la organización de un sistema de clasificación de los pacientes al que llamaban *"triage"* –que en francés significa *clasificación*–. Cuando un paciente se acercaba a la guardia, era evaluado por el personal de enfermería para determinar si se trataba de una urgencia o no; y en

---

79 La Licenciatura en Enfermería de la Universidad Nacional del Comahue fue creada en el año 1998, por lo que al momento de realización de esta investigación tenía únicamente 20 años de existencia.

caso de que lo fuera, determinar si era prioritario o si podía esperar un tiempo para ser atendido. Para ello, los enfermeros controlaban *"los signos vitales"* del paciente (temperatura corporal, pulso, frecuencia respiratoria, saturación de gases en sangre, presión arterial) y según los resultados de ese primer examen, le asignaban un color: *"verde es una persona que puede esperar de dos a cuatro horas, que sería una consulta que no implica urgencia; el amarillo ya implica una emergencia, que tiene que tener una atención médica inmediata; y el rojo ya es un paciente crítico"*, explicaba Manuel. Resaltaba que la observación y clasificación de los pacientes en el *"triage"* requería formación y conocimientos específicos. Además del *"control de signos vitales"*, se realizaba una *"valoración"* general que se basaba en *"conocimientos"*:

> *"A medida que vas charlando con la persona, vos vas valorando no solamente lo que te dice sino cómo respira, si está agitado, el color de la piel, que te muestre la lengua para ver si está hidratado o no. O sea, es toda una evaluación donde vos aplicás la observación, pero no la observación 'de ver' sino también de valorar, observar. O sea, si uno tiene formación no ve cualquier cosa sino que estás viendo cómo respira, cómo habla".* (Manuel, enfermero profesional, sector de guardia de adultos).

Al explicar cómo clasificaban a los pacientes, Manuel se presentaba a sí mismo como una persona informada, con conocimientos específicos que le permitían realizar una *"valoración"* del paciente fundamentada en saberes académicos. Si bien el sistema de *"triage"* no era usado únicamente por el personal de enfermería, sino que era una estrategia generalizada en los servicios de emergencia, él resaltaba que formaba parte de los conocimientos que un enfermero profesional podía aportar. Además, asociaba este *"sistema de valoración"* a los aportes que había realizado la enfermera inglesa Florence Nightingale en los hospitales de campaña durante la guerra de Crimea:

> *"Una de las primeras que organizaba esto, que organizó un hospital de guerra en Crimea, fue Florence Nightingale. Ella es como la enfermera que le da la parte científica a enfermería. (...) Entonces, vos tenés que hacer una valoración rápida en una urgencia, en una catástrofe cuando hay muchos lesionados. De ahí surge esto, de las guerras. Vos vas viendo en función del estado de la persona si es verde, amarillo o rojo".* (Manuel, enfermero profesional, sector de guardia de adultos).[80]

---

80 En realidad el origen de este sistema de clasificación de pacientes es adjudicado al barón Dominique Jean Larre, cirujano y jefe médico de las tropas durante las guerras napoleónicas (Alpízar, 2014; Resendiz, Montiel & Limona, 2006). Eso explica que el nombre que designa a este sistema de valoración de pacientes sea una palabra en francés –*triage*– y no en inglés (como debería ser si su creadora fuera la enfermera Florence Nightingale). Sin embargo, no nos interesa determinar la veracidad de la información aportada por

Ana Martin (2015) ha resaltado la importancia que tuvo la figura de Florence Nightingale en el modelo de formación de enfermería en Argentina. No recompondré aquí el largo proceso de consolidación de la enfermería profesional en nuestro país,[81] pero sí resaltaré el lugar que ocupó la figura de esta enfermera en las narraciones sobre la enfermería como una profesión moderna. En el año 1874 se creó en nuestro país la primera Escuela de Enfermeras de América Latina y su fundadora fue Cecilia Grierson, primera egresada mujer de la carrera de medicina de la Universidad de Buenos Aires. Fue ella quien, luego de un viaje a Europa, aspiró a realizar aquí "un sistema de enseñanza como el que había conocido en Gran Bretaña y que suponía cumplir con las ideas de Florence Nightingale, a quien reconoció como la creadora de la enfermería moderna y profesional ejercida por mujeres" (Martin, 2015, p. 264). La imagen de esta enfermera se volvió central y sobre ella se construyó un relato específico: se la presentó como una mujer cuyo "despertar vocacional habría surgido frente al descubrimiento del dolor ajeno en la guerra de Crimea durante el siglo XIX. Esta experiencia la habría impulsado a optar por el sacrificio personal. Criada en una distinguida familia, abandonó las comodidades y dedicó su vida al cuidado de enfermos y lisiados víctimas de la guerra" (Martin, 2015, p. 166). Desde muy joven se dedicó a las matemáticas y aplicó sus conocimientos a las estadísticas epidemiológicas y sanitarias. Sobre estos fundamentos basó la enseñanza de la escuela de enfermería que ella fundó en el Hospital Saint Thomas de Londres, la primera escuela laica de enfermería en el mundo. Lo que resulta interesante es que esta idea vocacional iba articulada con una idea de *ciencia* bien definida, ya que sus aportes habían hecho que la enfermería dejase de ser una tarea de idóneos y se empezara a basar en fundamentos científicos modernos. A ella se le adjudicó un modelo de enfermería que lograba el "justo equilibrio entre la ciencia y la bondad" (Martin, 2015, p. 266).

El hecho de que Manuel citara a Florence Nightingale resulta significativo porque le permitía unir simbólicamente su experiencia personal con los aportes realizados por esta enfermera inglesa. De la misma forma que había hecho ella en los hospitales de campaña durante la guerra, Manuel aportaba sus conocimientos para organizar el trabajo *"con la urgencia"* en la guardia del HPN. Asimismo, al

---

Manuel sino analizar por qué es significativo que él lo asocie a los aportes que realizó una enfermera.

81 Para lo cual puede recurrirse a las investigaciones de Faccia (2015), Martin (2015), Ramaciotti y Valobra (2015), Wainerman y Binstock (1992).

hablarnos de esta enfermera, él se presentaba como un *"enfermero profesional"* que conocía los aportes *"científicos"* de la enfermería moderna en otras partes del mundo. Mostraba que sus conocimientos no sólo se basan en la experiencia práctica (como los enfermeros idóneos) sino que articulaba componentes teóricos, demostrando su conocimiento de la historia de la profesión. Es decir, no sólo hacía uso de los aportes realizados por Florence Nightingale sino que además se ubicaba a él mismo en una línea de continuidad que era heredera del proceso de profesionalización moderna iniciado por ella.

Manuel resaltaba entonces los elementos que hacen de la enfermería una profesión, comparando sus labores con los elementos asociados generalmente a otras profesiones (la idea de ciencia, vocación y la capacidad de evaluar racionalmente las intervenciones en momentos difíciles). Pero la delimitación del perfil profesional de enfermería no implicaba únicamente la adquisición de credenciales académicas sino que aparecía cargada valorativamente. Ser profesional implicaba tener conocimientos específicos, poder aportar al *"equipo"* de salud, inscribir la propia vida en la línea de continuidad histórica en que fue sedimentando la enfermería profesional y moderna. De acuerdo a cómo era relatado por él, para ello se requerían conocimientos académicos pero también empatía con el dolor ajeno, como muestra la vida de la enfermera inglesa.

Los procesos de estandarización llevados adelante por el personal de enfermería, visibles en la experiencia de Manuel y Clara, deben ser analizados en el marco de las relaciones en que se desarrollaban, estudiando sus vínculos con otros grupos profesionales. Ambos muestran que los procesos de estandarización no implicaban solamente una mejora en la organización del trabajo, sino que también eran un mecanismo para *"valorizar"* las cualidades *"profesionales"* de la enfermería. Tanto la elaboración de un sistema de *"triage"* como los *"manuales"* de clínica médica implicaban una manera de participar del proyecto colectivo de la *"enfermería profesional"*. No sólo delimitaban tareas y funciones sino también sentidos morales sobre el trabajo. Estos procesos hablan de las relaciones que los enfermeros mantenían con otros grupos en el trabajo hospitalario y de sus disputas por el reconocimiento de la enfermería. La rutinización de las prácticas de atención sobre las que se construía el objeto de la intervención médica (García, 2013) aparecía como un modelo que era retomado por los enfermeros.

En suma, la vinculación con las ideas de vocación y ciencia, que como hemos visto eran ideas importantes con las que se asociaba el trabajo de las profesiones hospitalarias, les permite a los enfermeros delimitar su perfil profesional a partir de la constitución de referencias con profesiones prestigiosas. Los diversos proyectos de estandarización de procedimientos en los que participaban estos enfermeros en su trabajo cotidiano se volvían soportes para la construcción de sí mismos como un grupo dentro del HPN. Esto permeaba sus prácticas sindicales en la medida en que construían un perfil profesional dentro del trabajo hospitalario que les otorgaba un contexto de acción legítimo.

III. La enfermería y sus diferencias con otras profesiones

Si bien los cánones de las profesiones consolidadas eran una referencia para la construcción del perfil profesional de enfermería, es importante no caracterizar el trabajo de los enfermeros únicamente en relación a la medicina. De esta forma reproduciríamos indeseablemente lo que Grignon y Passeron (1991) conceptualizan como una sociología legitimista en el análisis de las culturas populares: caracterizar la cultura de los dominados únicamente con referencia a la cultura dominante, o sea negativamente (como desventaja, exclusión, privación, no-consumo, no-práctica). Si bien la enfermería ocupaba un lugar subordinado dentro del trabajo hospitalario, las prácticas de los enfermeros tensionaban esa relación. Es necesario pues atender al proceso de diferenciación con otras profesiones y analizar el sistema de prestigio y desprestigio del que participan (Soprano, 2014b). Analizaré elementos que colocaban a los enfermeros en un lugar diferente del de otras profesiones hospitalarias, para lo cual expondré la experiencia de Clara en el concurso para la jefatura de enfermería de Clínica Médica.

Como he dicho, en el año 2016 Clara estaba terminando el tercer año de su jefatura, cargo que ocupaba por primera vez. Según me contó, la decisión de presentarse al concurso de esta jefatura había estado motivada por el vínculo con una paciente (Priscila), con la que todo el equipo de enfermería se había encariñado porque había estado internada mucho tiempo. Priscila tenía leucemia y durante varios momentos de la internación estuvo "neutropénica",[82] por lo que permaneció internada en una habitación de aislamiento con estrictas reglas de esterilización y prevención de contagios. Clara afirmaba que la preocupaban ciertos errores que se cometían por no tener una gestión más atenta a la seguridad del paciente (como la falta de regularidad en el cambio de la bolsa de basura y la prevención en errores de aplicación de la medicación oncológica). A partir del vínculo con esta paciente, ella vislumbró

---

82 Disminución del número de neutrófilos por debajo de 1,000 - 1,500 cel/mm de sangre.

la posibilidad de presentarse al concurso de la jefatura del servicio ya que, si como *"enfermera asistencial"* no podía incidir en la organización del trabajo, sí podría hacerlo ocupando un lugar de jefatura.

Clara nunca se había presentado a un concurso similar y al principio se sintió desorientada. Para preparar el proyecto para inscribirse al concurso le propuso a una colega –Susana– hacer un *"pequeño trabajo de investigación"* que le sirviera para elaborar un diagnóstico del trabajo en el sector. Empezaron a *"armar un instrumento"* de *"seis preguntitas"* que aplicaron a *"una pequeña muestra"* de siete pacientes, cuestión que le valió diversas críticas:

> *"Fuimos criticadas mucho: que no era representativa para nadie, porque era un trabajo muy mediocre. (…) Me acuerdo que había una señora del Comité que dijo 'esto es una vergüenza chicas, no puede ser que presenten así este trabajo en el Comité de Docencia', y nos lo rechazaron como tres veces. No sabíamos cómo hacer, porque no teníamos experiencia en esto. Si bien éramos licenciadas, no éramos especialistas en investigación".* (Clara, enfermera profesional, sector de clínica médica).

A través del relato sobre la aplicación de esta encuesta, Clara hacía explícita una incomodidad: sentía que, más allá de que fueran profesionales, los enfermeros estaban constantemente expuestos a la mirada de los otros. Se presentaba a ella misma como una persona sensible a los sufrimientos de los pacientes y movida a la acción para resolver problemas prácticos; pero resaltaba que sus iniciativas eran juzgadas por sus superiores como carentes de rigurosidad. Clara se presentaba como una profesional pero se distinguía de *"los miembros del Comité de Docencia"* en el hecho de que no le inquietaban tanto las cuestiones de validación científica, sino las necesidades de los pacientes.

Con el análisis de los resultados de esta encuesta, Clara identificó algunos problemas del equipo de enfermería y diseñó su proyecto de gestión con propuestas para solucionarlos. Pero en su recuerdo, el análisis de los resultados fue significativo porque en la encuesta que había respondido Priscila encontraron un mensaje:

> *"Y por acá veo un mensaje, y yo le digo a Susana, 'mirá, en la encuesta de Priscila, nos deja un mensaje'. Y bueno, el mensaje era sólo de agradecimiento, y diciendo que ella donde estuviese nos iba a cuidar y nos agradecía por haber estado con ella y su familia. Un montón de palabras lindas. Y vos sabés que empecé a leer y empecé a llorar. (…) Entonces Susana me dijo: ¡Clara, ves! por esto es por lo que tenemos que luchar, por esto es por lo que no tenemos que aflojar'".* (Clara, enfermera profesional, sector de clínica médica).

En el relato de Clara, la encuesta le permitía construir conocimiento de una manera sistemática para elaborar su proyecto de gestión pero además era presentada por ella como una vía de comunicación con los pacientes. Resulta interesante que ella construía un relato de la enfermería que articulaba ideales profesionales contrapuestos: por un lado, afirmaba que la enfermería no era sólo una actividad asistencial sino que implicaba tareas de gestión; pero por el otro lado, no autonomizaba el trabajo de enfermería de las prácticas de cuidado de los enfermos. Incluso relatando su decisión de presentarse a un puesto de jefatura (que la alejaba de las tareas asistenciales), se mostraba como una enfermera preocupada por los pacientes. Se mantenía cerca de los pacientes, cerca de Priscila.

Aquí se construye un relato de la enfermería profesional que resulta paradójico. La enfermería se proyecta hacia los cánones de las profesiones consolidadas pero por el otro lado no puede situarse lejos del enfermo. Esta diversidad de roles, por momentos contradictorios, fue registrada también en otras investigaciones, como las de Hughes (1996) y Vega (2000). En el relato de Clara, los enfermeros podían asumir puestos de jefatura y planificación, pero simultáneamente escuchaban a los pacientes, actuaban como amortiguadores entre el médico y el paciente o entre diferentes departamentos del hospital. Se iban construyendo diversos roles de enfermería en función de las disputas en que se implicaban con otros actores del entramado hospitalario.

De los resultados de la encuesta, Clara identificó algunas necesidades que fueron incorporadas a su proyecto de jefatura. En primer lugar, vio que *"faltaba comunicación"* tanto con la jefa de enfermería como entre los propios *"enfermeros asistenciales"*, por lo que decidió dedicar toda la primera parte de su proyecto a *"los procesos de comunicación en la sala"*. En segundo lugar, detectó errores relativos a *"la seguridad del paciente"*, por lo que la segunda parte del proyecto se basó en este aspecto, con información que buscó por Internet y en los manuales de una capacitación que hicieron en el hospital.

Una vez que tuvo escrito el proyecto para inscribirse en el concurso, Clara comenzó a prepararse para la entrevista y pidió orientación a Susana para que la ayudara a resaltar sus cualidades de *"enfermera profesional"*. Susana insistió en que debía darle mucha importancia a *"cómo dirigirse"* a los jurados y le dio algunas instrucciones: le recomendó que mantenga la mirada de frente a las personas que la entrevistaban, que no leyera el power point que preparase y que se sentara erguida *"con los pies cerrados, la columna aliñada y los brazos al costado"*. Clara estaba sorprendida con el detalle de las instrucciones, pero Susana le explico que *"así es un profesional"*.

> *"Entonces yo tenía que sentarme aliñada, primero escuchar y después largar. (…) Cuando me llamaron para la entrevista individual, tuve en cuenta de no cruzarme de manos ni de piernas, y de tener los pies apoyados. Lo que ella me dijo me sirvió"*. (Clara, enfermera profesional, sector de clínica médica).

Clara esperaba que la entrevista versase sobre su trayectoria profesional, su formación y su proyecto. Por eso se sorprendió cuando comenzaron a preguntarle sobre cómo resolvería situaciones hipotéticas de la vida cotidiana. Recordaba que las primeras preguntas le *"parecieron una risa"*, porque le preguntaron si tenía familia y qué cosas tendría en cuenta si se fuera de viaje. Ella explicó que tenía dos hijos, que aunque ya eran grandes viajaban siempre juntos. Afirmó que tenía en cuenta

> *"(…) que el auto esté en condiciones porque odio quedarme en la ruta (…). Tiene que tener aceite y todo. Después lo otro que le dije que llevaba, eran provisiones para mis hijos. (…) Entonces para el nene, para la nena, que no les falte comida, y eso quiere decir galletitas, agua saborizada, que tengan sus cositas, todas las provisiones. Y aparte de todo lo alimenticio, todo lo del vestuario: dos para verano y dos para invierno por si hace frío. Tampoco llenar tanto el baúl, pero bueno, depende a dónde iba, pero siempre teníamos esas provisiones. Y por supuesto plata, por si pasa algo inesperado, plata tenés que llevar"*. (Clara, enfermera profesional, sector de clínica médica).

Clara enfatizó sus cualidades de madre e hizo una presentación de sí como una mujer entregada a las necesidades de sus hijos y capaz de resolver los problemas contingentes. Estas cuestiones llaman la atención sobre el vínculo que aún mantiene la enfermería con el proceso de *feminización* de la profesión iniciado a principios del siglo XX en Argentina. A pesar de que esta asociación entre las supuestas "cualidades femeninas" y la enfermería tuvo su origen hace más de un siglo, sigue estando presente en el entramado hospitalario.

Cuando después de la entrevista los jurados salieron de la sala para comunicarle que ella había sido seleccionada para la jefatura del servicio, Clara *"no lo podía creer"* porque ella *"no tenía experiencia más que la de ser licenciada"*. Le explicaron que su proyecto era el que más se adecuaba al que había presentado el jefe del servicio de clínica médica y la felicitaron por su desempeño. Además de la buena evaluación que tuvo su proyecto, Clara le atribuía parte del resultado a las indicaciones que le había dado Susana para la entrevista. Allí, ella se comportó como una *"profesional"* y respondió a las preguntas que le hicieron los jurados resaltando aspectos de su experiencia que garantizaban su buen desempeño en la jefatura: era una mujer previsora, atenta a las necesidades de los otros, capaz de resolver los problemas contingentes.

En el apartado anterior habíamos visto que, para legitimar su lugar en tanto profesionales, los enfermeros apelaban a atributos históricamente asignados a las profesiones consolidadas (como la idea de vocación y ciencia). Sin embargo, aquí vemos que la enfermería articulaba ideales profesionales contrapuestos: por un lado se proyectaba hacia los cánones de las profesiones consolidadas, pero por el otro lado no podía situarse lejos de las prácticas de cuidado del enfermo. Además de presentarse como *"profesionales modernos"*, aquí aparecían sentidos tradicionalmente asociados a esta labor, como la empatía con los enfermos y la construcción de roles femeninos (y la valorización de la maternidad). A partir de estos elementos, los enfermeros se diferenciaban de otros grupos de trabajo dentro del entramado hospitalario.

IV. La diferenciación de los "no profesionales"

El llamado de atención que realiza Hughes (1996) respecto a entender los procesos de profesionalización en la configuración que integran los enfermeros, sirve tanto para analizar la frontera entre el trabajo de enfermería y el trabajo médico como para estudiar la diferenciación de grupos de trabajadores *"no profesionales"*. En los dos apartados anteriores hemos visto que los enfermeros del HPN delimitaban su perfil profesional estableciendo comparaciones y distinciones con otras profesiones hospitalarias (por similitud o diferenciación). Aquí analizaré el proceso de diferenciación respecto de los grupos *"no profesionales"* que realizaban tareas de limpieza e higiene hospitalaria. Para ello estudiaré dos prácticas gremiales del SEN que resultan centrales en el proceso de demarcación de las incumbencias de la enfermería: el *"conflicto por el lavado de camas"* desarrollado en el año 2013 y la demanda de reforma de la Ley provincial de Regulación del Ejercicio de la Enfermería.

En el año 2013 el SEN protagonizó un conflicto gremial en el HPN al que todos recordaban como *"el conflicto por el lavado de camas"*. Cuando a un paciente se le daba el alta y dejaba su cama en la internación, era necesario *"des-contaminar"* el lugar siguiendo estrictas reglas de esterilización para el control de infecciones y contagios. Esta era una tarea que siempre había desarrollado enfermería, pero ese año comenzaron a argumentar que no correspondía que ellos hicieran tareas de limpieza hospitalaria y demandaron que fuese el sector de servicios generales (mucamos) el que se encargara de esta tarea. Sin embargo, el sector de mucamos se opuso pues argumentaban que sus tareas no incluían la limpieza de los elementos de la *"unidad del paciente"* (camas, carros de emergencias, respiradores y monitores). Según ellos, lo que era relativo al paciente, debía realizarlo enfermería.

Desde el SEN resolvieron entonces iniciar una medida de fuerza e informaron a la dirección del HPN que dejarían de *"descontaminar"* las camas hasta que se resolviese el conflicto. Esto hizo que, a medida que se iban dando de alta los pacientes, se fueran anulando las camas donde estaban internados porque no podían ser usadas por un nuevo paciente. El conflicto duró sólo un día, cuestión que es resaltada por los enfermeros como una muestra de la fuerza de su organización y la importancia de sus labores. Según sus relatos, en general *"nadie valoriza el trabajo de enfermería hasta que deja de hacerse"*. Esto, de acuerdo a las dirigentes del SEN, le da un gran poder al sindicato, pues si realizan una medida gremial con retención de tareas, rápidamente se siente en todo el hospital la imposibilidad de continuar con los procesos de atención.

Urgidos por la necesidad de habilitar camas para recibir nuevos pacientes, los miembros de la dirección del hospital intentaron, sin éxito, que los enfermeros retomaran la tarea de descontaminación de la unidad del paciente. Luego, para destrabar el conflicto, aceptaron que los enfermeros dejasen de lavar las camas y convocaron a una selección de personal para esta tarea específica. Instauraron para ello una nueva figura laboral, el *"auxiliar polivalente de servicios generales"* y crearon doce puestos. Los mismos no estaban asignados a ningún servicio específico –pues eran *"polivalentes"*–: eran llamados de los diferentes sectores de internación del hospital cada vez que se liberaba una cama. Para cubrir esos cargos realizaron un llamado a *"selección interna de personal"* en la que se podían inscribir como candidatos los mucamos del hospital. Para los trabajadores del sector de servicios generales, la posibilidad de concursar para ser *"auxiliar"* implicaba una re-categorización laboral y un aumento salarial (porque permitía a los mucamos, encuadrados en el agrupamiento *"operativo"* re-categorizarse en el agrupamiento *"auxiliares"*). Para poder ocupar este puesto, en el HPN los capacitaron en cuestiones específicas de esterilización hospitalaria.

Este conflicto fue vivido por el SEN como una victoria en términos gremiales y profesionales. Por un lado, habían realizado una medida de fuerza muy efectiva en la que obtuvieron los resultados que esperaban, y por el otro, habían conseguido que se *"valorice"* a la enfermería en tanto profesión. Consideraban que en lugar de dedicarse a las tareas de descontaminación hospitalaria, los enfermeros debían dedicarse a la atención de los pacientes:

"El enfermero acá en este hospital lavaba camas (…). No está bien que nosotros tengamos que lavar camas, eso es propio del oficio de un mucamo. (…) Por años y años y años seguimos lavando camas. Acá en el hospital perdíamos 30 o 40 minutos lavando camas, y dejando al paciente con dolor allá, porque estamos lavando las camas". (Julieta, enfermera profesional, sector de terapia intermedia de adultos).

A través del *"conflicto por el lavado de camas"* los enfermeros mostraban su rechazo a determinadas tareas, como la limpieza y descontaminación de las camas de internación, diferenciando sus labores de aquellas que realizan los mucamos. A medida que se elevaba el estatus profesional de enfermería, se delegaban las tareas menos prestigiosas a los ayudantes y otros grupos de trabajadores. Como indica Hughes (1996), el proceso de conversión de un "arte" o un oficio a una profesión establecida comprende a menudo una tentativa por abandonar ciertas tareas consideradas indignas y delegarlas a otros grupos de trabajadores de los que se deberá encontrar apelación. Esto deja en evidencia que el trabajo de enfermería no era solamente un conjunto de tareas, sino que implicaba procesos de identificación colectiva y construcción de prestigios.

En este sentido debe entenderse también la propuesta de un proyecto de reforma de la Ley provincial 2219 de Regulación del Ejercicio de la Enfermería (sancionada en el año 1997), que presentaron en el año 2014. Con este proyecto de reforma de la ley se buscaba determinar las funciones y competencias de la enfermería, a partir de las creencias compartidas por sus miembros del SEN respecto de *"la razón de ser de la enfermería"*, su relevancia social y la orientación de sus valores. Los integrantes del SEN creían que esta ley les daba un marco jurídico para disputar la imagen arraigada de los enfermeros como *"auxiliares de las tareas médicas"* que los colocaba en una posición subordinada:

"Quedó instalado en la historia eso de que somos los 'sirvientes de'. Muchos de nosotros todavía tenemos impregnado eso de que somos 'asistentes de', y muchos médicos por ahí más viejos, no los de ahora, traen eso de que el enfermero está para servirles. 'Te voy a pedir esto, traeme todo esto, está esto sucio y vos tenés que limpiarlo'. No, dentro de la ley del ejercicio, no está dentro de mis competencias que yo lo tenga que hacer. Pero lo venimos haciendo históricamente. Entonces es

mucho cambio lo que hay que hacer". (Julieta, enfermera profesional, sector de terapia intermedia de adultos).

La ley tal y como estaba en ese momento reconocía únicamente dos niveles de ejercicio de la enfermería: *"auxiliar"* y *"enfermero"* (que incluía tanto la formación terciaria como universitaria). Una de las modificaciones centrales que proponía el SEN era reconocer tres niveles de ejercicio de la enfermería:

"1. Licenciado en Enfermería: es aquel profesional autónomo, con título de grado universitario, egresado de una universidad pública o privada reconocida por autoridad competente, que ha adquirido competencias que lo habilitan a: a) Participar en la formulación, diseño, implementación y control de las políticas, programas, planes y proyectos de atención de Salud y Enfermería. b) Establecer y desarrollar políticas y modelos de cuidado de Enfermería en concordancia con las políticas de Salud. c) Definir y aplicar los criterios y estándares de calidad en las dimensiones éticas, científicas y tecnológicas de la práctica de Enfermería. d) Dirigir los servicios de Salud y de Enfermería. e) Dirigir instituciones y programas de atención primaria en Salud, con prioridad en la atención de los grupos más vulnerables de la población y a los riesgos prioritarios en coordinación con los diferentes equipos interdisciplinarios e intersectoriales. f) Ejercer responsabilidades y funciones de asistencia directa, gestión, investigación, docencia, tanto en áreas generales como especializadas y aquellas conexas con la naturaleza de su ejercicio, tales como asesorías, auditorías, consultorías y otras relacionadas. g) Ejercer como perito auxiliar de la Justicia.
2. Técnico en Enfermería: es aquel profesional en formación o transición de grado, autónomo, con título habilitante, egresado de escuelas terciarias, universitarias o institutos superiores públicos o privados, y/o desde su lugar de trabajo en convenio reconocido por autoridad competente. Que ha adquirido competencia científico-técnica para cuidar y ayudar a las personas sanas o enfermas, la familia y la comunidad. Realiza funciones asistenciales y administrativas, mediante una firme actitud humanística, ética, de responsabilidad legal y con conocimientos en las áreas biológicas, psicosociales y del entorno. Está entrenado en las técnicas específicas del ejercicio de la profesión, sustentado en la lógica del método científico profesional de Enfermería, acorde al desarrollo científico y tecnológico de las ciencias.
3. Auxiliar de Enfermería: es aquel personal que cuente con certificado de aprobación de cursos para auxiliares y que realiza sus actividades en el marco de sus incumbencias, consistente en prácticas que requieren de técnicas y conocimientos que contribuyen al cuidado de las personas en todas las etapas de su desarrollo y al cumplimiento de los cuidados de Enfermería, planificados y dispuestos por el nivel profesional y ejecutados bajo la supervisión de un profesional en formación o transición, o de un profesional de grado". (Proyecto de modificación de la Ley de Ejercicio de Enfermería provincia de Neuquén 2219, s.f.).

Como vemos, se delimitaban las funciones de profesionales, técnicos y auxiliares de enfermería, especificando la complejidad de sus competencias y su grado de autonomía en el desarrollo de las labores. Respecto a la enfermería profesional se resaltaba la posesión de un "*cuerpo de conocimiento científico*", y se señalaban entre sus tareas la investigación, docencia, gestión de servicio y cuidado del enfermo, destacando la capacidad para ocupar puestos de mando y planificación. De los técnicos se resaltaba la adquisición de saberes científicos para las tareas de cuidado y su formación para la realización de tareas tanto asistenciales como administrativas. El trabajo de los auxiliares de enfermería era descripto como un trabajo directo con los pacientes, que debía ser supervisado por un profesional.

Vemos que el proceso de *profesionalización* de enfermería permeaba la distribución de competencias y funciones de todos los grupos. Algunas actividades que anteriormente formaban parte de las labores de un grupo profesional ahora eran catalogadas de "no profesionales" o "sub profesionales" (Hughes, 1996). En el proyecto de reforma de la Ley esto era visible en la diferenciación de funciones entre los enfermeros auxiliares respecto de los técnicos y profesionales, en donde se explicitaba la necesidad de supervisión. Esta cuestión marcaba un cambio respecto del pasado del sistema de salud neuquino, donde la mayoría de los enfermeros eran auxiliares y trabajaban con mayores niveles de autonomía.

Tanto el "*conflicto por el lavado de camas*" como la demanda de reforma de la Ley de Ejercicio de la Enfermería mostraban prácticas gremiales centrales en la experiencia del SEN. Allí no sólo se canalizaban los conflictos laborales del sector, sino que también se buscaba incidir en la regulación de las obligaciones y competencias de los enfermeros. Para los enfermeros, su experiencia sindical articulaba cuestiones gremiales y colegiadas.

> "*Hace muchos años enfermería viene dando un paso importante en la historia a nivel mundial (…). Hay otros países que están recontra avanzados, por ejemplo España tiene un sindicato desde hace años, que tiene otra función también porque ya dicen 'esto se hace, esto no se hace'. Es como casi un colegio*".[83] (Julieta, enfermera profesional, sector de terapia intermedia de adultos).

Es decir, en el SEN se daba una articulación entre las prácticas estrictamente gremiales y la construcción de un perfil profesional

---

83 Se refiere al Sindicato de Enfermería –SATSE– (cuyas siglas se deben al primer nombre "*Sindicato de Ayudantes Técnicos Sanitarios de España*") fundado en el año 1986 con el objetivo conjunto de demandar diversas mejoras laborales y promover el desarrollo de la profesión. Ver [http://www.satse.es/].

para este grupo. La demanda por la *"profesionalización"* tenía un rol central, haciendo visible que la profesión no era una cualidad estanca en la vida de los trabajadores sino un proceso por el que transitaban. Para comprender este proceso, era necesario analizar la delimitación del perfil profesional de enfermería en el HPN: por un lado, los enfermeros delimitaban su perfil profesional estableciendo comparaciones y distinciones con otras profesiones hospitalarias, y por el otro lado se diferenciaban de los grupos *"no profesionales"* que realizaban tareas de limpieza e higiene hospitalaria. En estas diferenciaciones no sólo estaba en juego la organización puramente técnica del trabajo sino también los roles sociales y las relaciones que acompañaban la dinámica laboral. El sindicato no sólo era visto por sus miembros como una organización para luchar por mejores condiciones de trabajo sino también para aglutinar a los miembros de un mismo grupo profesional. Como en las primeras organizaciones de trabajadores, aquí se institucionalizaba una base de relaciones sociales que ya existían previamente en ese grupo laboral (Hyman, 1975).

Ellos consideraban que solo siendo enfermero se podía realmente entender la experiencia y demandas de este sector, y esa era la razón que los había llevado a crear su propio sindicato. Consideraban que, al no estar compuestas ni lideradas por enfermeros, las otras organizaciones sindicales no podían representarlos. De alguna manera aparece aquí una noción de *experiencia política* que Jay (2009) vincula al pensamiento filosófico de la religión o la estética: la singularidad de la experiencia era tal que no podía transmitirse de un modo significativo a menos que se la hubiera experimentado. Si lo que se tiene que experimentar es tan "absolutamente otro", tiene un carácter diferencial que lo hace no fungible con otras experiencias, no puede ser transmitido o representado por quienes no lo hayan experimentado. El SEN era para sus afiliados un lugar *"hecho por enfermeros para enfermeros"*.

El crecimiento del sindicato y las licencias gremiales

En el año 2016, el SEN había llegado a representar a un cuarto del total de los enfermeros de Neuquén. Esto puso a sus integrantes frente a un tema complejo para las organizaciones sindicales: para ejercer mayor poder colectivo sobre las condiciones de empleo de los trabajadores, los sindicatos debieron convertirse en estructuras de poder que permitieran a sus dirigentes dedicarse completamente a las actividades de la organización. Debieron debatir las ventajas y desventajas de mantener dirigentes rentados que se dediquen de tiempo completo a la organización sindical. La disyuntiva era que "únicamente a través del *poder sobre* sus miembros, del que está investido el sindicato, puede este ejercer un *poder para* ellos" (Hyman, 1975, p. 84).

Es usual que en las investigaciones sociales se trate la relación entre los dirigentes y las bases en las organizaciones sindicales como una cuestión de la democracia interna y se evalúen los mecanismos formales de toma de decisiones que se llevan a cabo (como las discusiones y resoluciones en las asambleas) y las reacciones que tienen los dirigentes frente a ellas (si representan o no tales mandatos, si los defienden a la hora de negociar con los patrones). En ocasiones, del análisis minucioso y detallado de los mecanismos internos de tomas de decisiones, se elaboran conclusiones sobre si se trata de una organización "democrática" o "burocrática". Incluso en ocasiones se atribuyen las "fallas" en la democracia interna de los sindicatos a las características personales de los dirigentes, a los que se describe como individualistas, oportunistas y/o burocráticos. El hecho de que haya personas que se dediquen de manera exclusiva a las tareas de la organización y cuenten para ello con licencias gremiales que les permitan ausentarse del espacio de trabajo, es señalado como un elemento que favorece el divorcio entre los intereses de las dirigencias y los de las bases.

Que en el SEN se estuviese discutiendo esta cuestión, permite registrar este debate de manera situada y marcar algunos contrapuntos con estos análisis. En el SEN se habían propuesto tener un sindicato que representara los intereses de los enfermeros y había construido su identidad remarcando los lazos de confraternidad entre sus afiliados. Allí se habían promovido procesos de control sobre los dirigentes fundados en las relaciones cara a cara y en la visibilidad. En un principio los enfermeros se reunían fuera del horario laboral, en la casa de una compañera, *"dedicando el tiempo que nos quedaba de nuestro trabajo y nuestras familias al sindicato"* (según explicaba Paula). Al tratarse de una organización pequeña, no era necesario que los dirigentes se dedicasen únicamente al sindicato. Pero a medida que las afiliaciones crecieron y se incorporaban personas de centros de salud y hospitales de distintas ciudades de la provincia de Neuquén, fue necesario dedicar más tiempo a la organización. A Julieta le parecía lógico que eso sucediera en algún momento porque ahora que había más afiliados,

"(…) la gente comenzaba a demandar mucho, los afiliados (…). O sea, estás aportando al sindicato, es la verdad, si yo estoy afiliada quiero que me den respuesta. Entonces dijimos ¿qué hacemos? ¿Vamos a seguir estando acá y la gente va a sentir

que no estamos llegando?". (Julieta, enfermera profesional, sector de terapia intermedia de adultos).

En el SEN se estaba atravesando un momento similar al que pasaron las primeras comunidades profesionales de oficio reseñadas por Hyman (1975). En estas organizaciones (pequeñas, localizadas y particularistas), el gobierno era ejercido por todos los miembros; sin embargo, a medida que los sindicatos crecían en tamaño fue cada vez más necesaria la centralización del control financiero y la creación de un grupo de administradores y sindicalistas profesionales. Es decir, empezó a surgir la necesidad de tener dirigentes gremiales rentados, cuya actividad laboral pase a ser la gestión de las demandas, trámites y recursos colectivos.

En la Comisión Directiva del SEN debatieron la posibilidad de que dos dirigentes (Paula y Julieta) dejasen de trabajar en el hospital para dedicarse de manera exclusiva a las tareas del gremio. Ellas manifestaban que entraron en un dilema: para que crezca la organización y poder atender los problemas laborales de todos los afiliados, era necesario que ellas le brindasen más tiempo al sindicato; pero por otro lado, no querían reproducir la dinámica de las otras organizaciones sindicales, ya que consideraban que los dirigentes se habían alejado de sus bases. Finalmente decidieron solicitar dos licencias gremiales con goce de sueldo en la Subsecretaría de Salud neuquina, con el objetivo de liberar a esas dos dirigentes de sus trabajos hospitalarios. Sin embargo, estas licencias no fueron aprobadas.

Los miembros del SEN se vieron entonces frente a un segundo problema. Julieta explicaba que si bien las autoridades de la Subsecretaría de Salud les habían negado las *"licencias con goce de sueldo"*, les *"dejaron la puerta abierta para pedir licencias gremiales sin goce de sueldo"*. No podían solicitar que el Estado les pagase los sueldos para dedicarse a las tareas del sindicato pero sí podían decidir costear los salarios de esas dos dirigentes con el dinero de la organización. Debieron discutir entonces si el pago de los honorarios de las dirigentes era o no el mejor destino para el dinero de las cuotas sindicales. Finalmente, frente a la falta de opciones, decidieron asumir ese costo para poder contar con dos dirigentes de tiempo completo que resolviesen las cuestiones colectivas de la organización.

En un comienzo, las enojó que la Subsecretaría de Salud no les otorgara las licencias con goce de sueldo (con las que sí contaban otros sindicatos) pero finalmente aceptaron el argumento de que no podían otorgar este tipo de licencia a organizaciones que no contaran con la personería gremial. Con el correr del tiempo, esta cuestión que les había parecido injusta comenzó a ser vista como una ventaja, pues para ellas se constituyó en una prueba de que *"no le deben nada a nadie"*. El hecho de que el Estado no pague los sueldos de los dirigentes fue presentado por Julieta como una muestra de la autonomía del SEN, y lo resaltó como un aspecto más que las diferenciaba de las otras organizaciones gremiales del HPN:

> *"Porque también es cierto que la ley de libertad sindical dice que el Estado no debe subvencionar a los sindicatos, que es contraproducente que el empleador le pague un sueldo a un Secretario General sindical. ¿Por qué? Porque ellos se toman como que vos sos trabajador todavía, porque tenés una relación de dependencia. Entonces, cuando nosotros por ahí lo analizamos más fríamente, caímos en eso, empezamos a ver que tenían razón igual, que no correspondía licencia con goce de sueldo, porque vos le seguís debiendo algo, un favor. Entonces ahí empezamos a entender por qué pasan todos esos negociados con los de ATE y UPCN: porque les deben, y si el Estado se enojara y les saca todas las licencias, ellos van a querer (…) ellos no quieren sacar un mango para pagarle a uno de sus secretarios generales"*. (Julieta, enfermera profesional, sector de terapia intermedia de adultos).

El hecho de que el gobierno provincial no les haya otorgado las licencias gremiales con goce de sueldo fue visto como una prueba de su autonomía y se convirtió en un elemento de legitimación interna. Como era el SEN el que pagaba sus salarios, consideraban que era frente a los afiliados que ellas tenían que aclarar en qué se usaba el dinero. Esto fue visible en la Asamblea Anual Ordinaria a partir de la exposición del Balance de la gestión anual: allí resaltaron que el local sindical que alquilaron era chiquito para que fuera más económico, afirmaron que *"cuidaban celosamente"* los recursos de la organización e incitaron a los afiliados a vigilar permanentemente a los dirigentes. De esta manera, las dirigentes del SEN se presentaban como empleadas y servidoras de los afiliados.

La cuestión de las licencias gremiales debe ser contextualizada en el conjunto de relaciones más o menos estables que se entretejían en el sindicato. Es decir, en el marco de la "red de posiciones de mayor o menor poder e influencia" (Hyman, 1975, p. 97) que tenían los afiliados y dirigentes dentro de esta configuración. El poder que los dirigentes tenían *sobre* los afiliados debe ser puesto en relación al poder que los afiliados tenían sobre los dirigentes por el hecho de encontrarse organizados *para* sí mismos como colectivo. La experiencia del SEN muestra esta cuestión en su dimensión histórica y relacional, es decir, en el momento particular que atravesaba esta organización (de reciente creación y en crecimiento de esta comunidad profesional) y enmarcado en las relaciones que establecían los dirigentes con los afiliados.

Conclusiones parciales

En este capítulo se analizó la experiencia sindical que se articulaba en el SEN en tanto organización sindical de enfermeras y enfermeros. Aquí se daba una articulación de dimensiones estéticas, espaciales, profesionales, de género y laborales cuyo análisis requería un abordaje de la vida cotidiana de las personas y los grupos. Para comprender la articulación de estos elementos fue necesario no analizar este sindicato como si fuera una organización cerrada en sí misma, sino comprenderla en el entramado de relaciones y disputa que mantenían los enfermeros con otros grupos de trabajadores (*"profesionales"* y *"no profesionales"*).

Para comprender estas cuestiones fue necesario dilucidar la constitución histórica de la enfermería como una práctica de idóneos orientada al cuidado de los enfermos, y el proceso de *profesionalización* y *feminización* que había atravesado en Argentina. Los sentidos sedimentados históricamente sobre la enfermería persistían en las prácticas laborales y sindicales en el HPN. Por un lado, se establecían comparaciones con el trabajo de otros grupos *"profesionales"*. Se mostraban las similitudes evidenciando el vínculo que la enfermería mantenía con el conocimiento científico, visible por ejemplo en los aportes que realizaban para estandarizar los procesos de atención de pacientes; pero simultáneamente se diferenciaban de estos grupos al hacer ver que el trabajo de enfermería en ningún caso se volvía autónomo de las *tareas de cuidado* y la cercanía cotidiana con los pacientes. Por otro lado, buscaban delimitar las competencias y las obligaciones de la enfermería diferenciándose de los trabajadores *"no profesionales"*. Estos elementos de la vida cotidiana del grupo permeaban las prácticas sindicales. Allí, la producción estética profesional, la insistencia en el *"reconocimiento"* hacia los enfermeros y la *"profesionalización"* eran elementos que les permitían valorizar sus labores y reconocerse como una fuerza social y política.

Las prácticas gremiales de este sindicato llevaban a las personas a experimentar nuevas formas de ser enfermeros que les permitieran construirse como un colectivo *"profesional"* legítimo. La experiencia estética que implicó la Asamblea Anual Ordinaria, por ejemplo, estaba al servicio de *"comenzar a comportarse como profesionales"*. Esto requería un trabajo arduo personal y colectivo: por un lado, exigía que cada enfermero se transformase a sí mismo para performar los cánones profesionales consolidados dentro del hospital (como hizo Clara para preparase para el concurso); y por el otro lado, requería que los enfermeros se nuclearan como un grupo político dispuesto a defender su estatus profesional. En el proceso de construcción de sí mismos como *"enfermeros profesionales"*, tanto personal como colectivamente, estaba implicada una dimensión educativa pero también emocional, retórica e incluso corporal. Por ende, fue importante no centrar el análisis únicamente en la organización técnica del trabajo sino también atender a los roles sociales y relaciones que acompañan dichas labores.

Una parte importante de las acciones del SEN estaba destinada a generar un sentimiento de pertenencia común y camaradería entre el colectivo de enfermeros. El sindicato era para ellos un lugar *"con el corazón grande"* donde todos los enfermeros se podían sentir incluidos. Al igual que los sindicatos de oficio presentes en el surgimiento de las organizaciones modernas de trabajadores (De La Garza Toledo, 2000), el SEN no sólo es visto como una organización para luchar por mejores condiciones de trabajo sino también para aglutinar a los miembros de un mismo grupo profesional.

Todos estos elementos les permitieron a los enfermeros constituirse como un grupo sindical cada vez mayor. El proceso de crecimiento del sindicato los llevo a la necesidad de tener dirigentes gremiales rentados que se dedicasen de tiempo completo a la organización colectiva. Argumenté a favor de un abordaje contextual y situado de este proceso. La cuestión de las licencias gremiales de dos dirigentes del SEN no podía ser analizada automáticamente como un elemento que tendiera a la burocratización y/o "fallas" en la democracia interna (por el alejamiento de los dirigentes del lugar de trabajo, su autonomía en algunos procesos de toma de decisiones, etc.), sino que debe ser contextualizada en el conjunto de relaciones que se allí se entretejían.

Conclusiones finales

L a presente investigación estudió el entramado de experiencias sindicales del Hospital Provincial Neuquén entre los años 2005 y 2016, con el objetivo de realizar un aporte al estudio de la dinámica sindical de la post-convertibilidad en Argentina a partir de la problematización de la mirada institucional de estas organizaciones. Procuré analizar *lo sindical* rescatando las diversas experiencias que los propios trabajadores articulan a su participación gremial.

Los estudios sobre sindicalismo en la post-convertibilidad en Argentina fueron cuantiosos, movilizados por el aumento del protagonismo de estas organizaciones en un contexto de crecimiento económico, creación de empleo, aumento del conflicto laboral y creciente regulación estatal de la relación entre capital y trabajo. Sin embargo, fueron escasos los estudios que procuraron analizar los ámbitos estatales de trabajo, a pesar de que también fueron protagónicos en la conflictividad laboral (como puede verse en relación a la cantidad de jornadas laborales suspendidas por días de paro y la cantidad de huelguistas presentes en ellas). Asimismo, también se encuentra una relativa vacancia en el análisis de este fenómeno a escala provincial en el interior del país, pues la bibliografía se centró principalmente en el estudio de la dinámica nacional y de la provincia de Buenos Aires. El análisis del nivel provincial resulta central en el estudio de la dinámica sindical del sistema de salud público, debido a que se encuentra fuertemente descentralizado.

Aquí analicé el entramado de experiencias sindicales que convivían en el Hospital Provincial Neuquén a partir de un estudio *etnográfico* al que conceptualicé, siguiendo a Guber (2001), como *enfoque,* como *método* y como *texto.* Desde esta perspectiva, adopté una opción teórica heterodoxa a partir de la cual fui retomando a distintos autores, textos y enfoques teóricos en la medida en que eran útiles para conceptualizar el punto de vista de los propios trabajadores respecto de qué era el sindicalismo, cuestión que fui conociendo y comprendiendo situadamente en el hospital. De esta manera, reconocí la pluralidad de *lo sindical* en la perspectiva de los actores, y lejos de buscar resumir esa diversidad a una serie de atributos compartidos que fueran una especie de promedio de sus experiencias, opté por analizar las diferentes formas en que vivían su participación en estas organizaciones. He analizado las perspectivas y experiencias que se articulaban en cuatro organizaciones gremiales, mostrando que se conformaban tanto a partir de aspectos institucionales como de múltiples formas de significar el sindicalismo.

En el primer capítulo he analizado la experiencia específica del Estado que se conformó en la provincia de Neuquén, contextualizando su sistema de salud, este hospital en particular y la trama gremial en la que estaban inscriptos los trabajadores. Dediqué un capítulo a analizar cada una de las experiencias gremiales que convivían en el HPN, resaltando cuál era el elemento principal que articulaba cada una de ellas. Primero, la agrupación Verde Morada, con trabajadores que por sus posiciones dentro del hospital constituían un grupo que se reconocía a sí mismo como *"no profesional"* y que definía su identidad sindical a partir de una común asociación de lo político con las formas de sociabilidad, afectividad y del cuidado –que estaban a su vez muy ligadas al modo en que ellos estaban inscriptos dentro del hospital y de sus trabajos–. Segundo, la agrupación Violeta Negra, un grupo que definía su identidad y sociabilidad sindical en términos programáticos a partir de su vínculo con un partido de filiación trotskista. En este grupo que pareciera estar en las antípodas de la moralización y de la afectividad de los vínculos inter-personales, hemos visto que también se servía de esos elementos para constituir su experiencia sindical: el programa no aparecía como un principio abstracto, sino que era performado, pedagogizado y retomado para organizar los proyectos de vida de los militantes de la agrupación. Tercero, mostré que en SiProSaPuNe el sindicato era vivido como una forma de articular sentidos canónicos sobre la *"profesión"* (en relación a la idea de ciencia, de responsabilidad y de vocación). En cuarto lugar, analicé la experiencia del Sindicato de Enfermería de Neuquén, argumentando que el sindicato aparecía como un lugar donde construir un prestigio y respetabilidad para la enfermería, que tenía una posición subalterna dentro del trabajo hospitalario pero con claras pretensiones de crecimiento. Las dimensiones que se ponían en juego en estas organizaciones para forjar su identidad y sociabilidad sindical eran construidas en la dinámica cotidiana de los espacios de trabajo y tenían un carácter relacional –pues se construían en su confrontación, por afinidades y diferencias, con los Otros–.

¿Pero el análisis empírico de estas experiencias sirve sólo para informarnos sobre el funcionamiento de la dinámica gremial de los trabajadores de la salud pública neuquina? ¿Su estudio sólo nos permite conocer algo sobre los fenómenos específicos y estrictamente localizados de este hospital o del sistema de salud neuquino? Pues considero que no. En esta investigación no sólo busqué reconocer *la multiplicidad* desde un punto de vista empírico sino también avanzar para re-pensar lo que los estudios sociales han dicho respecto de qué es el sindicalismo en Argentina, y particularmente qué es el sindicalismo de trabajadores públicos. Estos resultados permiten re-pensar algunos aspectos de las visiones canónicas de las organizaciones sindicales. A continuación, sistematizaré las principales propuestas conceptuales y resultados presentados en este libro, esperando que puedan ser retomados para pensar otras organizaciones sindicales.

De las huelgas al entramado donde tienen lugar

Para el análisis del conflicto sindical en la post-convertibilidad en Argentina, diversos autores se abocaron al estudio de la actividad huelguística, para lo cual se contó con datos cuantitativos de conflictos laborales elaborados por el Ministerio de Trabajo, Empleo y Seguridad Social de la Nación a partir del año 2006. A partir de estos datos, que permitían analizar –entre otras cosas– la dinámica de los *conflictos con paro*, se desarrollaron análisis sobre la cantidad de huelguistas involucrados en los mismos, las jornadas laborales no trabajadas, el tipo de reclamo principal, la rama de actividad, el nivel de agregación y la localización geográfica. También hubo investigadores que analizaron el desarrollo de huelgas específicas, a partir de estrategias metodológicas cualitativas que priorizaron el estudio local y situado en los espacios de trabajo.

En dichas investigaciones se identificaron diversos elementos que habían permitido el resurgimiento de las huelgas como mecanismos para disputar aumentos de salario y mejorías en las condiciones laborales. Se resaltaron tanto los elementos de la estructura de oportunidades económica y política que se habían abierto en la post-convertibilidad y en los gobiernos kirchneristas, como los recursos organizacionales y los procesos de enmarcado de las propias organizaciones sindicales.

Algunas de estas investigaciones señalaron la importancia de la disponibilidad y la utilización estratégica de recursos que permitieron a los sindicatos re-posicionarse como actores estratégicos en la dinámica política nacional. El contexto económico y político era analizado como un escenario que presentaba oportunidades para los actores que, de acuerdo a los fines que tenían, hacían provecho de determinadas situaciones disponibles para alcanzarlos.

Encuentro dos problemas teórico-epistemológicos en esta conceptualización. Por un lado, los fines a los que se orientan las acciones aparecen como atributos de los actores, que parecieran estar contenidos esperando un contexto favorable para desplegarse. Por otro lado, muchas veces los esfuerzos por explicar cómo se constituían estos sujetos políticos derivaban en una mirada relativamente homogeneizante sobre los grupos: dado que se trataba de explicar la construcción de sí mismos como un actor con una identidad y demandas articuladas, se borraban las diversas trayectorias y disputas internas presentes en el proceso de participación política. Si bien estos estudios resultan interesantes en tanto muestran los procesos de intervención pública de las organizaciones sindicales, surgen problemas debido a que acaban evaluando su relativo éxito o fracaso en la utilización estratégica de sus categorías de auto-adscripción, recursos organizacionales y demandas.

Los resultados obtenidos en mi investigación me han llevado a matizar esta línea interpretativa. En primer lugar, a lo largo del libro he mostrado que los fines a los que se orienta el conflicto laboral (las demandas o reclamos sindicales) no están definidos apriorísticamente, sino que se construyen de manera *procesual* a medida que las personas actúan colectivamente, en relación a las disputas y diálogos con otros actores. Las formas que asumen las huelgas no dependen únicamente de las estrategias de los trabajadores ni de la presentación pública de sus demandas, sino que deben ser entendidas en relación a las acciones y posiciones de las otras personas y grupos. Por ende, para comprender el desarrollo de los conflictos con paro no basta con analizar únicamente los momentos de paro, sino que es necesario reponer diversos aspectos que están implicados en la dinámica cotidiana del trabajo y el entramado de relaciones que conforman trabajadores, destinatarios de las acciones laborales y sectores patronales.

En segundo lugar, he mostrado que los colectivos de trabajadores no son homogéneos sino que se constituyen a partir de múltiples sistemas de auto-clasificación que segmentan diversos grupos en un proceso abierto y conflictivo. En todo caso, lo que resulta productivo es el estudio de la tensión existente entre la presentación pública de los colectivos laborales como sujetos políticos unificados –en la que se procura borrar la segmentación interna– y la existencia cotidiana de múltiples grupos que conviven en los espacios de trabajo y que mantienen disputas. Sin duda la construcción de sí mismos como un *actor colectivo* en los momentos de huelga es una cuestión que merece ser analizada, pero esto no debe llevarnos a afirmar que los colectivos laborales *sean un actor* que tenga fines políticos e identidades unificadas. Poner el acento en las segmentaciones que se construyen cotidianamente permite analizar el conflicto gremial desde una perspectiva *relacional*. Un estudio etnográfico permite "seguir las alternativas, las incertidumbres y pequeñas decisiones de todos los días, los diferentes y contrapuestos posicionamientos y las tramas sociales en las que los sujetos están involucrados" (Grimberg, 2009, p. 9).

En consecuencia, la propuesta analítica de este libro respecto del análisis de la actividad huelguística es doble: por un lado, escapar a las tendencias homogeneizadoras o armonizadoras de los colectivos de trabajadores, para poder incluir en el análisis las disputas, tensiones y contradicciones entre diversos grupos y agrupamientos; por el otro lado, no explicar las huelgas únicamente a partir de los fines y demandas laborales, sino reponer los diversos aspectos morales, culturales y afectivos que allí se articulan. Si bien las huelgas son un momento particular del conflicto que puede ser analizado en sí mismo, no pueden ser estudiadas de manera escindida del trabajo cotidiano.

Para conceptualizar las relaciones e interacciones diarias que constituían las experiencias sindicales, retomé el concepto de *entramado* de la teoría de Norbert Elías. Propongo analizar los *entramados de experiencias sindicales* que tienen lugar en los espacios de trabajo mostrando las cadenas de interdependencia que vinculan grupos de Nosotros y Ellos en relación al juego de disputa de poder espacio-temporal siempre conflictivo e inestable. Así, lograremos analizar la compleja red de relaciones de solidaridad y disputa que mantienen múltiples grupos, y no sólo analizar a los colectivos de trabajadores cuando aparecen de manera visible en la escena pública.

El conflicto laboral no es una dimensión separada de la vida de los trabajadores, sino que se encuentra articulada a sus experiencias laborales, que a su vez permea la forma y contenidos que asume la presentación pública del conflicto. Propongo analizar el modo en que *participar sindicalmente* puede pensarse como una *experiencia* en la que confluyen diversas prácticas sociales y políticas.

Desbordar la lectura institucional del sindicato

En la bibliografía hay un consenso en afirmar que el *modelo sindical argentino* posee particulares características y condicionamientos legales (como el monopolio de la representación gremial por rama de actividad, la validez para todo el sector de los convenios colectivos homologados, la existencia de una estructura centralizada y federativa), que llevan a la centralización, verticalización y fuerte regulación estatal de la actividad gremial. Los sindicatos están condicionados por normas institucionales fuertes que tuvieron su origen en las estructuras políticas generadas con la creación de la CGT en el año 1930 y con la sanción de la Ley de Asociaciones Sindicales del año 1943, y se han mantenido a lo largo de la historia. Por ende, estas organizaciones pueden ser analizadas como instituciones con contornos delimitados por las regulaciones formales que circunscriben su accionar y estandarizan sus procesos. Sin embargo, aquí propongo una perspectiva diferente. Más allá de que las regulaciones formales delimitan la acción sindical, considero central estudiar los procesos cotidianos, las tramas de relaciones, la construcción cotidiana de fuerzas sociales colectivas y las redes que conforman distintos grupos de personas. Propongo analizar la pluralidad de patrones de comportamientos sindicales, para lo cual es necesario considerar las diversas maneras de *experimentar lo sindical* que los trabajadores ponen en juego.

Massey (2012) afirma que los lugares y espacios no son localizaciones con coherencia propia, cerrados o unívocos, sino todo lo contrario: el espacio es para ella algo inacabado, que deviene "foco de encuentro de lo no relacionado". Retomando sus aportes para pensar a las organizaciones sindicales, aquí sostengo que los sindicatos no son espacios que se encuentran cerrados a partir de las regulaciones legales o estatutarias, sino espacios donde se articulan múltiples experiencias a partir de las prácticas de sus militantes. Además de ser una institución, el sindicato es un punto de encuentro donde se yuxtaponen narrativas disonantes sobre lo gremial. Propongo abrir la categoría sindicato a definiciones no esencializantes que permitan reponer el complejo mundo de relaciones que allí tiene lugar.

Para ello, los aportes de la *antropología de la política* me han resultado centrales. A diferencia de los estudios clásicos en que el investigador estudiaba instituciones que definía como *políticas* en relación a su propio marco de referencia, desde comienzos del siglo XXI en Brasil y Argentina se introdujo una nueva definición en la comprensión de las relaciones entre antropología y política. Allí "se señaló que estos dos términos revisten significados diferentes: *antropología* es una categoría analítica que refiere a enfoques y métodos propios de la antropología social, los cuales suponen una comprensión etnográfica holística de lo social que aprehende positivamente las perspectivas nativas en situaciones sociales localizadas; en tanto que el segundo término, *política*, remite a los múltiples sentidos que los actores sociales asignan al mismo" (Frederic & Soprano, 2008, p. 2). Es decir, *la política* no aparece aquí como un área de lo social definida previamente por el investigador sino que es el *objeto de investigación*, la palabra nativa. Estos estudios se proponen analizar qué implica la política en el esquema de significaciones de los propios sujetos estudiados.

Propongo retomar estos aportes para estudiar *lo sindical* como el esquema de significación de los propios trabajadores. *Lo sindical* no aparece en esta investigación como un dominio de la vida social predefinido (ni por la investigadora ni por las regulaciones formales), sino como una dimensión de las prácticas sociales y de las experiencias de la vida cotidiana de las personas y grupos estudiados.

Cabe aquí realizar dos aclaraciones. En primer lugar, debe decirse que la categoría sindicato no se encuentra nunca completamente abierta —sino relativamente prefijada— debido a que ya existe en Argentina una definición para este tipo de instituciones que se constituyó históricamente y que a su vez se encuentra regulada legalmente. La caracterización institucional del sindicalismo tradicional permea la representación de los propios actores, aunque la combatan y discutan. A partir del análisis empírico localmente situado es preciso registrar los sentidos que las propias personas les asignan a sus prácticas gremiales, pero teniendo en cuenta que se dan siempre en el marco de relaciones de poder que restringen la posibilidad de asignarle constantemente nuevos sentidos a lo gremial. Las personas *hacen sindicato,* pero siempre a partir de la concepción del sindicato que impuso la institucionalidad y la historia; es decir, parafraseando a Marx, *los trabajadores hacen sindicato, pero en condiciones siempre dadas.*

En segundo lugar, debe aclararse que en los sindicatos se sedimentan relaciones que implican grados desiguales de poder. Por las propias particularidades de los sindicatos analizados en este libro, se llegó rápidamente a percibir la multiplicidad de prácticas que se articulaban en la experiencia gremial, pero es claro que no todas las organizaciones sindicales son necesariamente espacios tan *abiertos* como los analizados aquí. Diversos colegas han resaltado la verticalidad presente en ciertas organizaciones sindicales, en las que se generan estrictas reglas de control sobre las prácticas de los militantes. Más que como un espacio extrovertido, muchos sindicatos se presentan como un dique de contención para canalizar la acción de los militantes de modo que no superare sus límites (Lazar, 2013). Muchas veces, para quienes están siendo representados por estas organizaciones, *hacer sindicato* es un proceso difícil, puesto que el colectivo ofrece resistencia a modificarse y parece solidificarse sobre los pilares de las tradiciones, las regulaciones estatutarias, la centralización de las decisiones en las dirigencias, etc. En estos casos, es más el esfuerzo que los trabajadores realizan para amoldarse a la estructura sindical pre-existente que el que realiza la organización para amoldarse a los trabajadores. Sin embargo, este libro no busca demostrar que los sindicatos se encuentran completamente abiertos, sino más bien mostrar que no se encuentran completamente cerrados. La propuesta es *desbordar* la visión institucionalista del sindicato, que tiende a homogeneizar y tipificar sus prácticas en relación a los aspectos organizacionales, pero no abandonar el análisis de los aspectos institucionales. Por ende, este enfoque no sólo es útil para analizar sindicatos particularmente abiertos, sino que puede ser una herramienta para *desnaturalizar* la lectura institucionalista de las organizaciones sindicales incluso en los casos relativamente cerrados y tradicionales.

Tal como ha sido señalado por Bauman y May (1994) la sociología tiene un *poder anti-fijador* cuando nos muestra que fenómenos sociales que parecen solidificados (o naturalizados) en realidad poseen variaciones históricas y espaciales. Si bien las dimensiones personalizadas, los compromisos morales, los procesos identitarios y la afectividad no constituyen el objeto de sistematización de la legislación que regula la práctica sindical, sí constituyen dimensiones importantes del análisis sociológico. Reponer estos elementos constituye pues uno de los aportes que una perspectiva propiamente sociológica puede realizar al estudio de la experiencia gremial. *Lo sindical* no aparece aquí como una cuestión privativa del conflicto entre trabajadores y empleadores por las condiciones de venta de la fuerza de trabajo, sino que muestra una simultaneidad de experiencias que el investigador social debe recuperar. Es necesario analizar entonces de manera local y situada qué es el sindicato en cada contexto social.

El enfoque que propongo se vuelve especialmente productivo cuando analizamos espacios laborales que cuentan con múltiples sindicatos o agrupamientos gremiales que compiten por la representación del mismo colectivo de trabajadores. En estos casos, se deben explicar los sentidos y efectos prácticos de las diversas organizaciones en el mismo espacio laboral. Si bien en nuestro país el Estado otorga personería gremial únicamente al sindicato con mayor cantidad de afiliados por rama de actividad –por lo que sólo reconoce como un interlocutor válido al sindicato más representativo–, es claro que esto no hace que dejen de existir diversos nucleamientos, agrupamientos o incluso organizaciones sindicales simplemente inscriptas que compitan por la representación del colectivo de trabajadores. Diversas investigaciones resaltaron la importancia que tuvieron en el periodo de la post-convertibilidad los cuerpos de delegados y comisiones internas opositoras a las cúpulas sindicales, protagonizando importantes conflictos laborales a partir de una extensa red de militancia localizada en los espacios de trabajo. Pero incluso cuando nos aboquemos al estudio una comisión interna o cuerpo de delegados es importante analizar las prácticas de diversos grupos de trabajadores. Como hemos dicho, las organizaciones sindicales localizadas en los espacios de trabajo no representan a una *base* de trabajadores preconstituida, portadora de *intereses* dados, que se presente como un actor unificado u homogéneo; sino que articulan diversos grupos, sectores de trabajo, categorías profesionales, etc. Tanto en el caso donde conviven diversas organizaciones en un espacio de trabajo como en los que encontramos un único sindicato que reúne a diferentes grupos, es fundamental analizar las diversas prácticas de sociabilidad y politicidad que allí se articulan.

Si bien es indiscutible que el sindicalismo argentino tiene condicionamientos legales e históricos que lo delimitan –y que se imponen a los sujetos que participan de estas organizaciones–, no se trata de una institución completamente fijada o estabilizada. Poner el foco en la eficacia social de las relaciones interpersonales, de los compromisos morales, de la afectividad en la construcción de las identidades y sociabilidad sindical no sólo permite comprender dimensiones que no suelen ser atendidas por los estudios sobre sindicalismo sino que también demuestra que lo institucional no puede prescindir de esa dimensión personalizada de la experiencia política. Dando conocimiento de una esfera de la sociabilidad y la identidad sindical poco transitada por las ciencias sociales, en este libro he procurado demostrar que lo institucional no es eficaz socialmente si no se ancla sobre las relaciones personalizadas. Por ende, es tan válido analizar cómo aparecen estas dimensiones en sindicatos relativamente abiertos, como estudiarlas en organizaciones sindicales tradicionales. Veremos que lo institucional requiere –incluso en estos casos– de las relaciones personalizadas, los compromisos morales y la afectividad en la experiencia política.

Determinar en qué medida lo institucional depende más o menos de estos aspectos es algo que tiene que ser evaluado empíricamente.

Sobre el conflicto en los ámbitos estatales de trabajo

Este libro también aporta a heterogenizar el estudio de las organizaciones sindicales en la medida que analiza un ámbito estatal de trabajo, mientas que en la bibliografía se registra una fuerte preponderancia de los análisis los sindicatos del sector privado. Hemos conceptualizado diversos elementos del conflicto sindical en este sector.

En primer lugar, hemos visto que aquí el conflicto sindical no sólo implica la disputa entre empleadores y empleados por las condiciones laborales, sino que también se pone en discusión el desarrollo de la política pública. Es decir, no sólo se ponen en juego las demandas corporativas de los trabajadores, sino también *imperativos morales* (Thompson, 1995) respecto de las obligaciones de los gobernantes con los gobernados. Los reclamos sindicales de los trabajadores públicos se encuentran divididos por la particularidad que encarnan y la significación más universal de la que son portadores en relación a los servicios públicos y bienes comunes. La articulación de aspectos laborales con la disputa general de la política pública no solo aparece en los momentos de huelga sino también en la trama cotidiana en que se desenvuelve el trabajo.

En segundo lugar, hemos visto que a diferencia de otros sectores de la población que se dirigen al Estado como si fuera un actor por fuera de sus organizaciones, aquí los trabajadores demandan respuestas a un Estado que a la vez conforman. La disputa por el control de los recursos materiales y simbólicos conllevaba a que el diseño y ejecución de políticas públicas sea un resultado negociado entre actores sociales con desigual poder, pero igualmente implicados (Frederic & Soprano, 2008). Es conveniente analizar estos espacios de trabajo conceptualizando al Estado como un *campo de fuerzas* que es el resultado de múltiples presiones y donde conviven diversos grupos.

En tercer lugar, hemos visto que allí los *"funcionarios"* del gobierno son identificados como *"patrones"* de la relación salarial. Presentar a los miembros del poder ejecutivo como empleadores permite la construcción de una relación de tipo Nosotros y Ellos que deriva en un proceso de separación y jerarquización de las personas en el espacio laboral. La separación entre *"trabajadores"* y *"funcionarios"* no remite exclusivamente a las condiciones formales de los puestos de trabajo sino que implica un proceso de construcción social y cultural. En esta separación, el lugar que ocupa "*la comunidad*" es clave: en el universo simbólico de estos trabajadores, el contacto directo con la población implica una experiencia distinta del desarrollo de las políticas públicas respecto de la que tienen las altas capas de la burocracia estatal. En los conflictos sindicales, todas las partes implicadas disputan los sentidos políticos de "*la comunidad*": tanto el gobierno como las organizaciones sindicales se presentan como defensores del bien común. Esta disputa resulta clave en la construcción de los grupos. Es conveniente analizar los aspectos de la sensibilidad y afectividad presentes en los procesos políticos que activan significados relativos tanto a lo laboral como a los derechos sociales que están en juego. Con la comunidad no sólo tiene una relación laboral, sino también moral y afectiva, sobre la que luego se fundamenta el vínculo político.

En cuarto lugar, como lo que se disputa es un bien público, la publicidad del conflicto trasciende las fronteras de la institución. No solo se da la movilización de los trabajadores hacia los lugares del poder político, sino que también el gobierno realiza diversas acciones en el espacio público para disputar los sentidos del conflicto sindical. Como hemos visto en este libro, durante los conflictos sindicales, el gobierno realizó diversas conferencias de prensa, pegatinas por la ciudad con los recibos de sueldo, declaraciones en los medios de comunicación locales, etc. El conflicto sindical adquiere pues una significación pública completamente diferente a la disputa sindical en los ámbitos privados.

En quinto lugar, dado que en los ámbitos estatales de trabajo el Estado permite la presencia de más de un sindicato representativo, se tornan espacios interesantes para estudiar la convivencia de diversas organizaciones en el mismo espacio laboral.

En lo que respecta al sector de salud pública en particular, es importante analizar que se trata de un *servicio esencial,* que no puede ser suspendido completamente ni siquiera en los momentos de huelga. La obligación de mantener servicios mínimos no es sólo un dato contextual, sino una cuestión incorporada a las prácticas sindicales, a los vínculos con otros actores, a los sentimientos y formas de tramitar el conflicto. Esto hace que el conflicto no aparezca siempre bajo la forma de acción colectiva en el espacio público, por lo que deben atenderse los múltiples conflictos cotidianos que surgen en el desenvolvimiento del proceso de trabajo. Al tratarse de un servicio esencial brindado a un sector vulnerable de la población, los trabajadores no sólo refieren dificultades *organizativas* en el desenvolvimiento del conflicto gremial, sino que también les provoca "*angustia*" por la posible afectación de los pacientes. El compromiso político con el usuario interviene pues en el desarrollo del conflicto gremial. A su vez, esto hace que las condiciones laborales dependan directamente de las condiciones generales de la salud pública, que impacta de manera directa en las formas que asume el conflicto sindical: hemos visto que los sectores que no trabajan directamente con los pacientes pueden realizar determinadas medidas de fuerza, mientras quienes trabajan en sectores que no tienen vínculo con los pacientes pueden decidir más libremente sus formas de acción sindical.

En suma, el estudio de los ámbitos estatales permite pensar *lo sindical en su multiplicidad* en tanto permite mostrar particularidades que presenta el colectivo de trabajadores, los empleadores y la comunidad a la que se dirigen los servicios. Vemos que la acción sindical no representa únicamente los intereses económicos, sino una multiplicidad de dimensiones laborales, políticas y profesionales.

Re-pensar lo sindical en su multiplicidad

A partir de las experiencias analizadas en este libro, he procurado registrar dimensiones que permitan tener una comprensión más abarcativa del fenómeno sindical. A continuación, sistematizo dimensiones que considero importantes para entender *lo sindical en su multiplicidad*, esperando que puedan ser útiles a otras investigaciones.

a. Las escalas de análisis

Es usual que en los estudios sindicales de la post-convertibilidad se resalten las nuevas oportunidades económicas y políticas que se abrieron para los sindicatos con el crecimiento económico a partir del 2003 y las medidas impulsadas por los gobiernos kirchneristas. Sin embargo, si bien a escala nacional podía afirmar que había un contexto favorable, al analizar las dinámicas económicas y políticas provinciales pueden encontrarse matices, contrastes, desfaces. El caso de la Provincia de Neuquén, por ejemplo, mostró una situación diferente a la realidad nacional: la prolongación del gobierno de Sobisch mostró fuertes rasgos de continuidad con la década del 90' y los sindicatos actuaron en el marco de un clima represivo frente al conflicto social.

Analizar las particularidades locales y regionales del fenómeno sindical, permite escapar a las visiones que homogeneizan el territorio nacional y su dinámica política. Sin embargo, no pretendo argumentar a favor de la micro-sociología en sí misma, sino mostrar que las experiencias en diversas *escalas* permiten conceptualizar elementos diversos de la dinámica sindical. La variedad de experiencias o la singularidad que traen consigo los trabajadores de otras localizaciones no debe verse como una desviación de lo esperado ni como un problema. Como afirma Massey (2012) los 'procesos generales' no funcionan nunca de forma pura; siempre existen circunstancias específicas, historias particulares. En definitiva, lo que está en juego es la articulación de lo general con lo local (particular) para producir resultados cualitativamente diferentes en diferentes localidades. En ese sentido, el cambio en la escala de análisis puede mostrar que diferentes grupos y actores acumulan poder y participan de la disputa política marcando matices con lo que sucede a nivel nacional.

Por otro lado, he mostrado la necesidad de respetar la *clasificación de la escala* de los fenómenos sindicales que producen los propios actores. Los propios actores interpretan "situacionalmente sus representaciones, alcances de sus competencias, capacidades de intervención y experiencias sociales" (Soprano & Frederic, 2009, p. 23). Es notable que los trabajadores refieren diversos procesos situados en el espacio de trabajo, en las políticas estatales en sus niveles locales, provinciales y nacionales, y en procesos políticos internacionales. Las propias medidas sindicales son a menudo divididas por ellos en diferentes escalas: en este libro hemos mostrado medidas realizadas en el propio espacio de trabajo, asambleas *"inter-hospitalarias"*, marchas *"nacionales"* a partir de las cuales los trabajadores buscaban *"federalizar"* el conflicto, la vinculación de sus militancias con fenómenos del sistema político nacional (como *"el fenómeno FIT"*). En ese sentido, la propuesta del libro no es simplemente cambiar de la escala nacional a la local, sino más bien explicar los elementos que se registran como significativos para los propios trabajadores y que aparecen como soportes de sus experiencias. Es decir, la presentación del contexto no debe generar la ilusión de montar un escenario sobre el que el investigador posiciona a los actores. En este libro propongo analizar de una manera interpretativa el proceso por el cual los propios trabajadores inscriben sus acciones en diversas *escalas* de la vida social.

b. El afecto y el cuidado

En los espacios laborales, las personas no sólo generan vínculos en torno a su actividad laboral, sino que se comparten diversos procesos que construyen un sentimiento de pertenencia común. Las relaciones personalizadas y los compromisos morales que se forjan en las actividades laborales, se vuelven aspectos importantes del modo en que los trabajadores experimentan su participación sindical.

En los casos analizados en este libro esto era visible especialmente debido a las particularidades que tiene el trabajo hospitalario: allí los trabajadores transitan momentos importantes de sus vidas en los que los procesos de *contención* afectiva y política son centrales. La organización de eventos deportivos y fiestas, el festejo de los cumpleaños, la celebración de los nacimientos de los hijos, el acompañamiento en los procesos de duelo, el establecimiento de relaciones amorosas entre militantes, los chistes y camaradería entre los integrantes de un mismo oficio o profesión, eran todos elementos que permitían la construcción de un sentimiento de pertenencia común que permeaba luego la formación de grupos sindicales. Pero esta no es una cuestión privativa del trabajo hospitalario, sino que se registra en diversas actividades laborales.

La pertenencia a un determinado sindicato o agrupamiento no está condicionada únicamente por las condiciones laborales, sino también por la participación en diversas redes de amistad y parentesco. Incluso en los casos en los que se ponen en primer plano las definiciones programáticas de la acción gremial (que parecerían expresar la racionalidad estratégica), también aparecen de manera sentida los vínculos afectivos que se establecen entre los miembros de un grupo. La identificación y afiliación a un determinado sindicato no se debe únicamente a una elección racional en el proceso de constitución de los intereses laborales o políticos, sino que pone en juego diversos elementos de sociabilidad y afecto que se construyen en el trabajo cotidiano. La propuesta del libro es seguir esas prácticas y procesos para poder comprender la experiencia sindical más allá de la articulación de las demandas corporativas.

c. Las bases y las dirigencias

Es usual que en las investigaciones sociales se trate la relación entre los dirigentes y las bases en las organizaciones sindicales como una cuestión de la democracia interna, evaluando los mecanismos de toma de decisiones y las reacciones que tienen los dirigentes frente a ellas (si representan o no tales mandatos, si los defienden a la hora de negociar con los patrones). En ocasiones, del análisis minucioso de los mecanismos internos de tomas de decisiones, se elaboran conclusiones sobre si se trata de una organización 'democrática' o 'burocrática'.

Incluso en ocasiones se atribuyen las 'fallas' en la democracia interna a las características personales de los dirigentes, a los que se describe como individualistas, oportunistas y/o burocráticos. El hecho de que haya personas que se dediquen de manera exclusiva a las tareas de la organización y cuenten para ello con licencias gremiales que les permitan ausentarse del espacio de trabajo es señalado como un elemento que favorece el divorcio de los intereses entre ambos grupos.

Los resultados presentados en este libro permiten comprender la relación entre bases y dirigencias en las organizaciones sindicales desde otro lente. He procurado mostrar que ni las dirigencias ni las bases son portadoras de intereses constituidos de manera previa a la participación sindical. Aquí se exponen diversos procesos de construcción de militantes en dirigentes, estudiando a las personas en el entramado de relaciones que conformaban y mostrando cómo iban modificando sus posiciones a medida que actuaban colectivamente. He mostrado que, en los casos que las personas consagran su vida a la política sindical, la militancia aparece como un punto de bifurcación a partir del cual se reconfiguran diversos aspectos de las rutinas, vida cotidiana, proyectos futuros, vínculos afectivos, relaciones amorosas. Es decir, no solo implicaba la construcción de un interés determinado, sino la redefinición de los círculos de sociabilidad y pertenencia en relación a la construcción de un nuevo modo de leer y entender el mundo que los rodea.

Es indudable que quienes se convierten en dirigentes tienen aspiraciones individuales: quieren ser dirigentes, quieren poder representar al colectivo, quieren hacer valer su persona. Pero considero importante analizar estas intenciones individuales en el marco de los procesos colectivos en que ocurren, para evitar las caracterizaciones personalizadas de los líderes como si estuvieran desprendidas del grupo social en el que surgen. Propongo analizar las trayectorias de los dirigentes en el marco de las normas morales y políticas construidas colectivamente, mostrando que la profesionalización política no es un proceso individual sino el producto de la participación en un proceso colectivo, que regula moralmente las prácticas y conductas. Asimismo, la formación de cuadros sindicales no depende de las cualidades naturales de las personas o los líderes, sino de un complejo proceso por medio del cual se construye una *referencia política* que precisa del reconocimiento de los Otros. Lo sindical no es entonces algo dado, fijo y estable que estaba ahí disponible que puede ser usado por los dirigentes, sino que es el resultado de un *trabajo colectivo que lo hace aparecer.*

Se podrá objetar que la relación relativamente fluida entre los dirigentes y los colectivos a los que representan depende en gran parte del tamaño de las organizaciones sindicales. Los vinculo cara a cara sin duda resultan característicos de organizaciones pequeñas, pero a medida que los sindicatos se transforman en organizaciones con un mayor número de afiliados, la referencia política no puede depender completamente de los vínculos personalizados con los trabajadores. Sin embargo, incluso en estos casos quisiera resaltar la productividad analítica de un enfoque de este tipo. Propongo analizar los procesos de crecimiento de las organizaciones sindicales de manera local y situada, evaluando cómo resuelven las propias personas implicadas en la dinámica gremial los dilemas a los que estuvieron expuestas todas las organizaciones políticas con pretensiones de transformarse en organizaciones de masas: "únicamente a través del *poder sobre* sus miembros, del que está investido el sindicato, puede este ejercer un *poder para* ellos" (Hyman, 1975, p. 84). El crecimiento del tamaño de las organizaciones ha puesto a sus integrantes frente al dilema de decidir tener dirigentes gremiales rentados que se dediquen de tiempo completo al sindicato. Pero la cuestión de las licencias gremiales de los dirigentes no puede ser analizada automáticamente como un elemento que tienda a la burocratización y/o 'fallas' en la democracia interna, sino que debe ser contextualizada en el conjunto de relaciones más o menos estables que se entretejen en los sindicatos.

Es decir, en lugar de presentar de manera naturalizada la separación entre *bases* y *dirigencias* propongo mantener un análisis *relacional* del lazo de representación política en cada experiencia sindical. Tal como hemos visto a lo largo de este libro, este enfoque permite mostrar la porosidad existente entre estas dos categorías y los pasajes de las personas de una a otra: el proceso por el cual los trabajadores se construyen a sí mismos como dirigentes, los aprendizajes por los que atraviesan, la necesidad de que haya personas que se dediquen de manera exclusiva a la representación gremial para poder forjar un poder colectivo mayor. Señalar la existencia de dirigencias profesionalizadas no puede ser el punto de llegada de una problematización sociológica, sino en todo caso el punto de partida: es necesario explicar las condiciones sociales específicas de cada entramado que hacen posible este fenómeno. El proceso de construcción de un *dirigente* no es un proceso uni-dimensional ni uni-direccionado, por lo que es necesario que las investigaciones sociológicas den cuenta —en los casos que aparezca— de cómo se constituye esa diferencia como un diacrítico significativo de la representación gremial.

En este sentido, he mostrado que la adjetivación de la dirigencia del sindicato como *"burocrática"* debe ser analizada de acuerdo a los sentidos que le asignan los propios trabajadores en tanto permite significar las relaciones sociales en las que están inmersos de una manera activa y confortativa. Se produce "un lenguaje común o una manera de hablar sobre las relaciones sociales que exponía los términos centrales alrededor de los cuales y en términos de los cuales podía ocurrir la impugnación y la lucha" (Roseberry, 2002, p. 8). Es necesario pues, mantener ese doble nivel de análisis de la categoría *"burocracia"* intentando desandar los sentidos que tiene para los propios actores implicados en la vida gremial, y distinguirlo de los sentidos analíticos y conceptuales tiene el término.

d. Los saberes sindicales

A partir de su participación en las organizaciones sindicales, las personas refieren diversos procesos de aprendizaje de habilidades y destrezas políticas, que no se encuentran necesariamente formalizados: *"sacar conclusiones prácticas"* de las huelgas y eventos sindicales, animarse a hablar en las asambleas, adquirir un vocabulario específico, leer la prensa sindical o partidaria, tener una análisis específico de la política nacional e internacional, dar entrevistas en los medios de comunicación, confeccionar materiales gráficos, argumentar frente a los sectores patronales. Las acciones sindicales no sólo tienen un fin en sí mismas (como disputar las condiciones laborales o reclamar por aumentos salariales) sino que son *pedagogizadas* para extraer un conocimiento de más largo alcance. Propongo analizar estos saberes teniendo en cuenta que no implican únicamente conocimientos abstractos que se construyan de manera cognitiva, sino que implican una capacidad de hacer y elegir que tiene efectos prácticos en las vidas de los sujetos.

Saber-hacer sindicato o saber-ser militante sindical, implica adquirir un conjunto variado de conocimientos que se aprenden *haciendo*. Se trata de un conocimiento adquirido *procesualmente* en la medida que implica la modificación secuencial del comportamiento y de las interacciones sociales a lo largo del tiempo. Que el proceso de formación sindical pueda ser pensado de manera secuencial no significa que se trate de un proceso necesario ni que todas las personas adquieran de manera homogénea las mismas habilidades y conocimientos; por el contrario, este proceso de transformación tiene temporalidades y ordenamientos no siempre lineales ni coherentes. La secuencia de movimientos contempla, a su vez, elementos contingentes (el desarrollo de algún conflicto laboral, una huelga, una elección de delegados) que se desarrollan de manera *situada*. Finalmente, se trata de un proceso *relacional* en la medida en que las interacciones entre los miembros del grupo son centrales: entre los militantes más antiguos y los recién llegados, entre los trabajadores de diversos sectores laborales, entre los referentes de las organizaciones y los trabajadores, entre viejos y jóvenes, etc.

En algunos casos, los trabajadores oponen estos saberes políticos a los saberes de la ciencia. Como hemos visto en este libro, los trabajadores *"no profesionales"* construían un saber específico sobre la organización sindical a partir del cual buscaban revertir la posición subordinada que tenían en la estratificación laboral hospitalaria –donde los conocimientos científicos respecto de los procesos de salud y enfermedad eran centrales–. El sindicato aparece en estos casos como un lugar donde adquirir conocimientos que brindan una experticia y otorgan un lugar de prestigio. Es decir, las personas construyen un lugar de respeto más allá de la disposición de credenciales educativas, que les permite ponerse en pie de igualdad frente a los portadores de otros saberes.

Dado que este proceso de aprendizaje modifica las prácticas cotidianas de militancia, las personas atraviesan diversos procesos de *transformación de sí*. Diversos militantes relataron cómo se modificaron sus motivaciones o actitudes a partir de adquirir un conocimiento mayor sobre la dinámica política en la que participaban. El proceso de aprendizaje no implica pues adherir de manera abstracta a los principios que articulan la acción gremial, sino que implica conceptualizarse a sí mismo de una manera particular, animarse a participar, modificar ideas o actitudes en la vida cotidiana. Aunque se encuentre ligado a las actividades laborales, la política aparece en estos casos como una práctica que las trasciende y permite inscribir a los individuos en procesos mayores, que superan las fronteras del espacio laboral.

e. La creatividad en la lucha

La propuesta de este libro es analizar lo sindical en su multiplicidad a partir del registro de la creatividad de los actores en la lucha gremial. Si bien es importante analizar las prácticas canónicas (huelgas, movilizaciones, participación en mesas de negociación, realización de asambleas), en esta investigación se ha mostrado la productividad analítica del estudio de otras prácticas y procesos (como la organización de un *"terremoto hospitalario"*, la realización de una obra de teatro donde plasmaban sus dificultades laborales, la modificación el espacio laboral a partir de la instalación de un libro-mural realizado en cerámicos, la intervención en el espacio público de la ciudad a partir de la realización de una movilización en que portaron barbijos, guantes de látex y bolsas con líquidos pintados con tempera que colgaron de la gobernación en señal de protesta).

Asimismo, dado que estas prácticas son *articuladas* a la vida gremial de manera creativa por los trabajadores, es necesario explicar los mecanismos que hacen posible que diversos elementos adquieran coherencia. En este libro reconstruí bajo qué condiciones eran articuladas las prácticas novedosas en cada una de las organizaciones sindicales recuperando aspectos de la vida cotidiana de las personas y los grupos.

f. Las leyes, convenios y actas de negociación salarial

Numerosos estudios de ciencias sociales han analizado los documentos formales que regulan la actividad sindical (leyes, estatutos, actas) y han realizado grandes aportes al análisis comparado sobre la cantidad de convenios colectivos homologados en cada momento histórico, la variación de las demandas sindicales, las pautas salariales, los contenidos de las negociaciones. Los resultados de mi investigación permiten realizar un aporte desde una perspectiva etnográfica, mostrando la importancia de analizar tanto los aspectos formales de estos documentos como el modo en que son usados por los propios militantes. Los miembros de las organizaciones sindicales reconocen la complejidad de las reglamentaciones de su trabajo y hacen uso de ellas para posicionarse colectivamente frente a Otros en el contexto de las disputas en las que participan.

La existencia de leyes que regulan las condiciones laborales y la dinámica sindical muestran la importancia del Estado en los procesos de legitimación de las clasificaciones sociales mediante los cuales se nombran, identifican y categorizan a las personas y poblaciones, tal como señalaron las teorías de Bourdieu (1997) y Foucault (1988, 2008). Respecto de las actividades laborales, el Estado inscribe a los trabajadores en clasificaciones de acuerdo a la rama de actividad en que se desempeñan, sus credenciales educativas, su posición en el organigrama laboral, y otras, legitimando dichos criterios como clasificaciones sociales válidas en la estratificación de distintos grupos. Sin embargo, el hecho de que la producción estatal de estas categorías tenga fuerza simbólica no implica que el Estado sea una entidad que monopolice dicha fuerza. Es necesario analizar la trama de relaciones en la que se insertan estas clasificaciones, mostrando también cómo son usadas esas categorías por las propias personas implicadas en el conflicto laboral. Al respecto, he señalado dos cuestiones:

Por un lado, los discursos de los trabajadores nos advierten sobre *el contexto de uso* de las categorías legales *y su carácter relacional*. No siempre los trabajadores se auto-clasifican a partir de las categorías establecidas en las leyes y convenios, sino las retoman principalmente cuando participan en instancias reguladas formalmente por el Estado (como las mesas de negociación salarial) en tanto les permiten establecer un diálogo con sus patrones. El uso de las categorías legales no se da de una manera *descontextualizado* o *universal* sino en el marco de las relaciones que establecen con Otros.

Por el otro lado, los trabajadores *asignan nuevas características* simbólicas a las categorías establecidas en los documentos formales. En este libro hemos visto que la delimitación de los *"agrupamientos de personal"* respondía formalmente a una evaluación de la función y capacitación requerida para cada puesto de trabajo; pero en los relatos de los trabajadores era usual que se agregue la *"responsabilidad"* que estaba implicada en las labores de cada grupo. El Estado no aparece pues como una entidad que monopolice la producción simbólica legítima de sistemas de clasificación sino más bien como un espacio de relaciones conflictivas en donde diversos actores las usan y tensionan.

Respecto de las negociaciones salariales, esta cuestión resulta central. En estos casos, hemos visto que las categorías de clasificación de personal establecida formalmente en leyes y convenios colectivos aparecen teñidas por sentidos morales sobre las labores cotidianas que desarrollan los trabajadores. Allí sólo se ponen en discusión las condiciones de compra y venta de la fuerza de trabajo, sino también un complejo proceso de producción cultural de los criterios de justicia, prestigio y reconocimiento. Los trabajadores resaltan características a sus trabajos que les permiten mostrar el valor colectivo de los mismos. El salario no representa un tipo de intercambio impersonal de mercado sino un dinero significativo, enraizado en la dinámica cotidiana del trabajo y las relaciones entre diversos grupos. En consecuencia, la propuesta de este libro es no analizar la disputa salarial como si se tratara de fenómeno económico, sino también como una actividad social y cultural, dinámica y compleja.

Asimismo, hemos visto que la fragmentación de las demandas salariales no puede explicarse únicamente como una disputa económica entre distintos grupos de trabajadores, sino que deben considerarse las complejas pautas de comportamiento colectivo presentes en el trabajo cotidiano. Esta investigación abona pues a un enfoque sobre la disputa salarial que no tenga la mirada centrada únicamente en las normativas establecidas en instancias formales de negociación, sino en la red de obligaciones y expectativas recíprocas que se generan entre distintos grupos.

g. La profesión, el oficio y la jerarquía social de las ocupaciones

Lo sindical se encuentra atravesado por la dinámica social de las profesiones y la subalternidad de oficios presentes en el espacio de trabajo. Allí tienen lugar disputas por la jerarquía social de las ocupaciones.

Siguiendo las distinciones que se producen todos los días en el espacio de trabajo es posible entender los posicionamientos contrapuestos que aparecen a menudo en la participación sindical. Dentro de los diferentes sistemas de auto-clasificación que utilizan las personas, esta investigación propone atender especialmente a los posicionamientos de cada grupo en la jerarquía social de las ocupaciones y profesiones. A menudo, las personas participan de la disputa gremial marcando sus diferencias con otros grupos de trabajadores a partir de la identificación con la profesión y el oficio, y en algunos casos, los sindicatos aparecen como espacios donde discutir la subalternidad de oficios. La práctica sindical expresa diversos perfiles profesionales entre los que no sólo está en juego el reconocimiento de cada grupo, sino también cuestiones emocionales, retóricas e incluso corporales. Por ello, es fundamental no centrarse únicamente en la organización puramente técnica del trabajo sino también atender a los roles sociales y relaciones que acompañan dichas labores.

Pero la importancia de la jerarquía social de las ocupaciones y profesiones no sólo es visible en la disputa entre diversos grupos laborales, sino también en el estudio interno de cada uno de esos grupos. Hemos visto que el sindicato puede convertirse en un espacio donde crear un lazo social en torno a la profesión que otorgue contención a las personas y les permita construir un contexto de acción legítimo. En estos casos, no se busca necesariamente el reconocimiento de los Otros sino más bien reconocerse a sí mismos: valorizar sus labores y visibilizarse a sí mismos como fuerza política colectiva. Las prácticas sindicales operan para descubrir la propia fuerza.

No queremos afirmar aquí que exista un lazo mecánico de representación, en el sentido de que se desprenda del grupo laboral un interés que luego aparece representado en la organización sindical, puesto que la representación siempre supone un proceso de constitución de identidades político-sindicales. Lo que queremos resaltar es la importancia de la identificación con las labores concretas de cada grupo en el proceso de construcción de la representación sindical. En el proceso de construcción de sí mismos como delegados o referentes sindicales, las personas no apelan necesariamente a la identificación con todos los trabajadores, sino con los del lugar al que ellos representan.

En suma, en esta investigación he puesto el foco en el entramado de relaciones sociales donde tienen lugar las experiencias sindicales, revelando su riqueza y complejidad. Tal como anuncia el título, se ha procurado analizar *lo sindical en su multiplicidad*.

Bibliografía

Abal Medina, P. (2014). *Ser sólo un número más. Trabajadores jóvenes, grandes empresas y activismos sindicales en la Argentina actual* (1era ed.). Buenos Aires: Biblos.

Abal Medina, P. & Diana Menéndez, N. (2011). *Colectivos resistentes. Procesos de politizacion de trabajadores en la Argentina reciente.* Buenos Aires: Imago Mundi.

Adamini, M. (2014a). *Formaciones identitarias en lugares de trabajo precario. Un estudio sobre pasantes de la administración pública de la provincia de Buenos Aires (2008-2012)* (Tesis Doctoral). La Plata: Universidad Nacional de La Plata.

Aiziczon, F. (2005). "Neuquén como campo de protesta". En Favaro, O., *Sujetos sociales y políticas. Historia reciente de la Norpatagonia Argentina.* Buenos Aires: La Colmena & Centro de Estudios Históricos de Estado, Política y Cultura –CEHEPYC–. Recuperado de: [https://goo.gl/t9JPxT].

Aiziczon, F. (2009). *Zanón, una experiencia de lucha obrera.* Buenos Aires: Herramienta & El Fracaso.

Aiziczon, F. (2010). "La política (y el habitus) de protestar: apuntes para pensar la conflictividad social en Neuquén durante la segunda mitad de la década de los '90". *Revista de Historia, Educo.*

Aiziczon, F. (2012). *La construcción de una cultura política de protesta en Neuquén durante la década de los 90'* (Tesis Doctoral). Córdoba, Argentina: Universidad Nacional de Córdoba.

Alfie, A. C. (2010). "La crisis del modelo normativo sindical basado en los derechos exclusivos otorgados al sindicato con personería gremial". En Battistini, O., *El modelo sindical en crisis* (CEFS-FETIA-CTA). Buenos Aires.

Alpízar, C. C. (2014). "Los sistemas de triage: respuesta a la saturación en las salas de urgencias". *Revista Enfermería Actual en Costa Rica,* (27), 8.

Anderson, P. (1968). "Las limitaciones y las posibilidades de la acción sindical". *Pensamiento Crítico, 13.* Recuperado de: [www.filosofia.org].

Archenti, N., Piovani, J. I. & Marradi, A. (2010). *Metodología de las ciencias sociales.* Cengage Learning Argentina.

Arias Bucciarelli, M. & Favaro, O. (1999). "El sistema político neuquino. Vocación hegemónica y lucha faccional en el partido gobernante". En Favaro, O., *Neuquén, la creación de un orden estatal* (pp. 225-252). Neuquén: Cehepyc.

Arias Bucciarelli, M. & Favaro, O. (2001). "Reflexiones en torno a una experiencia populista provincial. Neuquén 1960-1990". *Nueva Sociedad, 172.* Recuperado de: [https://goo.gl/r3rHeG].

Arias Bucciarelli, M. & Favaro, O. (2008). "¿Economía de enclave y estado de bienestar?". *Realidad Económica,* 238, 95-119.

Armelino, M. (2014). "De base". En Adelstein, A. & Vommaro, G., *Diccionario del léxico corriente de la política argentina. Palabras en democracia (1983-2013)* (1era ed., p. 416). Los Polvorines: Universidad de General Sarmiento.

Armelino, M. (2015). "Reformas de mercado y reacciones sindicales en Argentina: una revisión desde la experiencia de los trabajadores públicos". *Desarrollo Económico*, 55 (216), 245-278.

Aspiazu, E. (2008). "Una aproximación a los conflictos laborales de los profesionales de la salud en Argentina". Presentado en IX Congreso Nacional de Estudios del Trabajo. Buenos Aires.

Aspiazu, E. (2011). *Los conflictos laborales en la salud pública en la Argentina*. Buenos Aires: Subsecretaría de Programación Técnica y Estudios Laborales, MTEySS.

Aspiazu, E. (2016). "Heterogeneidad y desigualdades de género en el sector Salud: entre las estadísticas y las percepciones sobre las condiciones de trabajo". *Revista Pilquen. Sección Ciencias Sociales*, 19 (1), 55-66.

Atzeni, M. & Ghigliani, P. (2008). "Nature and limits of trade unions' mobilisations in contemporary Argentina". *Labour Conflicts in Contemporary Argentina. Labour Again Publications*. Recuperado de: [https://goo.gl/FY9xdM].

Baldi, L. (2012). *Relaciones laborales del sector Salud: estrategia sindical, negociación colectiva y conflictividad laboral de los trabajadores profesionales estatales* (Informe académico final presentado ante la Comisión Nacional Salud Investiga). Buenos Aires: MTEySS. Recuperado de: [https://goo.gl/a936p5].

Barrera Insua, F. (2015). "La acción sindical en el conflicto salarial de la Argentina post-convertibilidad (2006-2010)". *Sociedad y economía*, (28), 115.

Basualdo, V. (2010). "La 'burocracia sindical': aportes clásicos y nuevas aproximaciones". *Nuevo Topo, Revista de Historia y pensamiento crítico*, (7).

Basualdo, V., Lobbe, H., Colombo, G., Pérez Álvarez, G., Varela, P., Raimundo, M. y Scodeller, G. (2010). Dossier "Hacia un debate sobre el concepto de burocracia sindical". *Nuevo Topo, Revista de Historia y pensamiento crítico*, 7, 130.

Battistini, O. (2011). "Tiempos de cambio para viejas estructuras". En *El modelo sindical en crisis* (pp. 3-32). Buenos Aires: CEfS-feTiA-CTA. Recuperado de: [https://goo.gl/De7P3k].

Bauman, Z. & May, T. (1994). *Pensando Sociológicamente*. Buenos Aires: Nueva Visión.

Beliera, A. (2011). *La salud pública en terapia intensiva: Reflexiones sobre los repertorios de acción colectiva de los trabajadores/as del Hospital Castro Rendón [Neuquén Capital]* (Tesis de Licenciatura de Sociología). La Plata: UNLP. Recuperado de: [https://goo.gl/aisFTM].

Beliera, A. (2013). "¿Campo de protesta? Reflexiones sobre el uso de la teoría de Bourdieu en el análisis del conflicto social en Neuquén-Argentina". *Ciências Sociais Unisinos*, 49 (2), 181-190. Recuperado de: [https://doi.org/10.4013/csu.2013.49.2.06].

Beliera, A. & Longo, J. (2014). "Ni héroes ni apáticos. Elementos para pensar la participación de los jóvenes en las organizaciones sindicales". En Busso, M. & Pérez, P., *Tiempos contingentes: inserción laboral de los jóvenes en la Argentina posneoliberal* (1era ed., p. 224). Buenos Aires: Miño y Dávila.

Beroud, S. & Bouffartigue, P. (2013). "Precarizaciones salariales y resistencias sociales: ¿Hacia una renovación de la mirada sociológica desde el caso francés?". *Cuadernos de Relaciones Laborales*, 31 (2).

Bohoslavsky, E. & Soprano, G. (2010). "Una evaluación y propuestas para el estudio del Estado en la Argentina". En *Un Estado con rostro humano. Funcionarios e instituciones en Argentina (desde 1880 hasta la actualidad)*. Buenos Aires: Prometeo Libros.

Bonifacio, J. L. (2011). *Protesta y organización: los trabajadores desocupados en la provincia de Neuquén*. Buenos Aires: El Colectivo.

Bourdieu, P. (1997). "Espíritus de Estado". En *Razones prácticas: sobre la teoría de la acción*. Buenos Aires: Anagrama.

Brubaker, R. & Cooper, F. (2002). "Más allá de identidad". *Apuntes de investigación*, 7. Recuperado de: [http://goo.gl/DgqmTh].

Burton, J. (2012). *Lo único que han conseguido es despertar a la bestia. Una modalidad de respuesta al conflicto docente en el Neuquén de la confianza* (Tesis de Licenciatura de Sociología). Universidad Nacional del Comahue, Fiske Menuco.

Cambiasso, M. (2013). *Estrategias político-sindicales, experiencias de lucha y tradición de organización en la Comisión Interna de Kraft-Terrabusi* (Tesis de Maestría). Universidad Nacional de Buenos Aires.

Camino Vela, F. (2015). Capítulo 4 "El hospital desde los ochenta a la actualidad: resistencias y avances". En Mases, E., Perrén, J., Casullo, F., Gentile, B. & Camino Vela, F., *Un siglo al servicio de la salud pública: la historia del Hospital Castro Rendón*. Neuquén: EDUCO - Universidad Nacional del Comahue.

CENDA (2006). *Informe laboral numero 10* (Centro de Estudios para el Desarrollo Argentino). Buenos Aires.

Cendali, F. & Pozo, L. (2008). "Políticas de Salud Pública en Argentina: Comparación de dos modelos". Ponencia presentada en V Jornadas de Sociología de la Universidad Nacional de La Plata. La Plata, Argentina.

Collado, P. A. (2010). "De la crisis a la refundación sindical. El caso de la Asociación de Trabajadores del Estado-ATE en la provincia de Mendoza, Argentina". *RELET*, 15 (23), 171-194.

Colombo, G. (2010). "'Estos no solamente son burócratas'. Acerca de la moralidad en la construcción de antagonismos políticos en un sindicato marplatense". *Nuevo Topo. Revista de Historia y Pensamiento Crítico*, (7), 41-54.

Das, V. & Poole, D. (2008). "El Estado y sus márgenes. Etnografías comparadas". *Cuadernos de Antropología Social*, (27), 19-52.

De La Garza Toledo, E. (2000). "Sindicatos". En Baca Olamendi, L., Bokser-Liwerant, J., Castañeda, F., Cisneros, I. & Pérez Fernandez del Castillo, G., *Léxico de la política*. FLACSO México, SEP-Conacyt, FCE, Heinrich Böl.

Del Bono, A. & Bulloni, M. N. (2013). "Los claroscuros de la revitalización sindical en contextos de tercerización: un apunte regional sobre el sector de call centers en Argentina". En Senén González, C. & Del Bono, A. (eds.), *Revitalización sindical en Argentina. Heterogeneidades sectoriales*. Buenos Aires: Prometeo.

Del Bono, A. & Senén González, C. (2013). *La revitalización sindical en Argentina: alcances y perspectivas*. Buenos Aires: Prometeo.

Delfini, M. F., Drolas, M. A. & Montes Cato, J. S. (2014). *Conflicto y resistencia: recomposición de las formas de lucha de los trabajadores*. Recuperado de: [https://goo.gl/kJMoA8].

Diana Menéndez, N. (2005). "ATE y UPCN: dos concepciones en pugna sobre la representación sindical de los trabajadores estatales". En Fernández, A., *Estados y relaciones laborales: transformaciones y perspectivas* (pp. 169-191). Buenos Aires: Prometeo.

Diana Menéndez, N. (2007). *La representación sindical en el Estado: los casos de la Asociación de Trabajadores del Estado y la Unión del Personal Civil de la Nación* (Tesis de Maestría). Buenos Aires: UBA.

Díaz, N. (2007). "Apropiación de la renta petrolera en la provincia del Neuquén a partir de la privatización de YPF". Ponencia en el VIII Encuentro Nacional de la Red de Economías Regionales. Buenos Aires. Recuperado de: [http://goo.gl/KUO5O1].

Dubet, F. (2006). *El declive de la institución: profesiones, sujetos e individuos ante la reforma del Estado*. Buenos Aires: Gedisa.

Duhalde, S. (2011). "El procesamiento de los conflictos sindicales. La organización y las acciones gremiales de ATE-Garrahan, 2002-2008". En X Congreso Nacional de Estudios del trabajo.

Duhalde, S. (2012). *La vida al interior del sindicato: Estudio de caso sobre la dinámica interna de la Asociación Trabajadores del Estado, 2003-2008*. (Tesis Doctoral). Université Paris VIII-Vincennes-Saint-Denis y UBA.

Elias, N. (1999). *Sociología fundamental*. Barcelona: Gedisa.

Etchemendy, S. (2013). "La doble alianza gobierno-sindicatos en el kirchnerismo (2003-2012)". En Acuña, C. H., *¿Cuánto importan las instituciones? Gobierno, Estado y actores en la política argentina* (pp. 291-324). Bs. As.: SXXI.

Etchemendy, S. & Collier, R. B. (2008). "Golpeados pero de pie. Resurgimiento sindical y neocorporativismo segmentado en Argentina (2003-2007)". *POSTData: Revista de Reflexión y Análisis Político*. Recuperado de: [http://goo.gl/vCKDPa].

Faccia, K. (2015). "Continuidades y rupturas del proceso de profesionalización de la enfermería (1955-2011)". En Biernat, C., Cerdá, J. M. & Ramacciotti, K., *La salud pública y la enfermería en la Argentina* (pp. 315-333). Bernal: UNQ.

Farace, R. (2016). "La banda del Pata: sociabilidad y membrecías en la UOCRA La Plata". Presentado en IX Jornadas de Sociología de la UNLP, Ensenada. Recuperado de: [https://goo.gl/FzMmLn].

Favaro, O. (1999). "El Movimiento Popular Neuquino, 1961-1973. ¿Una experiencia neoperonista exitosa?". En Favaro, O., *Neuquén, la creación de un orden estatal* (pp. 135-166). Neuquén: Cehepyc.

Favaro, O. (2005). "El 'modelo productivo' de provincia y la política neuquina". En Favaro, O., *Sujetos sociales y política. Historia reciente de la Norpatagonia argentina*. Buenos Aires: La Colmena.

Favaro, O. & Arias Bucciarelli, M. (2003). "El ciudadano 'corrido' de la política. Protestas y acciones en la preservación de los derechos a la inclusión". *Boletín Americanista, Universidad de Barcelona*, 53. Recuperado de: [https://goo.gl/Dvp7QD].

Favaro, O. & Iuorno, G. (2007). "Neuquinos y Rionegrinos, ¿cautivos o cautivados por los sistemas políticos locales?". *Periferias Revista de Ciencias Sociales*, 11, 15. Recuperado de: [http://goo.gl/gsQbdH].

Fernández Álvarez, M. I. (2007). "De la recuperación como acción a la recuperación como proceso: prácticas de movilización social y acciones estatales en torno a las recuperaciones de fábricas". *Cuadernos de antropología social*, (25), 89-110.

Ferraudi Curto, C. (2006). "'Cuando vamos de piqueteros': organización de desocupados y modo de vida en el sur del Gran Buenos Aires". Presentado en VIII Congreso Argentino de Antropología Social. Salta.

Ferraudi Curto, C. (2009). "No entendía nada de política: la salida política. De un dirigente barrial en la urbanización de una villa en La Matanza". *Apuntes de investigación del CECYP*, 16/17, 149-171.

Foucault, M. (1988). "El sujeto y el poder". *Revista mexicana de sociología*, 50 (3), 3-20.

Foucault, M. (2008). *Seguridad, territorio, población*. Madrid: Ediciones AKAL.

Frederic, S. (2004). *Buenos vecinos, malos políticos. Moralidad y política en el Gran Buenos Aires*. Buenos Aires: Prometeo.

Frederic, S. & Masson, L. (2009). "Acerca de escalas y eventos: potencial teórico y metodológico en el estudio de procesos políticos". En Frederic, S. & Soprano, G., *Política y variaciones de escalas en el análisis de la Argentina* (p. 360). Buenos Aires: Prometeo.

Frederic, S. & Soprano, G. (2008). "Panorama temático: antropología y política en la Argentina". *Estudios en antropología social*, 1 (1), 133-190.

Gambatesa, E. & González, A. E. (2005). "Asociaciones empresarias federativas en Neuquén. Avances y retrocesos". En Favaro, O., *Sujetos sociales y políticas. Historia reciente de la Norpatagonia Argentina*. Buenos Aires: CEHEPYC. Recuperado de: [http://goo.gl/2k60Yd].

García, G. (2013). "Rutinas médicas y estandarización: reflexiones etnográficas sobre la institucionalización de la prevención de la transmisión madre-hijo del VIH en un centro obstétrico del sur de la ciudad de Buenos Aires". *Cuadernos de antropología social*, (37), 85-108.

Ghigliani, P. & Belkin, A. (2010). "Burocracia sindical: aportes para una discusión en ciernes". *Revista Nuevo Topo*, (7), 103-116.

Gramsci, A. (1922). "El partido comunista y los sindicatos". En *Resolución propuesta por el Comité central para el II Congreso del Partido Comunista de Italia*. Recuperado de: [www.gramsci.org.ar].

Gramsci, A. (1993). *La política y el Estado moderno*. Barcelona: Planeta-De Agostini.

Grignon, C. & Passeron, J.-C. (1991). *Lo culto y lo popular. Miserabilismo y populismo en sociología y en literatura*. Buenos Aires: Nueva Visión.

Grimberg, M. (2009). "Poder, políticas y vida cotidiana un estudio antropológico sobre protesta y resistencia social en el área metropolitana de Buenos Aires". *Revista de Sociologia e Política*, 17 (32), 3-15.

Guber, R. (1995). "De la etnia a la nación". *Cuadernos de Antropología Social*, 8, 61-80.

Guber, R. (2001). *La etnografía: método, campo y reflexividad*. Bogotá: Editorial Norma.

Haidar, J. (2013). "¿Revitalización sindical en Luz y Fuerza Capital? Aproximaciones desde el análisis de la negociación colectiva". En Senén González, C. & Del Bono, A. (eds.), *Revitalización sindical en Argentina. Heterogeneidades sectoriales*. Buenos Aires: Prometeo.

Hall, S. (2010). "Sobre postmodernismo y articulación". En Restrepo, E., Walsh, C. & Vich, V. (eds.), *Sin garantías. Trayectorias y problemáticas en estudios culturales* (pp. 75-93). Ecuador: Envión.

Hennion, A. (2015). "Conferencia Objetos estéticos, objetos sociológicos. De una sociología de las mediaciones a una pragmática del vínculo". En *Seminario Sociología de los objetos estéticos y las mediaciones*. La Plata, Argentina.

Hughes, E. (1996). "Pour étudier le travail d'infirmiere". En *Le regard sociologique. Essais choisis Textes rassemblés et présentés par Jean-Michel Chapoulie* (Éditions de l'École des Hautes Études en Sociences Sociales, pp. 11-15). París.

Hyman, R. (1975). *Relaciones industriales: una introducción marxista*. Madrid: H. Blume.

Jay, M. (2009). *Cantos de experiencia: variaciones modernas sobre un tema universal*. Buenos Aires: Paidós.

Lazar, S. (2012). "Group belonging in trade unions: idioms of sociality in Bolivia and Argentina". En Long, N. J. & Moore, H. L., *Sociality: New Directions* (pp. 83-100). Oxford: Berghahn Books.

Lazar, S. (2013). "Citizenship, political agency and technologies of the self in Argentinean trade unions". *Critique of Anthropology, 33* (1), 110-128. Recuperado de: [https://doi.org/10.1177/0308275X12466678].

Lazar, S. (2017). Chapter 5 "Containment as care". En *The social life of politics: ethics, kinship, and union activism in Argentina*. Stanford, CA: Stanford University Press.

Lenguita, P. (2011). "Revitalización desde las bases del sindicalismo argentino". *Revista Nueva Sociedad, 232*.

Ley 25.877, Pub. L. No. 25.877, Senado y Cámara de Diputados de la Nación Argentina (2004).

Löfgren, O. & Willim, R. (eds.) (2005). *Magic, Culture and the New Economy*. Oxford-New York: Berg Publishers.

Longo, J. (2014). *¿Renovación de las tradiciones sindicales en ámbitos laborales precarizados? Un análisis de las organizaciones sindicales en empresas supermercadistas durante la posconvertibilidad* (Tesis Doctoral). Buenos Aires: Universidad de Buenos Aires.

Manzano, V. (2008). "Del desocupado como actor colectivo a la trama política de la desocupación: antropología de campos de fuerzas sociales". En Cravino, M., *Acción colectiva y movimientos sociales en el Área Metropolitana de Buenos Aires*. General Sarmiento: UNGS.

Manzano, V. (2011). "El hacerse y (des) hacerse del movimiento. Espacios etnográficos y espacios en movimiento en el Gran Buenos Aires". En Grimberg, M., Ernandez Macedo, M. & Manzano, V.; *Antropología de Tramas Políticas Colectivas: Estudios en Argentina y Brasil* (p. 344). Buenos Aires: Antropofagia.

Manzano, V. (2013). *La política en movimiento. Movilizaciones colectivas y políticas estatales en la vida del Gran Buenos Aires* (1era ed.). Rosario: Prohistoria Ediciones.

Marticorena, C. (2011). *Contrapuntos de la negociación colectiva en la industria manufacturera durante el período pos convertibilidad*. Ponencia presentada en X Congreso Nacional de Estudios del Trabajo. Buenos Aires. Recuperado de: [http://goo.gl/NswIEv].

Martin, A. L. (2015). "Mujeres y enfermería: una asociación temprana y estable (1886-1940)". En Biernat, C., Cerdá, J. M. & Ramacciotti, K., *La salud pública y la enfermería en la Argentina* (pp. 257-287). Bernal: UNQ.

Mases, E. & Caminotti, D. (2015). Capítulo 1 "De la asistencia pública al hospital. Políticas Nacionales. Carencias sociales". En Mases, E., Camino Vela, F., Perrén, J., Casullo, F. & Gentile, B., *Un siglo al servicio de la salud pública: la historia del Hospital Castro Rendón*. Neuquén: EDUCO-Universidad Nacional del Comahue.

Mases, E., Caminotti, D., Perrén, J., Casullo, F., Gentile, B. & Camino Vela, F. (2015). *Un siglo al servicio de la salud pública: la historia del Hospital Castro Rendón*. Neuquén: EDUCO-Universidad Nacional del Comahue.

Massey, D. B. (2012). *Doreen Massey: un sentido global del lugar* (A. Albet & A. A. i Mas, Eds.). Barcelona: Icaria.

Matus, A. (2014). *Vivir al día: prácticas asistenciales, representaciones colectivas y visiones subjetivas en un barrio de la capital neuquina* (Publifadecs). Río Negro: Fiske Menuco.

Morris, M. B. (2017). "La revitalización sindical en Argentina (2003-2015): dimensiones e indicadores para su conceptualización". *Población y sociedad*, 24 (2), 195-226.

MTEySS (2016). *Evolución anual de los conflictos laborales* (Informes especiales). Buenos Aires: Ministerio de Trabajo, Empleo y Seguridad Social de la Nación. Recuperado de: [https://goo.gl/DxvLou].

Natalucci, A. (2015). "Corporativismo y política: dilemas del movimiento obrero durante el kirchnerismo". *Población y sociedad*, 22 (2), 5-25.

Natalucci, A. (2016). "El modelo sindical debatido por el sindicalismo peronista: tópicos y límites (Argentina, 2009-2015)". *PolHis. Revista Bibliográfica del Programa Interuniversitario de Historia Política*, 0 (16), 95-123.

Nugent, D. & Alonso, A. M. (2002). "Tradiciones selectivas en la reforma agraria y la lucha agraria: Cultura popular y formación del Estado en el ejido de Namiquipa, Chihuahua". En Nugent, D. & Joseph, G., *Aspectos cotidianos de la formación del estado. La revolución y la negociación del mando en el México moderno* (pp. 175-212). México: Era.

Offerlé, M. (2011). "Los oficios, la profesión y la vocación de la política". *PolHis*, 7.

Oszlak, O. (1982). *La formación del Estado Argentino*. Buenos Aires: Ed. de Belgrano.

Palomino, H. (2007). *Un nuevo indicador del Ministerio de Trabajo, Empleo y Seguridad Social. Los conflictos laborales en la Argentina 2006-2007* (Trabajo, ocupación y empleo. Los retos laborales en un proceso de crecimiento sostenido). MTEySS.

Palomino, H. & Trajtemberg, D. (2006). "Una nueva dinámica de las relaciones laborales y la negociación colectiva en la Argentina". *Revista de Trabajo*, 3. Recuperado de: [http://goo.gl/qvRzFq].

Perrén, J. (2007). "Érase una vez en la Patagonia. Luces y sombras de la economía neuquina (1958-1991)". *Observatorio de la Economía de la Patagonia*. Recuperado de: [https://goo.gl/Zidn61].

Perrén, J. & Casullo, F. (2015). Capítulo 2 "La etapa de la universalización de la salud. 1945-1970". En Mases, E., Camino Vela, F., Perrén, J., Casullo, F. & Gentile, B., *Un siglo al servicio de la salud pública: la historia del Hospital Castro Rendón*. Neuquén: EDUCO-Universidad Nacional del Comahue.

Petruccelli, A. (2005). Capítulo 1 "El escenario y sus actores". En *Docentes y piqueteros. De la huelga de ATEN a la pueblada de Cutral-Có*. Buenos Aires: El Fracaso/El cielo por asalto.

Pozzio, M. (2010). *Madres, mujeres y amantes. Usos y sentidos de género en la gestión cotidiana de las políticas de salud* (1era ed.). Buenos Aires: Antropofagia.

Pulita, M. (ed.) (2015). *Historia de los Servicios del Hospital Castro Rendón. Cien años de trabajos*. Neuquén: EDUCO-Universidad Nacional del Comahue.

Ramacciotti, K. (2015). Dossier "Mujeres, trabajo y profesionalización". En *historiapolitica.com*. Recuperado de: [https://goo.gl/xAs2DG].

Ramacciotti, K. & Valobra, A. (2015). "Feminización y profesionalización de la enfermería (1940-1955)". En Biernat, C., Cerdá, J. M. & Ramacciotti, K., *La salud pública y la enfermería en la Argentina* (pp. 287-315). Bernal: UNQ.

Resendiz, J., Montiel, M. & Limona, R. (2006). "Triage en el servicio de urgencias". *Medicina interna de México*, 22 (4), 310-316.

Retamozo, M. & Morris, M. B. (2015). "Sindicalismo y política. La Central de Trabajadores de la Argentina en tiempos kirchneristas". *Estudios sociológicos*, 33 (97), 63-88.

Roseberry, W. (2002). "Hegemonía y lenguaje contencioso". En Joseph, G. & Nugent, D., *Aspectos cotidianos de la formación del Estado* (pp. 213-226.). México: Era.

Salomonsson, K. (2005). "Flexible, Adaptable, Employable: Ethics for a New Labour Market". *Magic, Culture and the New Economy*, 117-129.

Salvia, A. & Gutierres Ageitos, P. (2010). "La estructura social del trabajo en Argentina en el cambio de siglo: cuando lo nuevo no termina de nacer". *Papeles de población*.

Santella, A. (2011a). "La representación sindical en los establecimientos. Antecedentes, problemas y discusiones". *El modelo sindical en debate, ASET*, 31-51.

Santella, A. (2011b). "Un aporte al debate teórico sobre la burocracia sindical". *Nuevo Topo, Revista de Historia y pensamiento crítico*, 8, 133-149.

Scolnik, F. (2009). "El movimiento obrero argentino entre dos crisis: las organizaciones de base antiburocráticas en el área metropolitana de Buenos Aires durante el período 2003-2007". *Conflicto Social*, 2 (2). Recuperado de: [http://goo.gl/ntaqPv].

Senén González, C. & Haidar, J. (2009). "Los debates acerca de la 'revitalización sindical' y su aplicación en el análisis sectorial en Argentina". *Revista Latinoamericana de Estudios del Trabajo*, 2ª Época, Nº 22, 5-31.

Shore, C. (2010). "La antropología y el estudio de la política pública: reflexiones sobre la 'formulación' de las políticas". *Antípoda*, 10, 21-49.

Soprano, G. (2008). "Recorriendo el espinel de la política. Identidades, redes y escenarios políticos nacionales, provinciales y municipales en el peronismo". En Soprano, G. & Frederic, S., *Política y variaciones de escalas en el análisis de la Argentina*. Buenos Aires: Universidad Nacional de General Sarmiento.

Soprano, G. (2014a). "Agencias estatales y procesos de configuración profesional". En Biernat, C. & Ramacciotti, K., *Historia de la salud y la enfermedad: bajo la lupa de las ciencias sociales* (pp. 131-147). Buenos Aires: Biblos.

Soprano, G. (2014b). "Nuevos desafíos para la historia social de la salud y la enfermedad". En Ramacciotti, K. & Biernat, C., *Historias en la salud y la enfermedad. Bajo la lupa de las ciencias sociales*. Buenos Aires: Biblos.

Soprano, G. & Frederic, S. (2009). "Construcción de escalas de análisis en el estudio de la política en sociedades nacionales". En Frederic, S. & Soprano, G. (eds.), *Política y variaciones de escalas en el análisis de la Argentina* (1era ed., p. 330). Buenos Aires: Prometeo.

Taranda, D., Perrén, J., Casullo, F., Galucci, L. & Mases, E. (2008). *Silencio hospital: una historia de la salud pública en Neuquén*. EDUCO.

Tarrow, S. G. (2011). *Power in Movement: Social Movements and Contentious Politics*. Cambridge University Press.

Taylor, S. J. & Bogdan, R. (1987). *Introducción a los métodos cualitativos de investigación: la búsqueda de significados*. Grupo Planeta (GBS).

Thompson, E. P. (1995). "La economía «moral» de la multitud en la Inglaterra del siglo XVIII & Economía moral revisitada". En *Costumbres en común*. Barcelona: Crítica.

Trajtemberg, D., Medwid, B. & Senén González, C. (2010). "Los determinantes de la negociación colectiva en la Argentina: debates teóricos y evidencias empíricas". *Trabajo, ocupación y empleo: una mirada a sectores económicos desde las relaciones laborales y la innovación*, 9, 13-35.

Trouillot, M.-R. (2001). "The Anthropology of the State in the Age of Globalization". *Current Anthropology*, 42 (1), 125-138.

Varela, P. (2013). "El sindicalismo de base en la Argentina de la posconvertibilidad. Hipótesis sobre sus alcances y potencialidades". En Grigera, J. F., *Argentina después de la convertibilidad (2002-2011)* (p. 304). Imago Mundi.

Varela, P. (2015). *La disputa por la dignidad obrera. Sindicalismo de base fabril en la zona norte del Conurbano bonaerense*. Buenos Aires: Imago Mundi.

Varela, P., Cambiasso, M., Vasallo, D., Elbert, R., Longo, J., Marticorena, C. & Tonani, J. (2016). *El gigante fragmentado: sindicatos, trabajadores y política durante el kirchnerismo* (P. Varela, Ed.). Final Abierto.

Varela, P., Haidar, J., Zorzoli, L., Molinaro, L., Gordillo, M. & Ceruso, D. (2016). Dossier "Burocracia sindical: de la dictadura al kirchnerismo". *Archivos de la historia del movimiento obrero y la izquierda*, 8, 119.

Vázquez, M. (2009). "La política desde abajo: narrativas militantes de jóvenes desocupados y desocupadas en Argentina". *Revista Latinoamericana de Ciencias Sociales, Niñez y Juventud*, 7 (1).

Vega, A. (2000). *Une ethnologue à l'hôpital. L'ambiguïté du quotidien infirmier* (Éditions des archives contemporaines).

Wainerman, C. H. & Binstock, G. (1992). "El nacimiento de una ocupación femenina: La enfermería en Buenos Aires". *Desarrollo Económico*, 32 (126), 271-284. Recuperado de: [https://doi.org/10.2307/3467331].

Zelizer, V. A. R. (2011). *El significado social del dinero*. Fondo de Cultura Económica.

Fuentes

Agrupación Violeta Negra. (2005a). *Boletín nº 2 Agrupación Violeta/Negra en Salud*. Neuquén.

Agrupación Violeta Negra. (2005b). *Carta abierta a las trabajadoras y trabajadores del Hospital Público*. Neuquén.

Agrupación Violeta Negra. (2005c). *Volante de difusión de creación de la lista*. Neuquén.

Agrupación Violeta Negra. (2007). *Recuperemos ATE para los trabajadores/as. Carta abierta a los trabajadores del Estado*. Neuquén.

Agrupación Violeta Negra. (2013, noviembre 28). "Se elige Junta Interna de ATE en el Hospital Castro Rendón". *La Verdad Obrera*. Recuperado de: [https://goo.gl/cCEmNC].

ATE (1991a). *Decreto Ómnibus 196/91*. Memoria y Balance de ATE. Neuquén.

ATE (1991b). *El presentismo que derrotó al presentismo*. Memoria y Balance de ATE. Neuquén.

ATE (1991c). *Trabajadores de Salud "Por un hospital al servicio del pueblo"*. Memoria y Balance de ATE. Neuquén.

ATE. (1993). *La lucha continúa*. Memoria y Balance de ATE, Neuquén.

ATE (1997). "La defensa de la Salud Pública". *El Estatal Neuquino*, periódico de ATE. Neuquén.

ATE (1998a). "Conflicto de salud, un triunfo de todos los trabajadores. O es pa' todos el invierno, o es p' todos la cobija". *El Estatal Neuquino*, periódico de ATE. Neuquén.

ATE (1998b). "Triunfo de los trabajadores". *NotiATE* Boletín de la Asociación de Trabajadores del Estado, Consejo Directivo Provincial.

ATE (2006). *Salud*. Memoria y Balance de ATE. Neuquén.

Comisión de Fondo de Huelga (2005). *Discurso de apertura de Festival Popular organizado por la Comisión de Fondo de Huelga* [Acto sindical]. Neuquén Capital.

Diario Río Negro (2003, mayo 7). "La oposición de ATE amenaza con ir a la Justicia por irregularidades". Recuperado de: [https://goo.gl/PHfN7K].

Diario Río Negro (2005a). "Denuncian 'presiones' para tercerizar las anestesias". Recuperado de: [https://goo.gl/nrqn3y].

Diario Río Negro (2005b). "El sistema derivó 41 pacientes y las clínicas privadas no dan abasto". Recuperado de: [https://goo.gl/pfVFi6].

Diario Río Negro (2005c). "No dejamos de atender a nadie". Recuperado de: [https://goo.gl/UxfydM].

Diario Río Negro (2005d, enero 6). "Nueva jornada de protesta en hospitales neuquinos". Recuperado de: [https://goo.gl/AuWr8p].

Diario Río Negro (2005e, febrero 10). "Repudio de gremios estatales al proyecto de paritarias". Recuperado de: [https://goo.gl/TtN8Zt].

Diario Río Negro (2005f, febrero 10). "Se persigue descentralizar la discusión en las convenciones colectivas". Recuperado de: [https://goo.gl/rLiQzN].

Diario Río Negro (2005g, febrero 22). "Miles de cirugías demoradas por falta de anestesistas". Recuperado de: [https://goo.gl/5CP3EY].

Diario Río Negro (2005h, abril 16). "Las iglesias exhortan a un 'diálogo maduro'". Recuperado de: [https://goo.gl/5kqfQd].

Diario Río Negro (2005i, junio 3). "El gobierno neuquino acusó a los manifestantes por un supuesto 'ataque bacteriológico'". Recuperado de: [https://goo.gl/SHp6pT].

Diario Río Negro (2007a, abril 13). "Médicos neuquinos niegan diálogo con el gobierno". Recuperado de: [https://goo.gl/K29dvu].

Diario Río Negro (2007b, abril 17). "Trabajadores de Salud iniciaron la segunda semana de paro". Recuperado de: [https://goo.gl/Mp4eUx].

Diario Río Negro (2007c, abril 20). "Comenzó una nueva marcha hacia Casa de Gobierno". Recuperado de: [https://goo.gl/wVi2QC].

Diario Río Negro (2007d, abril 23). "Nueva movilización de los trabajadores de Salud". Recuperado de: [https://goo.gl/c6jue8].

Diario Río Negro (2007e, abril 25). "Intiman a anestesistas a cubrir horas como 'carga pública'". Recuperado de: [https://goo.gl/sHFJcn].

Diario Río Negro (2007f, mayo 4). "Salud reclama una ley para fijar la carrera sanitaria". Recuperado de: [https://goo.gl/gNaD2i].

Diario Río Negro (2007g, mayo 10). "Habrá paros progresivos en Salud hasta las elecciones". Recuperado de: [https://goo.gl/UnkdM4].

Diario Río Negro (2007h, septiembre 21). "El gobierno abrió una mesa de diálogo en Salud". Recuperado de: [https://goo.gl/y33CXY].

Diario Río Negro (2007i, octubre 1). "En la mesa de diálogo en Salud se empieza a hablar de plata". Recuperado de: [https://goo.gl/8KRCQp].

Diario Río Negro (2007j, octubre 2). "Rechazaron las renuncias de la conducción del hospital Neuquén". Recuperado de: [https://goo.gl/U1mu1d].

Diario Río Negro (2007k, octubre 6). "El lunes se conocerá la oferta salarial para Salud". Recuperado de: [https://goo.gl/wBkrc5].

Diario Río Negro (2007l, octubre 17). "Los hospitales aceptaron la oferta del gobierno". Recuperado de: [https://goo.gl/DCr-LwP].

Diario Río Negro (2007m, octubre 18). "Salud: trabajadores y gobierno firmaron el acuerdo". Recuperado de: [https://goo.gl/UuDzju].

Diario Río Negro (2005j, mayo 3). "Tanguero". Recuperado de: [https://goo.gl/7DsUHB].

José (2008). "Editorial. Aumento salarial ya". *La Guinda*. Periódico de la Junta Interna del HPN de la ATE en conjunto con SiProSaPune. Neuquén.

José (2011). "Balance para la despedida". *La Guinda*. Periódico de la Junta Interna del HPN de la ATE, Edición de posguerra. Neuquén.

Ley 1352, Pub. L. No. 1352, Legislatura Provincial de Neuquén (1982).

Ley 2265, Pub. L. No. 2265, Legislatura Provincial de Neuquén (2007).

Ley 2562, Pub. L. No. 2562, Legislatura Provincial de Neuquén (2007).

Ley 2783, Pub. L. No. 2783, Legislatura Provincial de Neuquén (2011).

Lista Morada Verde (2015). *Plataforma de campaña para elecciones de la Junta Interna*. Plataforma de Campaña Electoral. Neuquén.

Lista Verde Morada (2009). "Estos son nuestros candidatos". *La Guinda*. Periódico de la Junta Interna del HPN de la ATE en conjunto con SiProSaPune. Neuquén.

Lista Verde Morada (2011). "Junta interna ATE-HPN 2011". *La Guinda*. Periódico de la Junta Interna del HPN de la ATE, Edición de posguerra. Neuquén.

Miembro de lista GranATE, J. (2002a, agosto 28). "El sector Salud rompió con Fuentes". *Diario Río Negro*.

Miembro de lista GranATE, J. (2002b, septiembre 12). "Surge un ala disidente en ATE Neuquén". *La Verdad Obrera*. Recuperado de: [https://goo.gl/cTBgqK]

Ministerio de Salud Pública de la Provincia de Neuquén (2017a). "Características del Staff". Recuperado de: [http://goo.gl/xq23La].

Ministerio de Salud Pública de la Provincia de Neuquén (2017b). "Organización Sectorial". Recuperado de: [http://goo.gl/xq23La].

Partido Nuevo Encuentro (2011). *Concejales para una ciudad inclusiva, democrática y solidaria*. Volante de campaña electoral. Neuquén.

PTS (2003). *Balance de las elecciones de ATE*. Volante sindical del PTS. Neuquén Capital.

PTS (2005a). "Rebelión en la Salud". *Nuestra Lucha. Periódico militante de la clase trabajadora*.

PTS (2005b, mayo 2). "Neuquén: Los gremios trasladaron los reclamos hasta la Legislatura". *La izquierda diario*, p. 1.

PTS (2007, septiembre 20). "Por una junta interna clasista y antiburocrática". *La Verdad Obrera*. Recuperado de: [http://www.pts.org.ar/Por-una-junta-interna-clasista-y-antiburocratica].

PTS (2013a, diciembre 12). "Neuquén: Triunfo clasista en el Hospital Castro Rendón". *La Verdad Obrera*. Recuperado de: [http://www.pts.org.ar/Neuquen-Triunfo-clasista-en-el-Hospital-Castro-Rendon].

PTS (2013b, diciembre 28). "La Agrupación clasista y antiburocrática Violeta Negra asumió en la Junta Interna del Hospital Castro Rendón". *La izquierda diario*, p. 1.

Proyecto de modificación de la Ley de ejercicio de enfermería provincia de Neuquén 2219, Pub. L. No. 2219, § Artículo 1, Ley de ejercicio de enfermería provincia de Neuquén.

SEN (2010, mayo 16). "Enfermería de Neuquén está despertando". Recuperado 12 de enero de 2017 de: [https://goo.gl/1bJEe9].

TvPTS El canal de la izquierda (2013). *Asumió la nueva conducción de la Junta Interna de ATE en el Hospital "Castro Rendón"*. Neuquén Capital. Recuperado de: [https://goo.gl/SekcXq].

www.ingramcontent.com/pod-product-compliance
Lightning Source LLC
Chambersburg PA
CBHW031221290326
41931CB00036B/720